"十四五"时期国家重点出版物出版专项规划项目

# 高原铁路建设卫生保障

《高原铁路建设卫生保障》编委会 编

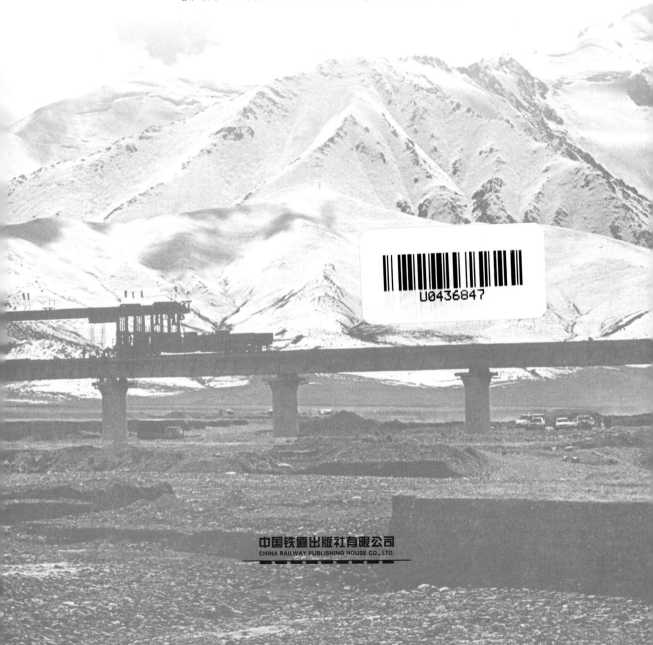

中国铁道出版社有限公司
CHINA RAILWAY PUBLISHING HOUSE CO., LTD.

## 图书在版编目(CIP)数据

高原铁路建设卫生保障/《高原铁路建设卫生保障》编委会编 . —北京:中国铁道出版社有限公司,2022.4
ISBN 978-7-113-28440-4

Ⅰ.①高… Ⅱ.①高… Ⅲ.①高原-卫生保健 Ⅳ.①R188

中国版本图书馆 CIP 数据核字(2021)第 199653 号

书　　名:高原铁路建设卫生保障
作　　者:《高原铁路建设卫生保障》编委会

策划编辑:赵　静
责任编辑:郑媛媛　曾亚非　　编辑部电话:(010)51873293
特约编辑:戴皓宁　王　藏
封面设计:崔丽芳
责任校对:孙　玫
责任印制:赵星辰

出版发行:中国铁道出版社有限公司(100054,北京市西城区右安门西街8号)
网　　址:http://www.tdpress.com
印　　刷:三河市国英印务有限公司
版　　次:2022 年 4 月第 1 版　2022 年 4 月第 1 次印刷
开　　本:787 mm×1 092 mm　1/16　印张:27　字数:437 千
书　　号:ISBN 978-7-113-28440-4
定　　价:89.00 元

**版权所有　侵权必究**

凡购买铁道版图书,如有印制质量问题,请与本社读者服务部联系调换。
联系电话:(010)51873174,路电(021)73174
打击盗版举报电话:(010)63549461

# 编 委 会

主　　　编：吴天一
副　主　编：格日力　李智刚　范　明　肖华军　张西洲
　　　　　　刘应书
编　　　委：孔宪会　李晓南　郝利民　林孔平　阮志刚
　　　　　　邱永祥　马世伟　冯南海　张永亮
主要编写人员：梁渤洲　施红生　罗勇军　彭全升　江华洲
编 写 人 员：陈　郁　聂　聪　陈宗涛　刘鑫源　后显华
　　　　　　王超臣　唐才智　陈兴书　潘　磊　王增朝
　　　　　　王　勇　陈　志　赵　晟　刘宏斌　王　雷
　　　　　　樊立军　万　军　吕艳朋　唐　伟　楼百根
　　　　　　邱　成　和　羽　李世云　张柳中　郭海峰

# 序

我国是世界上高原高山大国,青藏高原更享有"世界屋脊"的美誉。尤其是西藏地域辽阔,资源丰富,文化灿烂,是我国西南边陲的重要门户。修建进藏高原铁路,是中国人民一个世纪的梦想,也是西藏各族人民的热切期盼。21世纪初,党和国家作出了修建青藏铁路的重大战略决策。广大铁路建设者以高度的责任感、使命感和光荣感,奋战高原,拼搏奉献,攻克了高寒缺氧、生态脆弱、多年冻土等世界性难题,建成了世界一流高原铁路,结束了西藏不通铁路的历史,这不仅是中国铁路建设史上的伟大壮举,也是世界铁路建设史的一大奇迹。

现在,另一条进藏铁路——川藏铁路(雅安至林芝段)宣布开工,这一喜讯令人欢欣鼓舞。习近平总书记强调指出:建设川藏铁路是贯彻落实新时代党的治藏方略的一项重大举措,对维护国家统一、促进民族团结、巩固边疆稳定,对推动西部地区特别是西藏经济社会发展,具有十分重要的意义。川藏铁路沿线地形地质和气候条件复杂、生态环境脆弱,修建难度之大世所罕见,要充分发挥我国社会主义制度能够集中力量办大事的优势,把这一光荣而艰巨的历史任务完成好。要求广大铁路建设者发扬"两路"精神和"挑战极限,勇创一流"的青藏铁路精神,科学施工、安全施工、绿色施工,高质量推进工程建设,为全面建设社会主义现代化国家作出新的贡献。

新建川藏铁路雅安至林芝段全长1 011公里,其中桥梁隧道比高达95.8%,是当今世界铁路建设最具挑战性的宏大交通基础设施项目,是推进"交通强国"建设的标志性工程。广大建设者在沿线高海拔地区从事铁路建设,要面对低气压、低氧、低温、干燥、风大、强日光辐射和自然疫源多等严酷的自然环境和频发的自然灾害。特别是在修建超长隧道和超高大桥梁时,建设人员身处高原缺氧、粉尘和一氧化碳、氮氢化物等职业环境危害之中,对健康安全构成极大威胁。我们一定要贯彻"以人民为中心"的指导思想,务必全力保障广大铁路建设者身体健康和生命安全,确保川藏铁路高质量建成。

青藏铁路卫生保障的成功经验值得借鉴。要把保障广大建设者身体健康和生命安全放在突出位置,融入工程管理全过程;贯彻"安全第一,预防为主"方针,坚持目标引领和问题导向,把资源配置和资金投入更多用在疾病前期因素干预、健康促进和以高原病、尘肺病、传染病、慢性病防治为重点的疾病防治上面;建立完善卫生保障体系,实现高原病、尘肺病得到有效控制,患病员工得到及时救治,杜绝鼠疫等传染病传播。在川藏铁路建设中,高原卫生保障和防疫工作一定会创造新辉煌,总结新经验。

高原铁路建设卫生保障工作要求高、任务重,涉及到高原医学、预防医学、灾害医学、隧道职业卫生学等多学科领域。为应对这一严峻挑战,推进卫生保障工作各项任务实施,提升高原铁路建设人员和卫生专业人员卫生防疫及医疗保障水平,中国铁道学会劳动和卫生委员会组织国内高原卫生专家编写了《高原铁路建设卫生保障》一书。观览全书,我认为有以下四个显著特点:

第一,倡导"大卫生、大健康"的卫生保障理念。该书认真汲取中华人民共和国成立70多年来我国高原卫生保障的经验教训,特别是在总结运用和继承青藏铁路建设卫生保障工作成功经验基础上,密切结合川藏铁路工程建设实际,倡导树立"大卫生、大健康"的卫生保障工作理念。建立铁路、社会、施工单位和参建人员共同参与、共同行动、相互配合的新体制,推动卫生保障工作从以治病为中心,向以预防为主保障建设者身体健康和生命安全为中心转变。构建健康管理、医疗救治、卫生防疫和信息化管理网络"四位一体"的高原铁路工程建设卫生保障体系新模式,建立生产、生活等衣食住行全方位系统性的大卫生管理联动新机制,全面落实各项卫生保障措施。

第二,系统论述高原隧道职业病危害防护技术。该书紧密结合高原铁路建设长大隧道多、施工难度大、建设工期长等特点,科学分析了高原铁路隧道施工环境低氧、作业尘毒、地热高温等主要危害因素,从高原劳动生理、危害因素暴露评估、监测、防护和通风供氧设施评价等多方面采取有效措施。首次系统论述了高原隧道职业病危害防护技术,为高原铁路长大隧道施工职业病危害防控提出了科学技术指导，有利于推动高原铁路隧道职业病危害防护技术创新发展。

第三，专门设置了灾害医疗救援篇章。灾害救援医学作为一门新学科受到国际高度重视。近十多年，我国在灾害救援医学理论研究和实践经验方面都取得了丰硕成果。这里所说的"灾害"既包括自然灾害，也包括安全事故以及公共突发事件等。本书针对高原铁路工程中可能出现的地震、地热、塌方、洪水、泥石流等自然灾害，建设者可能受到意外工程伤害的突出问题，全面进行各类灾害风险分析和预防策划，提出了伤员救治原则流程和现场实用急救技术，加强培训和演练，提高应急救援水平。这对于预防工程灾害风险，规范意外伤害现场急救，指导急重症抢救技术实施，最大限度地减少因意外灾害导致施工人员伤亡，都具有重要意义。

第四，积极推进高原医学创新发展。本书结合高原铁路高海拔、长时间、大群体工程建设以及卫生资源配置实际，积极探索推动高原医学发展的新路径。指导初上高原建设者尊重科学、认识高原、掌握规律、与高原和谐相处。在研究建设者高原疾病和健康问题时，要把检查、治病、预防及康复视为一个整体，充分考虑人的心理、环境等各种因素的交互作用。特别强调人体高原习服是预防高原病最有效的途径，以及在习服中推广氧疗食疗知识在高原健康中的重要促进作用。提出了高原铁路医学干预高度标准概念，制定了早预防、早发现、早低转下送病人的救治方案，实施分级诊疗策略，实现高原病"零死亡"的目标。

本书坚持理论研究与现场应用相结合，专业性与科学性相兼顾，内容丰富，通俗易懂，将会成为高原铁路建设管理者和施工人员的良师益友。尤其值得称赞的是，本书由我国著名高原医学专家吴天一院士指导专家团队完成，参加本书编写的主要人员是长期从事高原卫生保障研究和实践的专家学者，他们当中多名人员参与编写过《青藏铁路·科学技术卷·卫生保障篇》一书。他们在认真借鉴青藏铁路建设卫生保障成功经验的基础上，紧密结合高原铁路工程建设实际情况，充分吸收和运用国内高原医学研究最新理论和实践成果，使本书具有针对性、科学性、创新性和实用性。这是全体编写人员认真总结和不断探索的宝贵成果，也是他们辛勤劳动的智慧结晶。借此机会，谨向吴天一院士和各位专家学者表示衷心感谢！我深信，《高原铁路建设卫生保障》一书将对指导川藏铁路建设卫生保障工作创出喜人佳绩和提高我国高原铁路建设工程管理水平发挥积极作用。通过高原铁路建设，必将极大地丰富我国高原卫生保障理论研究和工程实践，为发展我国高原卫生事业和世界高原医学研究作出新的更大贡献。

孙永福

2022年2月26日

# 前言

为确保高原铁路工程建设安全和建设者身体健康,普及高原铁路建设卫生知识,提高高原铁路卫生管理人员、专业技术人员医疗、防疫知识水平,在国铁集团劳卫部领导的大力支持下,我们编写了《高原铁路建设卫生保障》。

本书在编写中力求科学规范、系统分类、观点明确、便于应用,力图成为指导高原铁路建设健康教育的范本,传播医疗技术的平台,宣传和培训卫生保障知识的载体,在保障职工健康和安全生产中发挥好引领和技术指导作用。

本书包括绪论和创新高原铁路卫生保障体系模式、高原生理和高原疾病、应急医疗救援、职业卫生和职业病、传染病预防和控制、食品安全与生活保障、高原铁路卫生保障信息化建设七篇。"绪论"阐述了高原与铁路建设的关系,设定了高原铁路工程建设医学干预海拔高度,提出高原铁路工程建设所面临的医学问题和对建设者生命安全带来的挑战。第一篇"创新高原铁路卫生保障体系模式",着重突出高原铁路卫生保障管理的创新理念,通过构建现代化管理模式以及卫生保障系统建设,明确了高原铁路工程各个阶段卫生保障工作需要做什么和怎么做的工作流程,解决了各项卫生保障措施落地问题。第二篇"高原生理和高原疾病",简要介绍了高原低压低氧环境对人体的生理效应、高原病分类和各型高原病发病机理;强调落实急性高原病预防措施的重要性,建立高原习服机制是预防急性高原病最有效的途径;重点阐明在现有医疗技术条件下,基层医务人员首先应掌握进入高原的禁忌证和罹患急、慢性高原病的各种征兆。在"急性高原病分级诊治策略"中,突破了以往教科书高原医学章节中高原病诊治的惯例写法,依据铁路建设三级医疗机构设备条件和不同的医疗救治目标,提出不同环境条件下的诊治策略,既为急性高原病现场处置提供了应急方案,又为医院处置提供了诊治规范;在"高原氧疗技术"中系统介绍了高原氧疗的意义、作用和方法,特别强调在高原低张性缺氧的情况下，氧疗是纠正低氧血症、促进组织代谢、维持生命活动最有效和必不可少的治疗手段，对于提高铁路建设者的工作、生活质量有着重要意义。第六章"高原常见病"中，对部分高原常见病、慢性病进行了简要介绍，仅供沿线临床医师参考。第七章"高原心理健康"中，主张在思考参建人员高原疾病和健康问题时，无论是致病、治病、预防及康复，都应将人视为一个整体，要充分考虑参建人员心理因素和社会因素作用特点，综合考虑各方面因素交互作用，不能机械地将它们分割开。鉴于高原铁路沿线多发地质灾害和复杂特殊的气候环境，第三篇"应急医疗救援"对各类突发事件可能造成的灾害提出了具体应对措施，是基层医务人员和红十字卫生员需要掌握的常规技能。第四篇"职业卫生和职业病"，内容涵盖了高原铁路工程建设可能出现的职业病危害因素和职业病，以及如何采取职业健康监护和劳动保护技术规范。总结了以往铁路高原隧道卫生保障经验，针对当前铁路工程隧道建设中面临地质结构复杂、板块活动强烈、山地灾害频发问题进行了科学分析；依据"铁路建设项目职业病防治工作指南"指导思想，结合高原铁路工程特点，重点对长大隧道职业病危害防控、保障劳动者职业健康提出了技术规范指导，对高原铁路隧道职业卫生学发展具有重要意义。第五篇"传染病预防和控制"，根据高原地区铁路沿线环境传染病流行态势，提出以防控鼠疫、新冠肺炎、感染性腹泻为主导的铁路建设卫生防疫策略和传染病防控措施。第六篇"食品安全与生活保障"，在总结青藏铁路建设经验的基础上，针对当前铁路实际，提出了如何科学安排参建人员劳动和生活建议，以实现参建人员身心健康、建设项目顺利进行的目标。第七篇"高原铁路卫生保障信息化建设"，提出了将卫生保障信息管理系统纳入铁路建设工程信息网络一体化管理框架，利用互联网、物联网、移动医疗、可穿戴设备等技术和城市三级医院内优质医疗人才优势，解决职工健康监护的信息传递、远程医疗和高原病早期预警等难题。通过长期分类研究，最终实现高原参建人员筛查检测、实时监测、健康干预的系统性健康管理方案。

本书是为高原铁路工程建设单位卫生保障管理人员和基层卫生工作者编写的必读教材，也可作为涉及高原铁路卫生建设的地方科研单位、管理人员以及医疗机构医务人员了解和掌握高原铁路建设知识的参考读物。由于本书具有科普性质，也可作为高原铁路建设者高原病防控、职业健康、高原遇险生存等知识的普及教育读本。

本书由梁渤洲、施红生、罗勇军、彭全升、江华洲负责总体构思和统稿。主要撰写人员分工如下：绪论由梁渤洲、施红生、马世伟、江华洲、张柳中执笔，第一篇由梁渤洲、江华洲、施红生、马世伟执笔，第二篇由陈郁、彭全升、聂聪、陈宗涛、张西洲、罗勇军、刘鑫源、后显华、王超臣、唐才智、陈兴书、刘宏斌、潘磊、王勇、赵晟、梁渤洲执笔，第三篇由彭全升、陈志、马世伟、郭海峰、梁渤洲执笔，第四篇由施红生、王雷、樊立军、楼百根执笔，第五篇由施红生、吕艳朋执笔，第六篇由万军、郝利民、王增朝、唐伟执笔，第七篇由施红生、冯南海、和羽、江华洲、马世伟、邱成、李世云、梁渤洲执笔。

原国务院青藏铁路建设领导小组副组长、铁道部常务副部长、中国工程院院士孙永福对本书给予了热情支持并亲自作序，"七一勋章"获得者、著名高原医学专家、中国工程院院士吴天一在本书的编写中进行了全面指导并担任本书主编，中华全国铁路总工会副主席韩树荣、国铁集团劳卫部副主任伍世平领导组织编写工作并确定了编辑原则。编纂过程得到国铁集团川藏办、陆军军医大学、中华预防医学会铁路系统分会、中国铁道学会劳动和卫生委员会、中国铁道科学研究院集团有限公司节能环保劳卫研究所的大力支持。胡书凯、刘华、袁峰、段振伟、王克杰、许德江、陈蓉、杜利军、李利、王洪伟、陈小菊、蒋华、梁隆斌对本书编写提出了宝贵意见。本书承蒙中国铁道出版社有限公司负责出版，并热情指导，在此一并表示衷心感谢。

本书虽力图求全求深，但限于编者水平有限，加之作者较多，在材料取舍、繁简程度、文字表达等方面难免存在遗漏、争议和不妥之处，竭诚希望读者和同志们给予批评指正。

编者
2022 年 2 月

# 目 录

**绪论** ...................................................................... 1
    第一节   高原医学与铁路工程建设 ...................................... 2
    第二节   高原铁路建设卫生保障工作面临的问题 .......................... 8

**第一篇   创新高原铁路卫生保障体系模式** ...................................... 11
    **第一章   建立健康管理体系** .................................................. 12
        第一节   初上高原的健康管理 ........................................ 12
        第二节   人在高原的健康管理 ........................................ 13
        第三节   日常的职业健康管理 ........................................ 15
    **第二章   建立医疗救治体系** .................................................. 17
        第一节   建立三级医疗救治网络 ...................................... 17
        第二节   建设医疗转运救治网络 ...................................... 18
    **第三章   建立卫生防疫体系** .................................................. 20
        第一节   建立防疫联防联控机制 ...................................... 20
        第二节   新冠肺炎和鼠疫防控 ........................................ 21
        第三节   卫生应急管理 .............................................. 23
        第四节   卫生监督管理 .............................................. 25
        第五节   开展健康教育 .............................................. 26

**第二篇   高原生理和高原疾病** ................................................ 27
    **第四章   高原低压低氧环境的生理学效应** ........................................ 28
        第一节   高原低氧环境对人体各系统的生理效应 ........................ 28
        第二节   高原环境对人体心理健康的影响 .............................. 35

## 第五章 高原病 ... 39
### 第一节 高原病的分类及发病机理 ... 39
### 第二节 急性高原病预防 ... 42
### 第三节 急性高原病分级诊治策略 ... 48
### 第四节 慢性高原病防治 ... 71
### 第五节 高原氧疗技术 ... 75

## 第六章 高原常见病 ... 90
### 第一节 急性呼吸系统疾病 ... 90
### 第二节 心血管常见疾病 ... 98
### 第三节 消化系统常见疾病 ... 104
### 第四节 脑血管疾病 ... 111
### 第五节 皮肤常见疾病 ... 114
### 第六节 眼耳鼻咽喉口腔常见疾病 ... 119
### 第七节 腰腿疼痛 ... 125
### 第八节 常见理化因素所致疾病 ... 130
### 第九节 高原常见有害（毒）动植物的防治 ... 142

## 第七章 高原心理健康 ... 151
### 第一节 高原铁路建设过程中常见的心理问题 ... 151
### 第二节 高原铁路建设常见心理疾病的评估 ... 153
### 第三节 高原铁路建设常见心理疾病的防治 ... 154

# 第三篇 应急医疗救援 ... 161

## 第八章 重大灾害事故医疗救援与风险防范 ... 162
### 第一节 灾害伤害风险类别 ... 162
### 第二节 灾害伤员救治原则 ... 163
### 第三节 灾害现场检伤分类程序 ... 166
### 第四节 施工现场医疗救援和转运流程 ... 167
### 第五节 隧道施工灾害事故医疗救援 ... 170

## 第九章 高原常见灾害脱险与救援 ... 178
### 第一节 高原常见自然灾害脱险救助原则 ... 178
### 第二节 高原常见自然灾害脱险与求生方法 ... 180

## 第十章　高原现场常用急救技术 ····· **186**
- 第一节　心肺复苏术 ····· **186**
- 第二节　电除颤/转复术 ····· **191**
- 第三节　经皮起搏 ····· **194**
- 第四节　胸膜腔穿刺术 ····· **195**
- 第五节　氧　　疗 ····· **196**
- 第六节　机械通气技术 ····· **197**
- 第七节　创伤救护技术（止血、包扎、外伤固定术）····· **203**
- 第八节　伤员搬运技术 ····· **212**

# 第四篇　职业卫生和职业病 ····· **215**

## 第十一章　高原劳动生理与劳动强度 ····· **216**
- 第一节　高原劳动生理 ····· **216**
- 第二节　高原铁路工程劳动强度 ····· **219**

## 第十二章　职业病危害因素与职业病 ····· **225**
- 第一节　铁路工程职业病危害因素分类 ····· **225**
- 第二节　粉尘与尘肺病 ····· **226**
- 第三节　毒物与职业中毒 ····· **229**
- 第四节　噪声与噪声聋 ····· **236**
- 第五节　高温与中暑 ····· **239**

## 第十三章　高原铁路隧道工程职业卫生防护 ····· **242**
- 第一节　高原铁路隧道工程职业病危害因素 ····· **242**
- 第二节　高原隧道施工职业病危害暴露评估 ····· **248**
- 第三节　高原隧道施工职业病危害因素监测 ····· **255**
- 第四节　高原隧道施工职业病防护设施 ····· **260**
- 第五节　高原隧道施工通风供氧设施效果评价 ····· **270**

## 第十四章　职业健康监护与劳动保护 ····· **279**
- 第一节　职业健康监护基本原理 ····· **279**
- 第二节　高原职业健康监护特点 ····· **281**
- 第三节　高原铁路建设职业健康监护系统 ····· **287**
- 第四节　高原职业健康监护管理 ····· **292**

　　　　第五节　高原铁路工程建设劳动保护 …………………… 298
　　　　第六节　用人单位职业卫生基础建设主要内容及
　　　　　　　　检查方法 ………………………………………… 305

## 第五篇　传染病预防和控制 …………………………………………… 311

### 第十五章　高原铁路建设传染病防控策略 ……………………… 312
　　　　第一节　铁路沿线传染病流行态势 …………………… 312
　　　　第二节　传染病防控 …………………………………… 313

### 第十六章　高原铁路建设常见传染病防控 ……………………… 315
　　　　第一节　动物源性传染病 ……………………………… 315
　　　　第二节　呼吸道传染病 ………………………………… 320
　　　　第三节　肠道传染病 …………………………………… 329
　　　　第四节　性传播传染病 ………………………………… 335

### 第十七章　重大传染病疫情预警处置 …………………………… 338
　　　　第一节　重大传染病疫情预警处置基本原则 ………… 338
　　　　第二节　应急处置准备 ………………………………… 340
　　　　第三节　现场应急处置 ………………………………… 343
　　　　第四节　控制效果和疫情影响评估 …………………… 351

## 第六篇　食品安全与生活保障 ………………………………………… 353

### 第十八章　高原营养与食品安全 ………………………………… 354
　　　　第一节　高原营养 ……………………………………… 354
　　　　第二节　科学配餐 ……………………………………… 360
　　　　第三节　高原食品加工和运送的难点与措施 ………… 363
　　　　第四节　食品安全管理和应急处理 …………………… 364

### 第十九章　生活保障与环境卫生 ………………………………… 375
　　　　第一节　高原生活基地建设 …………………………… 375
　　　　第二节　高原防寒保暖 ………………………………… 379
　　　　第三节　高原生活供氧 ………………………………… 379
　　　　第四节　高原饮水卫生 ………………………………… 381
　　　　第五节　环境保护 ……………………………………… 390

## 第七篇　高原铁路卫生保障信息化建设 ················································· **393**

### 第二十章　高原铁路卫生保障信息化管理体系 ········································· **394**
　　第一节　高原铁路卫生保障信息化管理体系设计 ········· **394**
　　第二节　高原铁路卫生保障信息化管理体系结构 ········· **395**

### 第二十一章　高原铁路建设"智慧医疗"设计建议 ········································· **403**
　　第一节　高原铁路建设"智慧医疗"的基本构想 ········· **403**
　　第二节　高原铁路建设"互联网＋智慧健康管理云平台" ··· **404**
　　第三节　开展智能健康应用研究 ························· **408**

**参考文献** ························································································· **414**

# 绪论

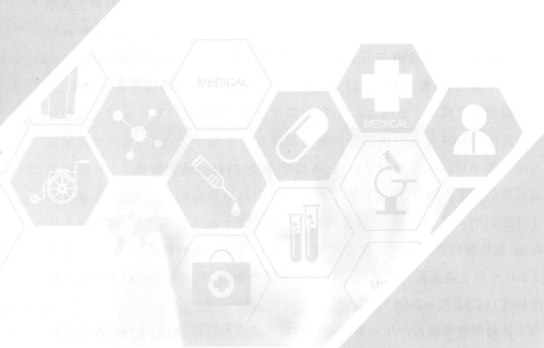

## 第一节　高原医学与铁路工程建设

### 一、高原医学概述

(一)医学高原概念

地理学上把海拔 500 m 以上、地势平缓、起伏不大的地区称为高原。海拔高度指某地与海平面的高度差。海拔的起点叫海拔零点或水准零点。我国统一使用青岛黄海海平面作为海拔高度的水准零点,根据地表的海拔高低、起伏状况来判定高原。我国高原面积辽阔,包括青藏高原、云贵高原、内蒙古高原和黄土高原四大高原。号称"世界屋脊"的青藏高原是世界上海拔较高(平均海拔 4 400 m 以上)、在我国面积较大(250 多万 $km^2$)、人口相对较多(约 1 200 万人)的地区。

实践中发现,海拔 3 000 m 以上地区常有高原低氧引起的特发疾病发生,而且随海拔增高发病率逐渐增加。因此,我国学者曾经将海拔 3 000 m 以上高原称为医学高原。2004 年在中国召开的第六届世界高原医学大会上,国内外高原医学专家对医学高原概念进行了研讨,各国学者经过讨论,认为海拔 2 500 m 以上也有高原病发生。同时,随着高原工程的发展和高原铁路的持续运营,长期在高原工作生活的人越来越多,发现在海拔 2 500 m 以上地区长期工作,因低气压低氧影响,发生慢性高原病的风险会增加。因而近年从预防慢性高原病角度,将海拔 2 500 m 以上高原称为医学高原已取得业内专家共识,并已为《职业性高原病诊断标准》(GBZ 92—2008)所采纳。

人体对低氧环境可产生一系列适应性或不适应性反应,根据生理代偿反应程度,可将高原划分为 4 个医学海拔高度。

(1)中度海拔。高度在海拔 1 500～2 500 m。当人体进入此高度时,一般无任何症状,或者仅呈现轻度症状,如呼吸轻微加快和心率轻度增加,运动能力略有降低,肺内气体交换基本正常。除了极少数对缺氧特别易感者外,很少发生高原病。2014 年国际高山医学协会将人体对高原低氧的生理反应临界高度定为海拔 1 500 m。

(2)高海拔。高度在海拔 2 500～4 500 m。多数人进入这个高度时会出现明显的缺氧症状,如呼吸加快和脉搏增加、头痛、食欲不振、睡眠差,动脉血氧饱和度低于90%,如不采取防缺氧措施,较长时间缺氧可能患高原病。

（3）特高海拔。高度在海拔4 500~5 500 m。大气压接近于海平面的1/2,此时人体可出现明显的低氧血症,动脉血氧饱和度有可能低于80%,如从事运动或体力劳动则会更低,并引起显著的生理反应和一系列临床表现。青藏铁路沿线大部分处于这个区间。

（4）极高海拔。即海拔5 500 m以上地区,即使有良好的饮食保证和居住条件,人类也无法长期生存。进入海拔5 500 m地区的人多为探险者、科考队员和登山运动员,逗留时间相对较短。进入此高度,人的生理机能会出现进行性紊乱,常失去内环境自调节功能,出现极严重的高山反应、显著的低氧血症和低碳酸血症,动脉血氧饱和度在60%以下。

### (二) 高原医学发展

据统计,全世界居住和经常往返于高原、高山地区的人口约5亿,其中海拔3 000 m以上的人口约4 000万。登山运动、高原地区旅游及高原地区经济建设均存在着不同程度的缺氧及对高原医学知识的需要。因此,高原环境适应及高原疾病研究,不仅对保障高原地区人群身体健康有重要意义,而且对提高高原地区人群劳动能力、发展高原地区经济均有重要意义。

近年来,高原医学的研究与普通医学、航空航天医学、潜海医学、运动医学等形成交叉,研究范围不断扩延,如何克服高空和空间缺少人类生存所必需的压力和低氧的危害,是相关领域的重要课题。此外,航空航天环境控制与生命保障工程专业,也涉及缺氧与供氧的问题。所以,在高原环境下了解机体如何适应低氧,对于指导人体适应外层空间和深海有重要意义。

高原医学是特种医学的重要组成部分,与基础医学、医学心理学及社会科学等有着广泛联系。我国高原医学研究的基本目的在于加强人群的高原适应能力,做好高原各民族人民的卫生保健,防治各型高原病,保护高原人群的劳动能力,促进高原地区的经济建设和社会发展。

世界上地处高原的国家已修建的高原铁路,一般距离较短且少有旅客运输任务。其中,南美的秘鲁、智利、阿根廷等国家的高原铁路主要是为运输矿产资源而修建的专线,这些国家具有像秘鲁圣马尔科斯大学安第斯生物研究所这样一流的研究机构,有良好的实验设备及实验条件,并涌现出了像Monge、Hurtade等国际知名的高原医学专家,在人类对高原低氧的顺应与适应及慢性高山病的发病机制等方面的研究取得了巨大的成就;但是在高原铁路建设过程中的卫生保障研究资料,尚未见记载和报道,即使如美国修建科罗拉多"齿轮铁路"也没有系统论述。

## 二、高原环境对铁路工程建设的影响

海拔3 000 m以上高原最主要的问题是低氧环境对人体生理机能的影响,研究表明高原低氧环境对人体各方面生理机能均有重要影响。严重高原低氧反应所引发的高原肺水肿和高原脑水肿,以及长期低氧环境引发的高原红细胞增多症和高原心脏病会对参建人员身体健康、生命安全构成严重威胁,也会大大降低参建人员的劳动能力和施工效率。2002年发布实施的《职业性高原病诊断标准》(GBZ 92—2002),将高原病列为法定职业病。另一方面,建设者在诸多桥、隧作业中接触粉尘和毒物,由于高原低压、低氧的影响,以及体内一系列特殊生理变化,使毒物的吸收、分布、排泄和代谢转化发生改变,从而导致人体对毒物敏感性增强,耐受力降低。因此,参建人员在高原低氧环境下接触生产性有害因素,更易引发尘肺、中毒、噪声性耳聋等职业病。

### (一)高原环境对人体的影响

高原环境对人类的影响涉及大气物理、地球化学和生态系统等多种因素,其中低大气压、低氧、低温、低湿、紫外线辐射强和气候多变等因素往往综合作用于人体,但最关键的影响和损伤作用则是高原低氧(Hypoxia)。高原环境随海拔增高,大气压下降,氧分压也随之下降,空气中的氧含量低下,由此导致从吸入气氧分压($PIO_2$)到肺泡气氧分压($PAO_2$)至动脉血氧分压($PaO_2$)均逐步下降,这种从大气到机体细胞线粒体的氧传送过程呈瀑布式逐级递减,故也称"氧瀑布"(Oxygen Cascade)(图0-1)。

随着海拔增高,气温也呈递减性下降,形成气候寒冷的高寒地带。川藏铁路雅林段沿线大气氧分压比平原减少30%~40%,年平均气温-2~6 ℃,空气中相对湿度为20%~30%。高原空气干燥、稀薄,水蒸气含量少,日光透过率增强,因而高原紫外线辐射强烈。

1. 高原低氧与人体生理健康

高原环境对人体影响最大的是空气稀薄所造成的低氧环境,进入高原环境后机体会出现一系列代偿性反应。呼吸系统:当高原环境的氧分压降低时,呼吸系统通过呼吸加深、加快来代偿,以增加机体的摄氧能力。循环系统:增加心输出

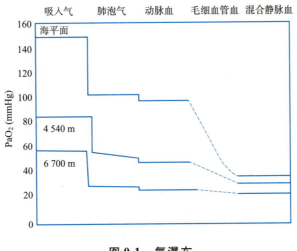

图 0-1 氧瀑布

量,使血流重新分布以保证重要脏器的血液供应。神经系统:轻度缺氧时神经系统兴奋性增强,如情绪紧张、易激动、欣快感等,继而出现头痛、头晕、失眠、健忘等。如若进入较高海拔则由兴奋转入抑制过程,表现嗜睡、神志淡漠、反应迟钝等症状。血液系统:进入高原后人体储备红细胞释放,氧合血红蛋白降低至还原型血红蛋白浓度达到或超过 50 g/L 时,可使皮肤和黏膜呈青紫色(称发绀),机体开始产生过多的红细胞以适应缺氧环境。消化系统:进驻高原后胃肠功能紊乱,饭量可减少 8.2%~10.0%,体重可明显下降。快速进驻高原时胃肠胀气、食物夹生也会影响进食量。人在高原地区容易出现心率加快、面色苍白、胃肠胀气、鼻出血、手足皲裂、口唇皲裂、肢端发冷痛、体重下降、食欲减退等症状。当出现这些代偿反应时,不应过度紧张,属于正常的现象。当参建人员出现咳嗽、呼吸困难、头疼、呕吐、情绪改变、共济失调等情况时,应该引起重视,及时向医务人员报告,因为这些症状可能是高原肺水肿、高原脑水肿的临床表现,如果不及时救治,可能危及病人的生命。

2. 寒冷、干燥与人体健康

通常,气温随着海拔升高而逐渐降低,海拔每升高 1 000 m,气温下降 6 ℃,空气湿度也随之降低。由于高原特殊的地理环境,海拔 4 000 m 地区的常年平均气温只有 10 ℃ 左右,高原地区的气温不仅比平原地区低且昼夜温差也较大,"一日有四季"是对高原气候形象的描述。高原寒冷干燥不仅可以造成机体外周局部发生冻伤,也会对机体全身生理功能产生影响。

受到高原寒冷干燥的影响,机体外周及末梢血管收缩,机体血液重新分布,循环血流量降低,如果皮肤长时间暴露于 0 ℃ 以下环境,皮肤就很容易发生冻伤。当体温下降至 35 ℃ 时,会发生全身性冻伤。另外,寒冷诱导机体对去甲肾上腺素敏感性增高,机体耗氧量增加,导致缺氧耐受力的降低。低氧则会引起机体血液重分布,外周及末梢血液循环血流量降低;机体氧代谢降低,产热减少导致耐寒能力下降。寒冷与缺氧交互影响,共同导致机体对高原环境的适应性降低。寒冷导致机体血液重分布,外周末梢血流量减少,皮肤抗冻能力降低。

3. 紫外线辐射对人体健康的影响

作为太阳辐射的组成部分,适量的紫外线辐射会对机体产生有益的影响,可以促进机体维生素 D 合成、提高抵抗力,而过量的紫外线辐射则会影响身体健康。一般海拔每升高 100 m,紫外线强度就会增加 3%~4%。铁路建设沿线由于海拔较高、空气稀薄等特点,紫外线的辐射强度和辐射时长远远高于平原地区。强紫外线辐射对人体的危害主要表现为日光性皮炎、雪盲和白内障。

4. 高原环境因素对心理的影响

参建人员进入高原后均有呼吸急促、厌食、头痛、头昏、恶心等一系列高原反应,使得心理负荷加重,会发生精神紧张、焦虑和恐惧,导致神经系统调节失常。其次,参建人员远离家乡和亲人,缺少熟悉的环境和必要的人际交流,易出现少言寡语、行动迟缓、抑郁、焦虑等症状。调查发现,高原环境因素对心理的影响在海拔 3 000 m 以下尚不明显,进入海拔 4 000 m 以上地区逐渐显现,随海拔升高而加重,部分人员的认知、情感、思维与行为异常,有的甚至出现严重的精神行为改变。

(二)高原环境与职业健康

1. 高原对体能的影响

在高海拔地区从事体力劳动,不采取防缺氧措施会导致机体缺氧,劳动能力下降。海拔越高,劳动能力下降越明显,且伴随认知功能、记忆力减退。海拔 1 500 m 以上,每升高 1 000 m,劳动能力下降 10%;海拔 3 000 m,劳动能力下降约 21%;海拔 4 300 m 以上,劳动能力下降约 36%。

2. 隧道职业病危害因素对人体健康的影响

铁路隧道工程主要职业病危害因素包括粉尘、有害气体和噪声等。隧道建设中空气交换大幅减少,人在高原隧道中从事体力劳动,肺通气量明显增加,使粉尘沉积在肺部的机会增加,毒物经呼吸道吸收的量相应增加。因此,人体在高原隧道低气压环境下作业接触生产性有害因素,比平原更易引发尘肺、中毒。

### 三、高原铁路建设规范医学干预海拔高度的意义

人从平原进入高原或由高原进入更高海拔地区后,因缺氧刺激,机体可建立一系列可逆性的非遗传性代偿改变,使各系统机能达到新的动态平衡,以维持较好的生产生活能力,被称为习服适应。如果适应机能不良,出现失代偿,就会发生高原病。因此,高原铁路建设中,以促进习服适应和防控高原病为目标,设定并规范医学干预海拔高度具有现实应用意义。

高原医学研究表明,氧在肺部通过气体交换弥散入血,在正常条件下约有97%的氧由红细胞运输,3%的氧以溶解状态由血浆运输。氧入血后与红细胞中的血红蛋白结合,受大气氧分压的影响,大气氧分压高,血氧饱和度($SaO_2$)就高,大气氧分压低,血氧饱和度就低。不过大气氧分压的升降与血氧饱和度的关系并非完全成正比,当在海拔3 000 m内动脉血氧分压发生较大的变动时,血氧饱和度变化并不大(平滑),这种自动调节功能对保障动脉血氧含量是很重要的。如果海拔高度继续升高、大气氧分压继续下降,则血氧饱和度急剧下降(陡直)。正常人氧的解离曲线如图0-2所示。

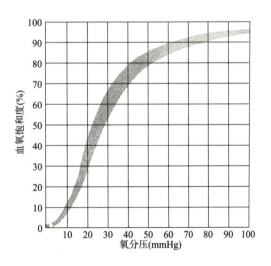

**图0-2 正常人氧的解离曲线**

氧的解离曲线,平滑部分是人体具有较大习服能力的海拔高度,陡直部分是人体可能出现失代偿的高度。因此,氧的解离曲线为高原铁路建设设立医学干预海拔高度提供了理论依据。实践中,自2001年青藏铁路开工建设以来,在高原铁

路施工和运营中,未发现海拔3 000 m以下地区有高原病病例报道。因此,根据高原医学基础理论研究,结合国情、路情和高原职场实际,提出高原铁路医学干预海拔高度概念,即海拔2 500 m以上地区为医学干预建议海拔高度(需要健康体检、高原习服、健康培训),海拔3 000 m以上为医学干预海拔高度(需要设立医疗机构、开展健康监护、建立富氧环境),以此作为制定卫生保障政策的基本依据。

## 第二节 高原铁路建设卫生保障工作面临的问题

1. 高原低气压低氧问题

高原低气压、低氧环境易引发急性高原反应,对人体生理、心理机能造成严重影响,致使劳动能力大大降低;严重的高原反应和重度体力劳动可加重机体缺氧程度,引发高原肺水肿、高原脑水肿,进而导致死亡;长期影响可诱发高原红细胞增多症、高原心脏病等慢性职业性高原病。

2. 恶劣气候问题

高原铁路施工处于高寒、干燥、强紫外线辐射等高原恶劣气象环境中,极易引发参建人员冻伤、感冒、日光性皮炎、白内障、黏膜干燥、皮肤皲裂和鼻出血。而感冒又是高原肺水肿的重要诱因。

3. 自然疫源性疾病问题

根据传染病疫情统计资料,高原铁路沿线所经区域多为传染性疾病(鼠疫自然疫源地)高发区,鼠疫感染多为肺腺型,严重可发展为肺型,传染性强,病死率高。一旦发生鼠疫,按照国家卫生法律法规须对疫区进行封锁和交通管制,势必会影响正常施工。

4. 复杂长隧作业危害问题

铁路在高原地区挖掘长大隧道,由于特殊地区和山脉复杂的地质环境,隧道穿越高地温、有害气体、硬岩岩爆、软岩大变形等问题突出。其中,粉尘、有毒有害污染可能引发的职业病危害与缺氧导致的高原病问题交织在一起,对高原尘肺病等职业病防治带来巨大挑战。

5. 生活设施保障问题

由于高原铁路特殊的地质环境和气候条件,多数施工线路处于无人区,配套基础设施薄弱,缺少社会服务机构依托,对生产生活设施建设和运行管理存在特殊要求,如:对驻地的选址安全、房间保暖、供氧、卫生等设施如何统筹规划建设;生活必需品远距离运输导致新鲜蔬菜供应不足,可能会造成营养缺乏,影响参建人员的健康;同时,由于海拔高,水的沸点低,食物加工也会产生一定的困难。

6. 心理适应问题

高原恶劣的自然环境下,职工长期在野外作业,工作生活艰苦、单调,加上人体的生理不适,可造成恐惧、焦虑、抑郁等心理情绪反应,加重精神负担,极易导致心理性疾病和精神障碍性疾病的发生。

7. 经验和认识不足问题

部分施工单位缺乏在高原铁路施工实践,参与青藏铁路的建设者有的已退出铁路建设岗位,单位积累的管理经验也因人员的更替逐步流失。参建单位和人员需要积累高原施工卫生保障工作经验。

8. 卫生资源缺乏问题

一是随着企业改革的不断深化,企业自办医院等社会职能逐步移交给地方,参建单位已不具备医疗条件。二是当地医疗资源相对匮乏且较为分散,有的与铁路工点距离较远。县级医院医疗设施、诊疗水平比较有限,只能开展一般疾病诊治工作,难以适应施工期间大规模人群的医疗救治任务。三是高原铁路沿线居住人群稀少,高原卫生从业需求不旺,造成医务人员缺乏,增加了工地卫生所人员招聘或业务外包的难度。

9. 卫生保障工作组织协调问题

高原铁路建设在社会关注度极高的环境下,如何按照依法合规等规范管理要求,探索并建立与地方合作行之有效的组织管理体系和协调联动机制也是要面对的新问题。

在诸多困难面前,也应该看到开展高原铁路建设卫生保障工作的优势,增强战胜困难的信心和决心。首先,国铁集团及有关领导部门高度重视,出台多项文件,将卫生保障工作纳入高原铁路工程建设重要议事日程,为开展卫生保障工作给予了组织和政策保证。其次,青藏铁路建设过程中,面临高寒缺氧、施工困难等问题,在各级领导的高度重视下,通过全体参建单位及各级卫生部门和人员共同努力,以坚强有力的措施和拼博奉献精神,卫生保障工作取得了丰硕成果,实现了特大群体、特高海拔、长期作业"高原病零死亡、鼠疫零传播"的目标,为高原铁路建设卫生保障工作提供了有益经验。在借鉴青藏铁路建设的宝贵经验基础上,坚持目标引领和问题导向的理念,强化风险意识和底线思维,有信心实现卫生保障的总体目标。第三,随着社会发展和医学科技的进步,参建人员的医疗、生活、生产条件不断在改进,为落实卫生保障工作提供了物质保证。国家积极推进健康中国行动,对健康理念和健康生活习惯进行了科学教育、积极鼓励、正确引导,参建人员健康意识不断增强,健康素质不断提升,健康生活方式日益得到普及,为高原卫生保障工作能够顺利开展奠定了基础。

# 第一篇
# 创新高原铁路卫生保障体系模式

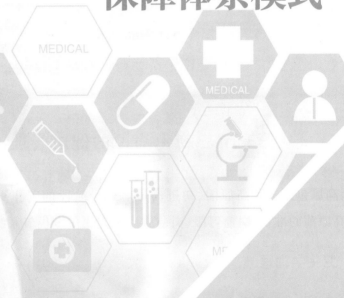

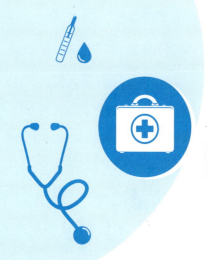

# 第一章
# 建立健康管理体系

高原铁路工程建设处于高寒低氧、隧道粉尘、毒物等职业危害环境中,做好疾病预防是卫生保障的首要工作,而落实预防为主方针的主要途径就是建立健康管理体系。健康管理体系在初上高原和人在高原的不同时段,有其不同的工作重点。

## 第一节 初上高原的健康管理

初上高原包括进入高原前、初进高原。这个阶段的工作重点包括卫生学勘察、进驻高原前的准备、岗前习服、岗前查验和建设安全供氧系统。

### 一、卫生学勘察

各施工单位在队伍进入工地之前,应当委托专业机构对承包施工区段进行现场卫生学勘察。针对高原特殊环境,收集施工区段的气象、水文资料,传染病、地方病、自然疫源性疾病流行和卫生资源分布等情况,并提出卫生学预评价,为施工队伍选址和进驻工地后落实卫生保障措施提供科学依据。

### 二、进驻高原前的准备

(1)把好准入关。新进入高原的参建人员都要进行基础体检,排除高原禁忌证;曾经在高原地区工作过或由其他高原工程转入的参建人员,在基础体检时要记录好高原既往史。

（2）有条件的单位可采用常压低氧、低压低氧设备进行预习服并排查低氧易感者。

（3）做好进驻高原的心理准备。

（4）身体训练。安排基础体检合格的参建人员,在进入高原前进行腹式呼吸和适当的体育锻炼训练;探索渐进式低氧实地或设备习服训练方式,以增加氧吸入量,提高耐低氧能力。

（5）人员和物质准备。包括医务人员和基本的药品、器械、设备和装备。

### 三、岗前习服

高原习服是预防急性高原病最为有效的途径。其中,阶梯性进入是习服的必要环节。施工驻地在海拔 3 500 m 以下的单位可在驻地习服,海拔 3 500 m 以上的单位,要在海拔 3 000 m 左右处建立习服基地,进行 3~7 天习服,并组织健康教育和医疗保健。施工驻地在海拔 4 000 m 以上的单位,进入驻地后还要进行 3~7 天再习服后方可开始轻体力劳动。习服期间进行适应性体检,目的是进一步排查低氧易感者。对于严重高原反应人员应让其脱离高原环境。

### 四、岗前查验

建立新进场人员管理制度,用人单位要对参建人员实施上岗前"三查验"制度,即:查岗前体检、查健康知识培训、查习服落实情况。经查验合格,符合上岗条件的参建人员方可上岗,坚决杜绝违规进场。

### 五、建设安全供氧系统

高原富氧环境建设是预防及缓解人体高原缺氧的必要措施。为在高原铁路建设中防治高原病、满足参建人员的用氧需求,采取"高原就地制氧供氧,现场就地急救与转运""不同海拔供氧差异化、隧道供氧特殊化"的原则,结合驻地分布、海拔高度、作业环境等情况,统筹规划、分类实施、合理建设高原制氧、供氧系统。

## 第二节　人在高原的健康管理

建设队伍进入高原 1~2 个月以后,参建人员的身体已经得到良好的习服,并能够开展正常工作,这时卫生保障工作重点就要进入人在高原的常态化健康管理中。参建人员长时间在海拔 2 500 m 以上地区生活、工作,有发生慢性高原病和其他急、慢性疾病的可能,因此,加强工中健康监护,控制劳动强度和时间,组织定期轮换,调离健康异常人员,将急、慢性高原病和慢性病(高血压、糖尿病、慢阻肺、心脑血管疾病等)控制在萌芽阶段是工中防护的重点工作。

1. 健康问询及报告制度

施工单位应建立高原健康问询制度。项目部卫生所(站)医务人员和兼职卫生监督员要认真落实问询、巡岗、夜间查岗与零报告制度。在每日每班出工前和收工后(含休息日),由兼职卫生监督员对属地参建人员进行健康问询;发现参建人员身体不适或情绪出现异常时,要及时进行心理疏导,建议其停止工作并督促就医,利用微信群等方式报告指定卫生所;做到疾病早发现、早治疗。积极探索对参建人员健康监护中应用的可行性,利用现代化手段即时了解参建人员健康状态。

参建人员外出时,要向兼职卫生监督员报告去向和外出时间,并按时返回。工地医务室或卫生所每日应向项目部负责人报告人员健康问询情况,特殊情况随时报告。

2. 控制劳动强度和时间

施工单位要规范劳动组织,合理安排参建人员的劳动强度、劳动时间和轮休制度,保证参建人员得到充分的休息,严禁超时超劳。

应优先采用机械化作业等方式,使劳动强度保持在中等强度以下。必须从事强度大的体力劳动时,应采取必要的劳动保护和现场医疗监护措施,缩短一次性高强度劳动的时间,增加劳动和休息的交替次数。

参建人员在海拔 4 000 m 以上桥梁、线路、站场等野外作业时,每个工作日劳动时间以 5~6 h 为宜;隧道作业工时不宜超过 4 h;连续作业时间不宜超过 1 年。

3. 人员轮换

施工单位要严格执行定期轮换制度规定,根据不同地域和海拔高度,对来自低海拔地区的参建人员实行定期轮换。

对于长期在高原地区工作,已适应低氧环境,健康体检合格者,经本人申请,施工单位同意,可适当延长轮换周期,但应密切观察岗间体检结果。

4. 慢性高原病防治

加强慢性高原病防治，掌握参建人员岗前高原职业接触情况，采取健康宣传、科学供氧、健康监护、人员轮换等综合措施，注重早期发现、早期预警，对出现血红蛋白、红细胞增多及彩超肺动脉增高明显者，应及时调整高原作业岗位并妥善安置。

5. 慢性病防控

开展以健康体检、健康宣传、健康维护为重点的职工健康行动计划，预防和控制高血压、高血脂、高血糖和超重肥胖，提倡合理膳食、适量运动、禁烟限酒、心理平衡、劳逸足眠的健康生活方式，开展心理健康评估与疏通。对参建人员要开展健康提示告知活动，提高用人单位和人员健康意识，切实防止心脑血管意外的发生。

6. 岗间体检

对高原连续工作时间超过半年以上的人员进行岗间体检的目的是尽早发现慢性高原病及存在职业病危害因素早期损害征象的人员。采取集中组织的体检方式，每年进行1次。如工作期间身体不适，要及时就医。

7. 职业健康评定

通过健康体检和健康相关资料的收集，监测参建人员的健康状况；分析健康变化与所接触的职业病危害因素的关系，评定参建人员健康管理情况；及时采取干预措施，并为劳动组织管理提供依据，切实保护参建人员的身心健康和合法权益。

参建人员因健康原因不宜继续从事高原作业的，要尽快调离高原工作岗位，及时安排治疗并进行健康状况随访和妥善安置。

## 第三节　日常的职业健康管理

为保障高原铁路参建人员的身心健康，创造安全、卫生的劳动作业环境，消除和预防劳动生产过程中可能发生的职业危害，实现高原病、尘肺病和职业中毒得到有效控制是职业健康管理的重点。

1. 劳动保护和缺氧防护

施工单位应按照防护用品配置原则负责高原劳动防护用品和个人防护用品的购置和管理，建立采购、发放、使用、回收等管理台账，配备必要的防尘、防寒、防风、防紫外线辐射、护目、低压护耳等劳保用品,以及鼻导管、面罩、个体呼吸器等供氧器具,指导、督促高原参建人员正确使用。

2. 尘肺和职业中毒防控

按照《中华人民共和国职业病防治法》的规定,建设尘肺和职业中毒防治系统。隧道施工单位应加强尘肺病和职业中毒防治工作,落实危害告知、公告、监测、防护、评价等防治要求。提倡掘进机等机械化施工方法,推进注水式钻爆法等控尘技术,减少粉尘产生。建立通风设施增强作业面通风能力,配置系统或局部有效通风、除尘设备,采取适宜的湿式作业等方法,消除施工现场粉尘、毒物($CO$、$NO_x$)危害。高地温、粉尘超标和海拔3 000 m以上隧道可根据需要配备空气调节功能的正压式个体防护装备。

3. 劳动环境监测

施工单位对作业场所职业病危害因素要进行全面检测:检测范围包括职业病危害作业点及可能存在的职业病危害因素的工作场所;隧道施工应重点检测钻爆、出渣、喷锚等工况作业面粉尘、毒物($CO$、$NO_x$)浓度等指标和施工通风装备新风(氧气)供给量。施工单位应积极探索日常在线监测与危害预警措施;有施工过程作业环境发生变化的,应增加检测频次;对超标的,应在整改防护后,组织防治效果检测。

4. 危害控制

施工单位应保证工作场所符合职业卫生要求,对检测结果报告中职业病危害因素浓度或强度超过职业接触限值的,应制定切实有效的整改方案,积极组织整改。整改落实情况应有明确的记录并存入职业卫生档案备查。

5. 监护档案管理

施工单位负责管理参建人员健康档案,要指定专人负责,按照健康监护档案要求收集整理职工健康信息资料,对职工健康状况实行动态管理,及时输入健康监护网络管理系统并上报健康体检结果。

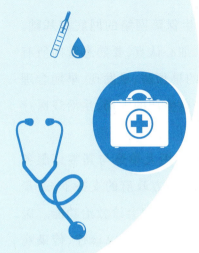

# 第二章 建立医疗救治体系

医疗救治体系包括三级医疗救治网络和医疗转运救治网络,是保证参建人员患病后能够得到及时有效救治的重要环节。结合施工工点和驻地分布情况,以工程项目部建立的卫生所为基础,以附近当地和部队医疗资源为依托,因地制宜,建立以区域性医疗为主,条块结合为辅的救治体系。

## 第一节 建立三级医疗救治网络

医疗救治体系的基本构架是:各参建单位应设立卫生保障管理机构,负责制定卫生保障工作计划,督促检查各施工单位卫生保障工作落实情况。各参建单位结合施工工点和驻地分布情况,以施工单位项目部为单位建立一级救治机构,充分依靠沿线医疗资源,通过委托服务等方式形成二、三级救治机构,确保患病人员在 1 h 内得到初级救治,尽快得到有效治疗,形成三级医疗救治网络,实现医疗服务全覆盖。

(1)一级救治:由用人单位在工程所在地设置的卫生所(或医务室)承担。卫生所建设和设施配置要满足铁路医疗机构设置相关要求;卫生所业务可采取业务外包等方式,具备卫生行政部门颁发的执业资质和资格。负责辖区内参建人员健康管理、健康监护、健康教育、职业卫生、预防保健、常见病多发病诊治和工地巡诊和夜间查铺等医疗服务,做好食品安全管理,高原病早期诊断和初期就地治疗、急症、外伤早期抢救和转送。有条件的一级救治机构应具备远程会诊功能。在 3 500 m 以上高海拔地区人员相对集中区域,可选择性配置平衡氧舱。

一级救治是疾病预防控制的第一道防线,也是卫生保障网络的网底和基础。在这里工作的基层医务人员需要责任心强、知识面广、细心认真,要熟悉管内所有参建人员的健康情况,起到战场上哨兵的作用。疾病的早预防、早发现、早期合理处置,关系到参建人员的健康和生命安全,也关系到安全生产的大局,是沿线医疗网络建设的重中之重。

(2)二级救治:由沿线政府推荐的县级医院承担,由用人单位与其签订服务协议。医院建设纳入当地卫生发展规划,在省卫建委和地方政府的支持下,逐步改善医疗卫生条件,达到二级及以上医院建设标准并具备远程会诊救治功能。医院要设置高原病主检医师,增配高原病诊断设备,具备门急诊、住院诊疗、传染病隔离诊疗条件和能力。收治工地卫生所(医务室)转院的患病人员,承担下送病人的抢救和危重病人的转院护送;承担铁路突发事件的现场医疗救治;对各工地医疗点进行业务指导和技术支援等。

高原铁路沿线地形起伏剧烈,给病员远途转诊造成很多不利条件。但峡谷间较低海拔地区的城镇卫生机构为参建人员相对就近医疗提供了条件,因此,距离建设工地最近的县、市、州医院成为二级救治的最佳选择。二级救治是医疗网络的关键环节,一级救治解决不了的问题绝大部分在这里要得到有效、合理的处置。因此,确定为二级机构的医院,要具备完善的医疗设备(包括配置高压氧舱)并有较高的诊治能力,这不仅是铁路建设的需要,也会造福于社会,提高当地人民群众的健康水平,从长远发展来看,也为铁路建成通车后城市发展建设提供了良好的基础设施。

(3)三级救治:委托沿线地区重点三级医疗机构承担。接纳一、二级防治医疗机构的病人转院及重症救护;对一、二级防治医疗机构进行业务指导和技术支援并开设远程会诊服务;参与重病治疗、急诊和转送,以及铁路突发事件的现场医疗救护。三级医疗救治机构在"互联网+医疗"建设中,逐步形成医疗联合体。

## 第二节 建设医疗转运救治网络

充分利用三级医疗救治网络,制定转运原则和网络图;建立分区、分段和系统内二级转运机制;落实预先协调、科学安排、精准对接等措施。

1. 分级转运

（1）一级转运：为区域内转运，由现场救治转运到医院救治，由工地卫生所（站）负责。根据沿线地势起伏特点，对急性高原病、创伤等重症患者，按照就近、低转下送原则，一般在 2 h 内完成。区域内有三级救治机构，可直接就近转运。

区域内转运是转运救治系统中最快捷、最有效、最重要的环节。这一环节中现场急救和途中救护是做好院前救护的重点。

（2）二级转运：为系统内转运，由二级救治转运到三级救治。适用于二级救治处置困难、病重且病情稳定的病人。转运时间力争 1 天内完成（一般不超过 2 天）。必要时使用直升机。

2. 转运管理

对符合低转下送条件的病人，由工地卫生所或二级医院的主检医师确认，用人单位根据预定联络方案负责通知救治医院。转运途中要有医务人员陪同，并密切观察病人病情变化，给予相应处置。

施工场所和（或）驻地在海拔 3 500 m 及以上的工程项目部，要配置平衡氧舱救护车及高原病诊疗设备。救护车要严格执行国家有关车辆采购、使用和管理的规定。建立车辆转运备案制度，安装导航系统，完善通信联系，实施转运救治公益性服务。紧急情况时，用人单位可使用生产用车或征用就近用人单位生产用车下送病人。

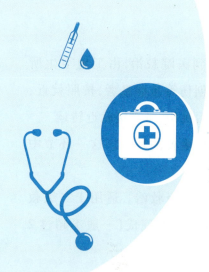

# 第三章
# 建立卫生防疫体系

卫生防疫体系建设是卫生保障工作的主要内容之一,由于高原铁路往往要穿越鼠疫自然疫源地,同时新冠肺炎疫情防控具有长期性、复杂性、不确定性,使得高原铁路建设卫生防疫工作更加重要。为确保高原铁路建设中免受鼠疫、新型冠状病毒等传染病疫情的侵袭,按照属地管理原则,施工单位要紧紧依靠并全力配合当地卫生部门开展卫生防疫工作。施工单位要周密部署、科学防控,通过制订防控工作方案及预案、建立各项管理制度、开展现场监测、实行生产生活区封闭管理和现场监督检查等措施,有效控制和杜绝疫情的发生与传播,为高原铁路建设顺利进行提供重要保证。

## 第一节　建立防疫联防联控机制

根据传染病防治属地管理原则,施工单位要与当地疾控部门建立联防联控工作机制,落实各类重大公共卫生事件应急预案;以鼠疫、新冠肺炎、包虫病、肺结核等传染病防治为重点,建立健全传染病防治管理制度;开展爱国卫生运动,普及传染病防病知识,组织开展环境消毒等防控措施。

施工单位要建立健全传染病防治管理制度,普及传染病防病知识。工地卫生所、医务室要开展高原卫生防疫工作,加强食品安全和饮用水卫生管理,有效防控鼠疫等传染病。建立不明原因高热人员报告制度,对38 ℃以上患病人员,应及时报告工地卫生所、医务室,力争早发现。配合地方疾控部门,对工程驻地进行鼠情与疫情监测,开展定期消杀活动,降低鼠虫密度。疫情发生时，地方政府卫生行政部门负责组织对甲类传染病、甲类管理的传染病患者及密切接触者进行治疗并依法隔离，指导施工单位现场防治，组织开展环境消毒等防控措施。

## 第二节　新冠肺炎和鼠疫防控

### 一、新冠肺炎防控

预防和控制新冠肺炎疫情是当前卫生防疫中的一项重要工作，关系到铁路工程建设以及参建人员的健康安全；必须坚持预防为主、依法防控、属地管理原则；科学精准施策，防输入、防扩散，处理好疫情防控和工程建设的关系，保障好现场人员的生命安全和身体健康。

1. 加强组织领导

施工单位要成立组织领导机构，主要领导负责，明确具体工作人员，制订疫情防控工作方案和应急响应预案，落实各项防控措施，科学合理安排生产工作，切实履行疫情防控和生产的主体责任。

2. 注重部门协调

坚持属地管理原则，按照地方政府要求，严格执行国家、地方政府的相关规定；加强与当地卫生健康、防疫、住建、交通等部门的密切配合，建立路地联动应急处置机制和信息共享机制。积极争取沿线地方政府和村民对铁路建设的理解和支持，依靠地方政府做好防疫和生产物资材料的采购供应，共同做好疫情防控工作。

3. 实行分区管理

针对工程建设特点，结合桥隧、路基、站场、站房等专业工程及工厂化生产场所，分生产、办公、生活区域，实施封闭管理；关闭不必要的通道，禁止无关人员进入，所有进入人员要实名制登记并测量体温。要加强流动人员管理，劳动用工相对固定，防止频繁换人。

4. 全面排查人员

施工单位切实掌握本单位人员健康情况，实行实名制台账管理，确保全员覆盖、不漏一人。排查是否存在发热、咳嗽、乏力、呼吸困难等相关症状，对存在感风险的职工,在未经医疗机构确认之前,一律不得上岗。对外地返回人员需要封闭隔离的,要在隔离期结束确认身体健康后再进入工地。

5. 落实防控措施

施工单位要开展疫情防控知识培训,制订细化措施,明确各个环节的防控责任,适量储备疫情防控物资,全面抓好办公区、生活区、生产区等重点区域,以及项目建设全过程的疫情防控工作。有条件的工程项目部应设立医务室,配备必要的药物和防护物资;不具备设立医务室条件的,施工单位应就近与当地医疗机构建立联系,确保能够及时就医。要在工地避开生活区设置独立的隔离室,应急处置发热等症状病人后,要进行室内消毒。

6. 建立报告制度

施工单位要与当地政府和铁路建设单位防控指挥部建立疫情管理网络和电话联系,将参建人员的健康状况、防疫工作开展情况、工程进展情况等信息,根据防控要求,及时向疫情防控指挥部等相关机构报告,发生确诊病例或疑似病例的必须立即上报。

## 二、鼠疫防控

施工单位根据《国家鼠疫控制应急预案》《铁路突发公共卫生事件应急预案》和当地政府统一部署和要求,按照属地管理原则,配合地方卫生行政部门,严格落实鼠疫防控措施。

1. 宣教培训

施工单位要做好鼠疫"三不三报"宣传工作[即:不私自捕猎疫源动物、不剥食疫源动物、不私自携带疫源动物及其产品出疫区,及时报告病死獭(鼠)、疑似鼠疫病人、急死病人],同时积极宣传呼吸道传染病防控常识,提高参建人员自我防护意识。

2. 报告制度

参建人员发现不明原因死亡动物、染疫疫情等情况时,按照应急预案、鼠疫防控责任书要求和属地管理原则,立即报告本单位负责人及其主管人员,同时立即向上级部门和所在地卫生行政部门报告。

发生重大疫情时,用人单位应在2 h内向铁路卫生管理部门和所在地卫生行政部门报告,并逐级报至国铁集团劳卫部。

3. 疫源物品查验

按照地方政府制订的检疫相关规定,禁止参建人员非法运输、携带疫源动物(包括制品)和未经动物检疫处理的动物皮张。发现禁运物品,严格按照规定进行处置。

发现可疑染疫物品,用人单位应及时扣留、封存,移交给地方卫生部门处理。

4. 病媒生物防治

施工单位要积极开展灭鼠灭蚤工作,在施工区、生活区等外围应设置獭(鼠)防护带,区域内进行地面硬化处理,杜绝鼠洞;投放高效环保灭鼠、灭蚤药械,并定期更换。定期开展杀虫灭鼠工作,确保达到病媒生物防治要求。加强环境卫生管理,抓好日常通风消毒等常态化防控措施的落实。

## 第三节 卫生应急管理

### 一、重大灾害应急医疗救援的特点

(1)重大灾害应急医疗救援是一项社会系统工程,是需要政府主导、全社会参与的一门实践性很强的交叉综合性学科,需要强有力的组织体系和多部门协作。实施中要在铁路及地方政府的领导下,建立统一的组织指挥系统和科学的应急救援网络,动员一切可以利用的医疗资源,以及通信、交通、能源、供水等部门的力量,与消防、警察、军队等救援人员密切合作,协调开展工作,共同完成救援任务。

(2)重大灾害具有突发性、群体性、复杂性等特点,常常瞬间发生,造成大量伤亡。应急医疗救援不同于院内急诊科、重症监护室中的救治,也不同于入院前急救(急救中心),其内涵非常广泛,包括灾害现场伤员的搜索、分类、救治,危重伤员的运输,移动医院的建立和运作,当地医院的恢复重建、灾区的防疫等。

(3)在发生大的灾害事故后,灾区各项设施,尤其是卫生机构和卫生设施会遭受损失和破坏,失去全部或部分的现场急救能力。因此,短时间内需要大量医务人员和医疗物品进入灾区,恢复或重建医疗救援系统。

(4)灾害造成断水、断电,污水、粪便、垃圾不能外排或运出,蚊蝇滋生,卫生环境恶化,使得灾后可能发生传染病疫情。灾区的卫生防疫工作,包括检水、检毒、灾后传染病的预防与处理。因此，卫生防疫工作成为救援人员工作的又一"重头戏"。

## 二、施工单位的卫生应急

施工单位按照《中华人民共和国传染病防治法》《铁路突发公共卫生事件应急预案》等法律法规及地方政府的相关规定，认真做好突发公共卫生事件应急处置工作，将其纳入工程应急体系，加强舆情管理，严防疫情传播，坚决防止事态扩大。

1. 应急准备

（1）应急备品。施工单位在工区要配置足够数量的应急处理设施和个人防护设备。包括医用防护服、医用防护口罩、防护眼罩/面罩、医用乳胶手套、防护鞋、工作帽、消毒、杀虫、灭鼠器械和药品等。

（2）动态管理。建立应急物资储备机制。发生突发事件时，应根据应急处理工作需要调用储备物资。使用后要及时补充，短时效和过期物品要及时更换。

（3）应急演练。针对不同突发公共卫生事件类别，施工单位要参加相应的卫生应急演练和应急培训，包括医疗救治、转运救治、疫情控制等，落实应急报告、处置方法和技术措施，做好卫生应急保障工作。

2. 应急响应分类

按照《铁路突发公共卫生事件应急预案》等有关规定，采取分级管理、预警和响应。

原则要求：针对铁路突发公共卫生事件，包括集体性食物中毒、职业中毒、饮用水污染，突发重大传染病、不明原因群体性发病，以及突发灾害与事故等涉及人员伤亡的，按照预防为主、统一领导、依法科学、果断应对、联防联控的原则，针对不同伤亡情况和危害程度，采取应急控制措施，防止次生事件发生。

3. 应急处置

（1）应急组织。施工单位负责突发事件应急医疗救治的组织、协调、指导和善后等具体工作。铁路局疾病预防控制机构（或当地卫健委所属疾控机构）负责卫生技术服务工作。

（2）疫情报告。发生突发公共卫生事件 2 h 内，施工单位应以电话、传真等方式向上级机构报告。根据实际情况，通报地方政府卫生行政部门、有关医疗机构等单位。

（3）现场处置。发生突发公共卫生事件时，除立即报告外，施工单位应采取有效措施，迅速控制事态，组织医疗救治，控制次生事件，查找事件原因，防止类似事件发生。

4. 启动预案

按照《铁路突发公共卫生事件应急预案》等有关规定，启动相关应急预案，有关部门按照职责分工落实卫生应急措施。协调地方及有关铁路卫生监督、疾控机构依法开展调查处理，严格落实各项防控措施。

5. 协同处置

协议医院接到医疗救治通报后，立即组织医护人员和救护车辆、设备，在最短时间内赶到现场开展医疗救治和病人低转下送等工作。

6. 舆情引导

对突发公共卫生事件，应切实加强舆情监控，落实报告制度，做好舆情引导，依法合规地稳妥处置。

## 第四节　卫生监督管理

按国家有关规定，积极配合有关部门进行食品安全、饮水卫生、公共场所卫生、医疗职业等监督管理工作。

（1）施工单位要严格按照《中华人民共和国食品安全法》的要求，设计符合高原环境条件的职工食堂，取得食品经营许可证，建立健全食品安全管理制度，加强食品安全管理和定期检验工作。食品从业人员必须取得健康合格证，并进行食品卫生培训，了解高原食品制作特点和要求。职工食堂实行集中定点采购食品原料，配置冷藏、储存、加热、消毒等设施；采取明厨亮灶，做到餐料洗净、食品烧熟煮透，做好餐饮具消毒，控制剩余食品，杜绝食物中毒的发生。

（2）要按照《生活饮用水卫生监督管理办法》《生活饮用水卫生标准》的要求，加强生活饮用水水源和供水管理，落实水源防护、水质净化消毒、水质检测等措施，水质检验合格后方可使用，确保饮水安全。

（3）施工单位要开展爱国卫生运动，保持施工工地与生活营地的环境卫生，消除鼠、蟑、蚊、蝇等病媒生物滋生条件，严格按规定处理生活垃圾。营地周围设置围栏,防止野生或流浪动物入内。加强保安犬的管理:不得使用当地流浪犬,避免保安犬与流浪犬接触,定期对保安犬实施药物驱虫。

## 第五节　开展健康教育

各单位组织开展健康教育,促进参建人员树立健康意识,培养健康生活方式,降低或消除健康影响因素,提高自我保健和防治高原病、尘肺病、职业中毒、鼠疫等疾病能力。

1. 健康宣传形式

各单位应组织开展健康宣传活动,坚持科学、精准、普及、简便原则,采取多种形式,利用视频、多媒体和标语、板报、宣传栏等宣传手段,对参建人员开展健康宣传。通过编制健康培训手册、举办培训班、使用 App 平台答题,提高健康知识知晓率。

2. 宣传培训内容

重点传授高原自然环境特点、高原生理变化,高原习服训练与各种适应性锻炼,高原病防治知识,以及特殊伤病的自救互救方法,了解高原生产、生活注意事项,克服恐惧心理和麻痹思想。参建人员集中健康培训时间每年不少于16学时。

3. 参建人员自我保健

参建人员必须接受高原病防治培训,学习和掌握相关的高原卫生知识,遵守职业病防治法律、法规、规章和操作规程。

参建人员进驻高原后,要保证充分休息和睡眠,可从事少量轻体力劳动和文体活动,一周后可逐步提高劳动强度,但要防止疲劳。做好防寒保暖,注意预防感冒、腹泻、菌痢等常见疾病。

参建人员必须了解和掌握高原铁路健康防护知识,做到"三知三会",即知道高原地理、气候特点,知道高原环境对人体健康的生理影响,知道高原反应和高原病的基础卫生知识,学会高原适应性习服、心理疏导和锻炼的方法,学会高原多发病、常见病的初诊和防治方法,学会突发高原病的报告方法。

# 第二篇
# 高原生理和高原疾病

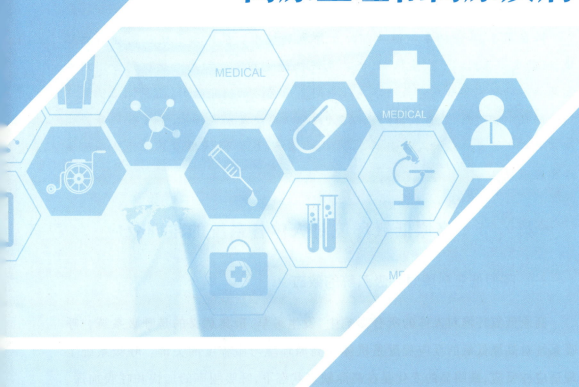

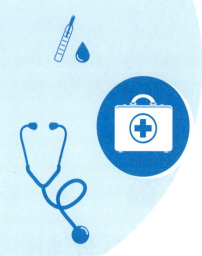

# 第四章
# 高原低压低氧环境的生理学效应

人在高原,其一切生命活动都处于缺氧环境中。机体为了适应高原自然环境,可产生一系列调节代偿机制,使各系统机能达到新的动态平衡。综合国内外高原病基础研究文献及青藏铁路建设期间高原病防治研究资料,高原低压低氧环境对呼吸、循环、消化、血液、神经、泌尿、内分泌系统及水电解质、能量代谢等产生诸多效应。高原环境对人体影响是多系统、多方位、急慢性损害并存的复杂的病理生理现象。

## 第一节　高原低氧环境对人体各系统的生理效应

### 一、高原低氧环境对呼吸系统的效应

高原低氧环境对人体的所有影响中,发生最早、最具意义的是呼吸系统。呼吸系统对高原低氧的反应程度是机体对高原环境习服程度的关键。呼吸系统生理适应性反应,最明显的变化是在高原缺氧状态下,呼吸频率的加快和呼吸加深,肺通气量的增加和肺泡内氧气弥散能力的增强。一般来说,肺通气量的增加是一个逐渐发展的过程,通常为人到海拔 2 500 m 以上地区,经过数天的低氧适应后,肺通气量明显增加,且肺通气量随海拔的升高而逐渐增加;肺弥散能力的增强是机体适应低氧的一种代偿机制,通过肺血循环量的增多,使肺泡内有更多的氧弥散到血液中,然后经血流输送到各组织器官,以维持动脉血氧饱和度($SaO_2$)在正常范围内,改善机体氧的需求。

如果在高原发生呼吸道感染等呼吸系统疾病或因高原缺氧引起肺动脉高压、红细胞增多症时,可因肺通气能力的减弱、肺弥散面积的减少或血液黏滞度升高、肺毛细血管压力增大、微血栓形成等因素,影响肺通气和肺弥散功能,从而加重缺氧。

## 二、高原低氧环境对循环系统的效应

高原低氧环境对循环系统的影响主要表现在心率、心输出量、血压、肺循环、冠脉循环等方面。

### (一)心 率

在急进高原初期,心血管功能的变化主要是心泵功能效应的加强,表现为心跳加快、心脏舒张期的缩短和收缩期的延长。在海拔 3 000～4 000 m,心率可增加 10～20 次/min 左右,部分增加到 120 次/min 左右,大部分 2 周后开始逐渐减慢,但一般不能恢复到原先在平原时的水平。习服不良者则长期心率加快,并可出现各种心律失常。

心率增快的机制可能是:①血氧分压降低使颈动脉体和主动脉体化学感受器受到刺激而兴奋,反射性地引起心跳加快;②缺氧引起的过度通气,导致肺牵张反射增加,抑制了迷走神经对心脏的影响,增加交感效应而使心跳加快;③由于中枢神经系统缺氧,通过增强交感神经活动,兴奋心脏肾上腺素能受体,使心率加快;④如缺氧伴有血管扩张、血压下降者,还可通过压力感受器反射性地引起心率加快。严重缺氧时,如血氧饱和度低于 70%,可发生窦性心动过缓,甚至室性自主性心律,导致心搏量骤减、血压下降,严重时发生循环衰竭。

### (二)心输出量

在海拔 2 500 m 以上地区,对初入高原者进行血流动力学调查分析,表明最初心输出量是增加的,其主要原因与缺氧时心率加快、心收缩力增强,呼吸加深加快、胸腔负压增大、静脉回心血量增多,致心脏前负荷增加有关。心输出量增加非常短暂,之后出现心输出量下降趋势,这可能与高原红细胞增多、红细胞压积变大、血液黏滞度升高、心功能受到一定影响有关,致使右心室射血时间缩短,射血前期延长,心脏负荷加大而影响心排空时间。加之心肌缺氧致心肌收缩力减弱等,均可导致心搏出量的降低。

### (三)血压异常

对初上高原人员血压变化的分析,有增压反应型(高原高血压)和减压反应型(高原低血压)两种血压异常改变。青藏铁路建设期间,增压反应型较多,在海拔 3 080 m,高原高血压患病率为 25.15%,海拔 4 700～5 072 m,高原高血压患病率为 40.84%。观察人群中有少数人员血压偏低,目前尚缺乏详细的统计资料。据文献报道,在海拔 3 050～5 072 m 高原调查 4 年,累计高原低血压的患病率约为 0.2%。

血压变化的原因可能是高原急性低氧状态下,通过颈动脉体和主动脉体化学感受器的"加压反射",导致动脉血压上升;减压反应型较少,可能是由于心肌受损,心搏量和心输出量明显下降和(或)应激反应能力过弱,加压反射不足以引起动脉血压上升,因此表现为血压下降。这些变化多为暂时性的,是人们对高原低氧环境适应进程和习服能力的反映,获得习服后,血压多可恢复正常。但仍有部分人员血压持续性降低,形成高原低血压症,也有的表现为收缩压无明显改变,而舒张压相对较高,使收缩压和舒张压之差小于 20 mmHg,形成高原低脉压症;另一部分人的血压则持续性升高,形成高原高血压症。其共同特点是,当这些血压异常的人回到平原居住 10 天至 1 个月左右,血压即恢复正常。一般高原久居群体基础血压偏低。血压与心输出量、小血管舒缩、大动脉管壁弹性、循环血容量、血液黏滞度等有密切关系。血压的调节机制也是比较复杂的,与颈动脉窦、主动脉弓化学感受器、延髓循环中枢的功能有关,主要通过交感神经和迷走神经的舒缩血管纤维及各种体液因素作用进行调节。

### (四)肺循环改变

在高原,肺循环的改变主要表现在肺动脉压升高。对青藏铁路参建者 10 000 余人次心电图研究显示,心电图改变以右心室较为多见,主要改变有电轴右偏、顺时针钟向转位、肺型"P"波、完全性或不完全性右束支传导阻滞、左心室高电压、右心室肥厚等。在海拔 2 800～4 500 m 地区居留劳动 3～6 个月,不同劳动强度人员心电轴右偏和右心室肥厚检出率增加,心电轴右偏的检出率为 16.9%～44.2%,右心室肥厚的检出率为 3.3%～26.7%。随着海拔高度的增高和劳动强度的增加,检出率增高。提示高原低氧环境可引起参建人员肺动脉高压和右心室改变。缺氧使肺小动脉收缩,肺动脉压升高,一方面缓解由于肺部血管收缩和肌层增厚造成的肺循环阻力增加,使灌流不足的肺尖或肺的其他区域得到较多的血液,另一方面可使关闭的肺毛细血管开放和肺毛细血管扩张,从而改善肺部血流灌注及扩大肺部气体弥散面积,有利于氧的摄取和二氧化碳的排除,改善机体氧的供应。

肺动脉压增高对机体习服高原环境有一定意义,且一般为可逆的,一旦下到平原,肺动脉压先有一个早期的迅速下降,经历较长一段时间可逐渐降低到平原正常水平。但持续的肺动脉压力增高可导致右心室负荷加重,致右心室肥厚。在此基础上如有过度劳累、感染或其他原因使机体缺氧加重,则肺动脉压进一步增高。肺动脉高压是高原肺水肿和高原心脏病发生的主要原因之一。

### (五)冠脉循环

心肌细胞的能量供应主要依靠有氧代谢。缺氧时心肌通过提高冠脉血流量和增加氧的摄取后,心肌仍然供氧不足时,心电图出现改变。在青藏铁路施工期间通过心电图监测观察 10 000 余人次,不同程度缺血性心电图改变在施工人群中的发生率为10%~30%,心电图改变主要表现为S-T段压低、T波低平、双向或倒置。严重者可出现心前区疼痛、心律失常等。体力负荷强度(氧耗)和海拔高度与缺血性心电图改变有关。心电图改变在进入高原初期可出现心肌劳损,随着高原习服的逐渐建立,冠脉循环获得改善,这种改变可减轻或消失。

## 三、高原低氧环境对消化系统的效应

消化道功能紊乱,在急进高原与久居高原过程中均较常见,称之为"胃肠型"高原反应。其特点主要表现为食欲减退、恶心呕吐、腹胀腹泻和便秘。环境性低氧时唾液腺分泌功能低下,分泌减少;胃活动减弱,胃排空时间延长,食物在胃内滞留,胃腺分泌抑制,胃酸和消化酶减少,影响蛋白质的分解;肠道蠕动能力减弱,肠消化酶和肠液分泌减少,食物在肠道内消化吸收受限;同时肝脏功能因缺氧发生障碍,胆盐胆酸生成受影响,胆汁排泄减少,胰消化酶不能被激活,出现高原脂肪消化不良甚至肝功能损害,转氨酶增高和血胆红素升高,严重时可发生肝细胞变性肿胀、肝肿大和黄疸。高原低气压时,机体为保持内外环境的相对平衡,身体内部压力也随之降低而出现胃肠道内气体膨胀,致使腹胀等不适。

## 四、高原低氧环境对神经系统的效应

中枢神经系统是对高原低氧环境反应最敏感的器官,特别是大脑皮质对缺氧尤为敏感。据文献记载,脑重量仅为体重的2%左右,但脑血流量约占心输出量的15%,安静状态下脑耗氧量约为机体总耗氧量的20%,因此大脑对氧的需求较其他脏器要高得多。高原低氧环境下存在脑血流量增多、颅内压增高,出现头痛、头昏、呕吐、睡眠障碍等精神神经症状。如果缺氧进一步加重,可导致颅内压显著增高,脑组织能量代谢障碍,脑血管通透性增加,水分渗出到脑实质,形成脑水肿,临床上出现烦躁不安、惊厥、昏迷,甚至死亡。缺氧引起的脑组织形态学变化主要是脑细胞肿胀、变性、坏死及脑间质水肿。

在睡眠方面的变化也较显著,表现在睡眠时间和质量上。多表现为晚上难以入睡,早上难觉醒,睡眠期间觉醒次数和觉醒时间增多,浅睡眠时间延长而深睡眠时间缩短,睡眠的有效率下降。近年来对在高原人瞬间记忆、运算能力、空间知觉、思维判断能力和手脑协调功能的研究结果表明,随着海拔高度升高和在高原居住时间的延长,人的瞬间记忆、运算能力、空间知觉、思维判断能力和手脑协调功能均出现明显减弱或衰退。

## 五、高原低氧环境对血液系统的效应

高原低氧引起血液系统的改变,主要表现为红细胞数量和血红蛋白含量的增多,红细胞压积升高,血液黏滞度明显增加,造成高原特有的血液"黏、稠、聚"现象。出现这种变化的原因,多数学者认为是低氧血症刺激肾小球旁颗粒和肝脏、脾脏,促使红细胞生成因子和促红细胞生成素的增加,与血浆内α-球蛋白结合,形成促红细胞生成素作用于骨髓干细胞,加速了红细胞的发育和成熟。

红细胞增多的程度与海拔高度有关。研究表明,在海拔3 660 m的高度内,血红蛋白增高与海拔高度呈线性关系,超过3 660 m时,血红蛋白增高快于高度的增高,但有一个限度,在海拔6 600 m左右极度缺氧条件下,红细胞和血红蛋白的生成开始降低。文献报道高原调查组观察测试人员进驻4 850 m高原后不同时间红细胞和血红蛋白的变化:测试人员进入高原后红细胞和血红蛋白即开始增加,进入高原1周后达到第一个高峰,而后开始下降,至9~12天下降到最低点(但仍高于平原值),至15天前后再次出现大幅度增加,直到第3个月还没有达到稳定。血液系统对缺氧的反应是高原对生物体全面影响的一个重要组成部分,它不仅对造血细胞(主要是红细胞)有重要的影响,而且对骨髓造血组织的整体造血功能也有影响。

虽然红细胞增多是机体缺氧时的一种代偿,可增强携氧输送氧的能力,但过度的增加会造成对机体的损害,当血红蛋白增高(男性≥210 g/L,女性≥190 g/L)时,诊断为高原红细胞增多症。研究认为,海拔越高,高原红细胞增多症的发病率越高。血液黏、稠、聚,还会继发引起许多器官和组织发生功能的异常和结构形态的改变。

## 六、高原低氧环境对内分泌系统的效应

高原低氧环境下,下丘脑激素反应增强、生长素分泌增加,可使肝糖原的异化作用加强,血糖升高,有利于组织对糖的利用。抗利尿激素分泌增多,肾小管内水的重吸收作用加强,排尿减少,引起水钠潴留,严重时可发生水肿。水肿是不适应高原的显著标志。甲状腺功能改变,表现为基础代谢率的增高,随着停留时间延长,1个月左右逐渐降至正常水平。肾上腺皮质功能增加,有助于蛋白质、脂肪的分解和肝糖原异化,可提高血糖浓度,增加缺氧状态下机体对能源物质的需要,但当过度增加时,可发生肾小管排钾和钠潴留,严重时造成低钾和高钠血症,引起组织间隙和细胞内离子分布失衡,出现组织水肿。性腺功能减退,出现性功能低下。男性精子发育障碍,数量和质量下降;女性月经紊乱等。

## 七、高原低氧环境对感官系统的效应

人到高原低氧环境时,可出现视觉、听觉、味觉和嗅觉等感觉器官功能异常的改变,这些变化与海拔高度、缺氧程度密切相关。在高原可出现视网膜血管扩张、血管直径变大、血管阻力下降,致使血流增加和眼内压突然升高的改变,可导致视网膜出血。轻度的出血对视力影响不明显,严重出血时视力可明显下降,甚至出现黑蒙,视网膜出血多发生在海拔5 000 m以上地区,严重者应当脱离高原环境;角膜可见基质乳酸增多,细胞内pH值下降,水合作用增强而出现角膜水肿;暗适应阈值升高,出现夜间视觉障碍,海拔愈高,其暗适应阈值愈高;一般在海拔1 500 m高度时即可出现眼对光敏感度降低,对光的刺激反应性变慢并减弱,且随海拔升高而加重,严重时,视觉能力可比海平面降低一半,但视觉对光敏感度随在

高原居留时间的延长可逐渐恢复;色辨别力在海拔 2 000~3 000 m 高度时增强,而在特高海拔地区却明显降低,主要表现为对蓝—绿色或红—绿色的辨别力异常,当在高原居留时间较长后色辨别力可部分恢复,但难达到平原正常水平;空间视觉障碍变化,在海拔 3 000 m 高度即开始出现,甚至可发生眼球协调运动功能障碍,对准目标物能力下降或视野缩小,随着海拔高度升高,变化越显著。高原低氧环境下听觉信号的辨别力、反应时、延时率及遗漏率均可发生变化,在海拔 4 000 m 以上地区可出现辨别力下降、听反应正确率降低、延时率增大和遗漏率增高。这些变化可随在高原居留时间的延长恢复正常。味觉和嗅觉对缺氧的敏感性不如视觉和听觉,一般认为在极度缺氧时才发生变化。

## 八、高原低氧环境对能量和物质代谢的效应

高原缺氧对蛋白质、脂肪、糖和水盐的代谢可产生一定的影响,主要变化可表现为以下几个方面。

### (一)糖代谢变化

在初上高原数天后可出现血糖降低,糖原含量出现波动,有部分人可表现为增高,个别人则减少,随着在高原时日延长,糖原明显降低。因缺氧和运动,有氧代谢受影响,无氧酵解过程增加,引起能量供应减少,体内乳酸含量升高,容易造成疲劳。

### (二)脂肪代谢变化

脂肪代谢可能发生明显紊乱,表现为血浆中胆固醇、磷脂和脂肪酸升高,尿液中出现酮体,有时会出现高脂血症和酮血症,脂肪的分解过程大于合成过程,脂肪消耗增加贮量减少,导致体重的下降。

### (三)蛋白质代谢变化

进驻高原初期,蛋白质分解过程增强,尿中氨排泄量增多,可能出现负氮平衡。随着对高原低氧环境的适应,食欲改善,营养物摄取量增加,消化吸收良好,可逐渐转为正氮平衡。如果营养物质补充和摄取不足,特别是氨基酸缺乏时,肌蛋白被分解,组织合成障碍,可发生体重下降。

### (四)水盐代谢变化

水盐代谢的改变主要表现为抗利尿激素的增多,肾小管对水的重吸收增强,尿排泄量减少,引起体内水潴留。另一方面由于呼吸道水分蒸发作用增加,部分

人则可表现为水的负平衡,造成失水而体重减轻。一般这种情况可在 10~15 天后逐渐恢复正常。血浆钠、钾、氯、钙等电解质的改变,在海拔 4 000 m 以下地区基本维持在正常水平,若海拔升高,缺氧进一步加重,细胞膜钠泵作用将受到抑制,因而血浆中钾离子相对升高,钠和钙离子则减少,而细胞内钠离子增加,钾离子减少,严重时神经功能可受影响,产生神经调节的紊乱。

(五)能量代谢变化

在海拔 4 000 m 以下地区,基础代谢率和平原地区无明显差别,4 000 m 以上地区则出现基础代谢率的明显升高。在急进高原时,由于机体应激反应的出现,基础代谢升高,特别是当在低氧伴有寒冷刺激时,基础代谢率可明显升高。关于劳动时能量代谢的变化,研究结果很不一致,有人认为初上高原,劳动时的能量消耗低于平原;而另有学者研究证明,在高原从事与平原同样强度的劳动,能量消耗和能量代谢都高于平原。

### 九、高原低氧环境对免疫功能的效应

一些研究资料表明,在急进高原或长期留居高原后机体免疫球蛋白在血浆中的含量有升高趋势,B 细胞生成特异性抗体的能力正常,巨细胞吞噬率上升,吞噬指数增加,中性白细胞的吞噬功能增强,而淋巴 T 细胞在极高海拔生成减少。由平原到高原时淋巴 T 细胞功能受损。

目前普遍认为,缺氧的程度和时间对免疫功能影响较大,短暂中度的低氧可引起免疫功能的增强,长期慢性缺氧则引起免疫功能的抑制。当机体吞噬细胞活动能力减弱、特异抗体合成减少、淋巴 T 细胞功能受损时,人体对细菌的抵抗力下降,易发生感染且对治疗的反应差。在高原对反复出现细菌感染、抗菌治疗效果不佳者应考虑免疫功能低下的可能。

## 第二节　高原环境对人体心理健康的影响

心理健康是指人在成长和发展过程中,认知合理、情绪稳定、行为适当、人际和谐,处于一种完好状态。人的心理现象主要包括心理过程和个性心理。心理过程包括知、情、意三个方面,具体指的是人的感觉、知觉、记忆、思维、想象、言语等认知过程以及情感过程和意志过程;个性心理包括个性倾向性(需要、动机、兴趣

和理想等)和个性心理特征(能力、气质和性格)。

建设队伍进入高原施工,远离自己熟悉的平原家乡和亲友、远离社会,面对高原恶劣的自然环境、特殊的气候、荒凉的地貌,由于交通不便、生活单调枯燥、信息闭塞,再加上施工工期长、任务重等综合因素会使得参建人员的生理、心理负荷加重,容易出现各种生理损害和心理问题。下面将分别阐述高原环境对心理过程和个性心理的影响。

## 一、高原环境对心理过程的影响

### (一)高原环境对认知过程的影响

认知能力是心理活动的一个重要方面,主要是指个体摄取、分析处理和提取信息的信息加工过程,包括感觉、知觉、记忆、思维和注意等。由于脑的耗氧量占机体耗氧量的20%,对缺氧极为敏感。因此,在高原缺氧条件下,脑的高级功能如学习、记忆、思维和情绪情感等容易发生损害。

1. 高原环境对感觉、知觉行为的影响

初上高原人员的认知障碍主要表现为视听觉注意力降低且反应时间延长、颜色辨别能力下降、短时视觉记忆能力受损、计算能力下降、运动稳定性降低等。随着在高原居留时间的延长,机体对高原低氧环境逐渐习服,神经系统可从生理和生化机制上进行一系列代偿性调节,使某些认知功能,如听觉反应时间和运动稳定性等稍有恢复,但颜色反应时间、短时视觉记忆的降低程度随高原居留年限的延长呈渐进性衰退的趋势。高原环境对以操作协调性和稳定性为主的认知功能有潜在的负性影响。

2. 高原环境对学习记忆和思维能力的影响

高原暴露对其脑功能与运动能力的影响主要表现在学习和记忆上,尤其是瞬时记忆和短时记忆等认知功能受到损害。随海拔高度增加,出现运动协调能力、语言能力、反应时间、空间记忆、视听觉敏感度和短期记忆能力等方面的损伤。慢性低氧暴露会损害语言功能包括语言理解、抽象思维能力和词汇流利程度等;也会损害长期记忆能力,表现为信息存储和提取功能受损。

3. 高原环境对注意力的影响

研究显示,在高原相关注意力指标比平原均有相应减少,急性高原缺氧时注意力明显减退。在海拔5 000 m以上地区,注意力的转移和分配能力明显减弱,注意力的范围变得越来越窄,往往只能看到前方的事物,而看不到左右两侧的东西;注意力难以集中,不能像在平原那样集中精力专心做一件事。注意力的损害程度与任务难度及人员在高原停留的时间有关,停留时间越长,注意力损害越重,而且这种损害在人员回到平原后仍持续存在一段时间。

### (二)高原环境对情绪和情感过程的影响

情绪和情感过程是一个人在对客观事物的认识过程中表现出来的态度体验,高原环境对情绪的影响较大,情感的两极性表现非常明显。

不同情绪在高原环境影响下的变化不同,从平原进入高原时抑郁水平上升最快,焦虑水平未发现明显变化,此后,抑郁稳定在中等水平,随着海拔的进一步升高,抑郁水平进一步上升。初上高原环境1周之内,焦虑水平轻微上升,此后焦虑水平一直变化不大,到第6周明显下降;而抑郁水平一直维持在较高的水平,且回平原后一直保持较高水平;焦虑水平从高原回到平原后很快下降。

### (三)高原环境对意志过程的影响

意志过程是一个人为了改造客观事物有意识地提出目标、制定计划、选择方式方法、克服困难,以达到预期目的的内在心理活动过程。高原恶劣环境影响人的意志,遇到困难容易退缩、产生逃避感,不能很好地计划和坚持完成一件事情。铁路建设过程中会遇到很多困难,高原环境严重地考验着个人的意志。意志也受遗传和教育等因素的影响。

## 二、高原环境对个性心理的影响

### (一)高原环境对个性倾向性的影响

个性倾向体现了人对环境的态度和行为的特征,个性倾向包括需要、动机、兴趣和理想等。人的需求有生理需要、安全需要、归属和爱的需要、尊重的需要、自我实现的需要。但对高原铁路参建人员,远离熟悉的平原家乡和亲人,生理需要、安全需要、爱的需要不能很好地得到满足。加之部分人员对高原铁路建设的动机和兴趣不足,个性易于倾向内向。主要表现为沉静、孤僻、悲观、沉默寡言、对人冷淡、行事谨慎等。海拔2 500~4 000 m,抑郁较为常见;海拔4 000~5 000 m,上述表现加重。

### (二)高原环境对个性心理特征的影响

个性心理特征是指人的多种心理特点的一种独特的结合。个体经常、稳定地表现出来的心理特点,比较集中地反映了人的心理面貌的独特性、个别性,主要包括能力、气质和性格。其中,能力标志着人在完成某种活动时的潜在可能性上的特征;气质标志着人在进行心理活动时,在强度、速度、稳定性、灵活性等动态性质方面的独特结合的个体差异性;而性格则更是鲜明地显示着人在对现实的态度和与之相适应的行为方式上的个人特征。高原环境对个人能力、气质和性格都有影响。高原环境下个人劳动能力、认知能力显著下降,加上速度减慢、灵活性降低、工期紧、任务重等,人的性格容易变成情绪型性格。极个别出现明显心理精神障碍甚至有伤害行为或自杀倾向的,应密切关注,并不宜进行高原作业。

总之,低氧对高原参建人员的心理和生理的影响与效应是多方面且复杂的,因此,无论是致病、预防、治疗及康复,都应将人体视为一个整体,并充分考虑心理因素和社会因素,综合考虑各方面因素的交互作用,而不能机械地将它们分割开。

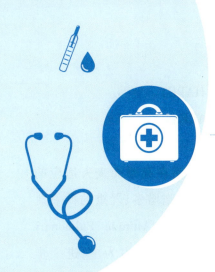

# 第五章 高原病

## 第一节 高原病的分类及发病机理

### 一、高原病的定义与分类

高原病（High Altitude Disease，HAD）是发生在高原低氧环境的一类特发性疾病，低氧导致的病理生理改变是发病的基础，脱离低氧环境后，病情大多好转或痊愈。高原病根据发病急缓分为急性、慢性两大类（图5-1），并根据低氧性损害在某器官系统较为集中和突出而作临床分类。

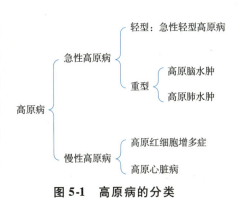

**图 5-1 高原病的分类**

#### （一）急性高原病的定义与分类

急性高原病（Acute High Altitude Disease）指人体由平原进入高原或由高原进入更高海拔地区时，在数小时至数天内对高原环境习服不良，导致全身失代偿、功能失调，出现一系列的临床表现，是高原地区的特发疾病，其来势凶险，病情发展迅速，死亡率高。根据症状的轻重不同，分为轻型和重型两类。

1. 轻型

急性轻型高原病（Acute Mild Altitude Disease，AMAD），也叫急性高山病

(Acute Mountain Sickness,AMS)。

2. 重型

(1)高原肺水肿(High Altitude Pulmonary Edema,HAPE)。

(2)高原脑水肿(High Altitude Cerebral Edema,HACE)。

### (二)慢性高原病的定义与分类

慢性高原病(Chronic High Altitude Disease)是一种生活在高原而丧失适应的临床综合征,发生于久居和世居高原者,特征为过度的红细胞增多、严重的低氧血症,可伴有肺动脉高压,又称高原肺动脉高压(High Altitude Pulmonary Hypertension,HAPH)。严重者出现心脏扩大和心室肥厚,以右心室为主,进一步发展可发生心力衰竭。当下转至低海拔地区后病情好转。

慢性高原病国内根据临床特征分为高原红细胞增多症和高原心脏病。

## 二、高原病的发病机理

近年来,随着高原医学的发展,高原病发病机理的基础研究和临床研究取得了很大进展。高原病的发病机理在器官水平、组织细胞水平以及分子基因水平上得到了进一步认识,由于不属于本篇学习的重点内容,这里仅做简单介绍。

### (一)急性高原病

1. 急性轻型高原病

急性轻型高原病的发生一方面是由于缺氧引起体内钠、水潴留及体液向脑、肺等组织转移,另一方面缺氧引起脑血管扩张,脑血流量增加,使颅内压升高,脑组织受压迫,引起头痛及恶心、呕吐等症状。缺氧引起脑血管扩张的机制,与局部腺苷等活性物质产生释放增多、平滑肌细胞 $K^+$ 通道开放等多种因素有关。

2. 高原肺水肿

高原肺水肿发病机理繁杂,发病环节多,目前初步认为:缺氧直接使肺毛细血管内皮细胞损伤,细胞连接间隙增宽破坏,气血屏障结构广泛受损,使血浆直接漏入肺泡腔;缺氧使具有分泌表面活性物质的肺Ⅱ型细胞损害,肺泡表面张力下降,使肺毛细血管液体及蛋白质容易外漏;缺氧引起肺泡释放一系列的炎性因子,使毛细血管通透性增强;缺氧使肺小动脉收缩,血管阻力增大,引起肺动脉高压。同时交感神经兴奋,血液重分配,肺血容量增大及机体体液潴留等因素造成毛细血管流体静压升高,液体成分外渗,从而加重肺水肿;左、右心功能减退,造成心脏前后负荷增加,肺循环血量增加,左心排血受阻致使肺淤血水肿;初上高原睡眠质量降低、睡眠呼吸障碍、睡眠低氧血症频频出现,也是高原肺水肿的促发因素。

3. 高原脑水肿

高原脑水肿是急性高原病的极端严重情况。据研究,高原脑水肿发生的始动机制与血脑屏障开放、通透性增加致脑血容量和脑含水量增加、颅内压增高等有关,但到目前为止高原脑水肿的细胞和分子机制仍知之甚少。胶质细胞足板(Foot Plate)是血脑屏障的重要结构成分,在多种脑水肿的发生机制中,胶质细胞形态学变化先于神经元,且反应持久。水通道蛋白研究进展揭示水通道蛋白4在调节脑组织水平衡中起重要作用。

病理生理学研究认为高原脑水肿是一种血管性水肿,其发病机制可能与以下环节有关,主要包括:①缺氧引起脑血管扩张、脑血流量增加和脑循环流体静压升高,导致液体外渗,加重脑内液体潴留;②缺氧使得脑组织能量代谢紊乱,尤其是缺氧导致细胞生成的ATP减少,引起$Na^+$-$K^+$-ATP酶功能障碍,$Na^+$不能有效转运出细胞,使得$Na^+$在细胞聚集,进而促进水分进入细胞,形成水钠潴留,导致脑细胞水肿;③缺氧可直接损伤内皮细胞,细胞变形、肿胀、屏障功能下降,同时内皮细胞的连接处也可发生损伤,导致血管通透性增加,血管内的液体漏出,形成间质水肿;④缺氧诱导活体氧等自由基生成增加,攻击内质网、线粒体和溶酶体等,进一步破坏细胞的膜性结构,通透性增加;⑤研究还提示在缺氧时,脑内神经递质如乙酰胆碱合成减少、氨基酸代谢紊乱、多巴胺重摄取减少等,可能也与高原脑水肿早期的神经系统症状如头晕、欣快感等有关。需要注意的是,上述环节可能相互作用,尤其是颅内压升高后导致缺氧和脑水肿进一步发展,形成恶性循环,促进了高原脑水肿的发生。

### (二)慢性高原病

1. 高原红细胞增多症

在正常人体内,每天有部分红细胞自然衰老死亡,同时机体又不断地生成新的红细胞加以补充,从而使循环血液中的红细胞数保持动态平衡。任何原因引起红细胞生成与死亡之间的平衡失调都会导致疾病的发生,高原红细胞增多症就是这种平衡失调的结果。高原低氧环境下任何影响这一平衡的环节和因素都是高原红细胞增多症发病的可能原因。

慢性高原低氧是高原红细胞增多症发病的基本原因。通常情况下,虽然吸入空气中的氧分压很低,但机体通过低氧习服,对高原低氧进行适应性代偿,使动脉血氧饱和度维持在高原正常范围内,因此大多数高原人均能适应或习服于高原环境。高原红细胞增多症是红细胞生成调控紊乱的结果,表现为红细胞过度增生,血红蛋白浓度增加。高原人是否发生高原红细胞增多症与机体缺氧程度密切相关。随着海拔的升高,缺氧加重,机体代偿的难度加大,当到达一定程度时,红细胞生成的调控出现紊乱而发生高原红细胞增多症。显然,不是所有的高原人在缺氧条件下都会发生高原红细胞增多症,而是机体对缺氧不能有效代偿的结果。

高原红细胞增多症的红细胞生成调控发生紊乱是可以恢复的。高原红细胞增多症患者回到低海拔地区时红细胞在一段时间内都能恢复到正常水平。从本质上说,高原红细胞增多症是一种继发性红细胞增多。

综上所述,高原红细胞增多症发生的基本因素是慢性高原低氧,其关键是触发缺氧与红细胞增多之间的正反馈。

2. 高原心脏病

高原心脏病最基本的原因是缺氧,缺氧引起的肺动脉高压是高原心脏病发病的重要环节。缺氧时肺小动脉持续收缩,引起肺小动脉肌层肥厚、管壁增厚、管腔狭窄、阻力增加,使肺动脉压升高。长期肺动脉高压使右心室负荷加重,心肌代偿性肥大,最终可导致心力衰竭。长期缺氧,红细胞增多,血液黏滞度增大,也可以进一步加重心脏的负荷。另外,心脏是人体做功最多的器官,其耗氧量大,对氧的依赖性强。而在高原低氧环境下心肌氧供不足,可以直接损伤心肌细胞,导致其功能和代谢降低。如果缺氧损害到心脏传导系统,则可能出现心律失常。

低氧性肺动脉高压是高原心脏病发病的重要环节,主要包括:①肺血管收缩,缺氧可以引起肺血管收缩;②肺血管平滑肌固有量的作用;③肺血管壁增厚;④红细胞增多引起的血液黏滞性增加。以上因素共同作用,形成了缺氧性肺动脉高压,使肺循环阻力增加,右心室负荷加重。这些改变显著时,可发生右室肥厚、扩张甚至衰竭。缺氧对心肌的直接损害无选择性,左右心室均可受累。

## 第二节　急性高原病预防

防控急性高原病是参建人员初上高原时需要面对的最突出的问题。人在高原所面临的关键挑战是低压低氧,低氧是高原病发病的根本原因。因此,低氧适应是人对高原环境适应的核心,而高原习服机制的建立是预防急性高原病最有效的途径。

## 一、习服的概念

平原人进入高原或由高原进入更高海拔地区后,为达到与低氧环境建立新的平衡,机体发生一系列可逆的、非遗传的代偿适应性变化,从而在高原低氧环境下具有较好工作、生活能力的过程称为习服。高原习服过程与在高原停留时间的长短、海拔高度及个体差异等有关。多数人进入高原后,经过几天或几周建立一系列代偿机制,如增加肺通气、提高肺动脉压、增加血红蛋白浓度等使机体内环境稳态与外环境取得了统一,达到充分习服。但少数平原人进入高原一段时间后,仍不能达到有效的习服而导致各种急慢性高原病,即失习服。人体对高原环境的习服与失习服主要取决于肺的通气、血液循环的氧运输、组织弥散及细胞摄氧等氧运输和利用系统的有效运转。

## 二、影响高原习服的因素

影响高原习服的因素主要有以下几个方面。

### (一)海拔高度和登高速度

机体的习服过程与海拔高度密切相关,海拔越高,大气压越低,氧分压也就越低,人体面临的缺氧刺激也就越严重,导致习服能力显著下降。另外,登高速度也影响习服能力。登高速度越快,人体习服高原的时间也就越短,机体来不及调整到适应低氧环境的状态,更容易出现急性高原病,习服水平也就越差,因此建议每天宿营地高度上升不超过 500 m。随着海拔高度与登高速度的增加,急性高原病的发生概率明显增高。

### (二)个体对低氧环境的易感性

机体对高原的习服能力存在明显的个体差异。人群中存在高原低氧敏感者,一旦进入高原极易发生高原病。曾患高原肺水肿、高原脑水肿个体,一般不建议再次进入高原。如果不可避免,则再次进入高原时不要超过原患病高度。

### (三)机体状况

年龄、体重、身高、身体素质等对习服均有影响,任何导致机体耗氧量增加的情况都可能降低习服能力,如年老体弱,患有心、肺等慢性疾病或体形肥胖者更易发生习服不良或高原反应时间延长等情况。

### （四）高原居住时间和睡眠状况

高原习服能力也取决于高原居住时间和睡眠状况。高原习服是一个长时间的过程，需要机体在高原停留过程中不断与环境相互作用以达到动态平衡。睡眠也会显著影响人体状态，长时间睡眠不佳，机体得不到充分休息，对环境刺激的抵抗力显著下降，导致习服能力明显不足。一般来说，在高原停留时间越长且睡眠良好，习服就越完全。

### （五）气　候

气温低、昼夜温差大是高原地区的主要气候特点。寒冷会导致外周血管收缩，使得末梢循环供血不足，容易发生冻伤。此外，寒冷还可增加机体耗氧量，降低机体的习服能力，可诱发或加重高原病。

### （六）精神心理因素

初入高原者，由于对高原环境陌生，同时面对高原环境的直接刺激，容易产生紧张、恐惧等情绪，常可诱导高原病发生。因此，正确认识高原环境，消除紧张、恐惧情绪，有助于提高机体对高原的习服能力。

### （七）劳动强度

平原人进入高原后其劳动能力均有不同程度的下降。劳动强度过大，机体短时间对氧的需求大为增加，全身各个系统的耗氧量显著提升，常可诱发高原病。

### （八）营养状况

平原人群在长期的生活过程中，其新陈代谢已适应了常氧环境。高原缺氧环境影响了人体正常的新陈代谢，使胃、肠、肝、胆等消化器官功能减弱，营养吸收不足。加强营养，适当补充多种维生素，可提高习服能力。

## 三、促进高原习服的措施

实践证明，人体对高原环境具有强大的习服能力，但高原反应也存在着个体差异。因此，排除急性高原反应易感者，控制高原现场的海拔提升速度，掌握体力负荷强度，通过适应性锻炼和药物预防等措施可以加快施工队伍整体习服过程，促进高原习服。进驻高原人员只要能够正确认识高原特殊环境对人体的影响，提前做好心理准备，消除对高原紧张和恐惧的心理，就可以在尽可能短的时间内取得对高原的习服，降低急性高原反应的发生。一般来说，以下方法可作为基本促习服措施,在时间充足时可以采用,以有效降低急性高原病的发生。

### (一)做好卫生学勘察,坚持完善岗前体检

施工队伍进入高原前,要提前了解驻地和工作场所的地理环境特点和气象变化趋势。所有参建人员都要做岗前体格检查以排除高原禁忌证。有条件的单位可采用吸入低氧高氮混合气体作高原模拟试验,以达到预适应和筛查低氧反应不佳者。

凡有下列情形之一者,不宜进驻高原:

(1)有明显心脑血管疾病者:如高血压(血压增高明显或有靶器官心、脑、肾受损)、冠心病、风湿性心脏病、心肌病、显著心律失常、有过脑血栓或脑出血病史者。

(2)中度以上慢性阻塞性肺病、频繁发作的支气管哮喘、支气管扩张症、活动性肺结核、职业性尘肺。

(3)各种类型明显的贫血、血小板减少性紫癜,或其他凝血功能障碍的出血性疾病。

(4)胃、十二指肠溃疡病活动期,急性传染性肝炎,慢性肝炎活动期,其他慢性肝病、脾脏疾病。

(5)急、慢性肾脏疾病炎症活动期或伴有肾功能障碍。

(6)癔症、癫痫、精神分裂症。

(7)糖尿病未获控制、肥胖症(体重指数≥30)。

(8)妊娠期妇女不宜进入高原。

(9)现患重症感冒、上呼吸道感染,体温38 ℃以上或体温在38 ℃以下,但全身及呼吸道症状明显者,在病愈以前,应暂缓进入高原。

(10)曾确诊患过高原肺水肿、高原脑水肿、血压增高明显的高原高血压症、高原心脏病及高原红细胞增多症者,一般不宜再入原发病海拔以上的高原。因工作需要,必须再进高原时,应采取严密的医疗监护措施。

### (二)阶梯性习服,排查低氧易感者

对于高原施工,阶梯性习服是预防急性高原病的必要环节。施工场所在海拔3 500 m以下的单位可在驻地习服;海拔3 500 m以上单位,要在海拔3 000 m左右建立习服基地。在3~7天的习服期间,进行岗前适应性体检,以排查低氧易感者;期间应限制体力消耗,保证良好的睡眠和充分的饮食,防止体重大幅波动。每

天4～5 h进行阶梯适应并复合运动锻炼。进入海拔4 000 m以上施工现场后,还要进行3～7天再习服后方可开始轻体力劳动,在此期间应继续做腹式呼吸锻炼和适当的户外活动。

通常进入高原7天后,高原反应症状基本消失,安静状态下呼吸、脉搏、血压等也较初上高原时明显下降,达到初步习服;进入高原1个月后,高原反应症状消失,安静状态下呼吸、脉搏接近或略高于平原值,血压趋于稳定,红细胞、血红蛋白增加到一定数量后保持稳定,一般劳动后无明显不适,达到基本习服。

### (三)做好心理习服,适度开展适应性锻炼

进入高原前要利用空闲时间大力开展高原病健康教育,了解高原环境特点及对人体的影响,以及高原病预防知识,掌握急性高原反应、高原肺水肿和高原脑水肿的症状表现,消除紧张、恐惧情绪,保持良好的心态。心理因素如承受力差、过度紧张等容易诱导高原病的发生。临进入高原前2～3周,应加强心肺功能锻炼和耐低氧训练,如进行长跑、爬山、游泳等体育锻炼。进入高原前1周,应适当减少重体力活动,以促进机体恢复,避免过度疲劳而影响高原习服。

### (四)防寒保暖,防止感冒

高原严寒的气候条件和上呼吸道感染也是初上高原者患急性高原反应的主要诱因,如发烧或患有上呼吸道感染者,应在进入高原前治愈。进入高原后,更要防寒保暖,备齐防寒衣物,包括帽子、手套、袜子和鞋子等,以免受寒而诱发急性高原反应。进入高原后3天内尽量避免洗澡以防受凉感冒。

### (五)进行呼吸训练,推广深度腹式呼吸

进入高原前应当进行腹式呼吸训练,调动膈肌下移,增加肺通气量进而增加氧吸入量,减缓身体缺氧。具体做法是:"吸气鼓腹,呼气瘪腹,闭嘴用鼻",仿照"闻花香"这一动作,鼓腹和瘪腹的程度因人而异,每个人按照自己的情况做到可达到的位置即可。鼓腹后憋住,暂时停顿,瘪腹时短促快速地收腹,是为深度腹式呼吸,使得血氧饱和度提升更为迅速。持续腹式呼吸能够有效预防或减轻进入高原后发生急性高原反应的可能。养成腹式呼吸的习惯,身体也会长期受益。

### (六)合理膳食,适量饮水

①热量:人体在高原地区消耗的能量比平原地区多3%～5%,高原地区饮食应保持高热量;②三大物质供给比例:缺氧条件下糖是主要的能量物质,因此高原饮

食应以高糖、高蛋白、低脂肪为主;③维生素:其消耗量在缺氧条件下是平时的 2~5 倍,应多食新鲜蔬菜和水果;④切忌吃得过饱,最好保持"七分饱"状态;⑤饮食要注意清洁卫生,保证热汤、热饭和热菜供应,少吃或不吃冰冷食物;⑥适量饮水:高原空气干燥,人体容易脱水,加上血红蛋白反应性增高,导致血液黏稠度增加,易引发心脑血管意外,因此要增加饮水量。

### (七)戒烟限酒,防止损伤加重

吸烟产生碳氧血症,会加重高原低氧血症和组织缺氧。酒精会增加体内耗氧量,容易引起胃黏膜充血、糜烂,进而导致上消化道出血。因此,高原上要控烟、限酒、严禁酗酒。

### (八)每日健康问询,加强夜间巡视

参建人员进入高原施工现场后,每日出工前、收工后(含休息日)由医务人员或指定的人员进行全员健康问询,夜间进行健康巡视。参建人员之间也要互相关心、照顾,发现患病征兆及时向医务人员报告并督促就医。

### (九)推荐低流量吸氧,保持充足的睡眠

高原吸氧和充足的睡眠是促进习服的有效措施。习服基地和 3 000 m 以上宿营地要具备富氧环境,保证参建人员在午休和夜间睡眠期间低流量吸氧。

### (十)预防用药,补充维生素

凡能提高机体缺氧耐力、减少或减轻急性高原病发生的药物,均有利于促进高原习服。如严重失眠者可口服舒乐安定 1~2 mg,睡前半小时服,饮酒后不能服。也可选用思诺思,10 mg/天,睡前服用。高原地区人体对维生素的需求显著增加,可根据需要予以补充多种维生素片。

在某些紧急情况下,需要从平原快速进入高海拔地区时,可考虑选用下列预防药物,但不建议常规使用:

醋甲唑胺,对磺胺类药过敏者禁用。建议进入高原前 24 h 口服,25 mg/次,2 次/天,也可在进入高原后连续服用 2~3 天。

地塞米松,对磺胺类药过敏者可选用,0.75 mg/次,2 次/天,口服。从登高前 1 天开始服用,进入高原后再继续服用 3 天。如果合并有癫痫、消化性溃疡、高血压和糖尿病等情况时,地塞米松应慎用或者禁用。由于高原地区容易诱导胃酸分泌增多,而地塞米松也容易损伤胃黏膜,因此在使用地塞米松时要加用抑制胃酸分泌的药物或者胃黏膜保护药物。

总之,低氧对人体各系统的影响与效应是多方面且复杂的,人体对高原的习服潜能十分强大,但也是有限度的:对个体来说这种潜能存在着较大的差异。处于同一海拔、相同自然条件的高原环境下,由于低氧反应的基本机制,将对机体引起一些共同的效应,但效应的强弱程度明显不同。目前,急性高原病预防已经形成了多层次全方位覆盖的立体预防系统,包括健康教育、心理调适、体格筛查、适应性训练、阶梯习服以及药物预防等。根据不同需要可以采取多种组合方式,以取得更好的预防效果。预防措施应用较好时,急性高原病的发病率可降至2%~3%,甚至1%以下。

## 第三节 急性高原病分级诊治策略

降低急性高原病发病率和死亡率是高原铁路建设期间卫生保障工作的目标之一。在高原铁路建设卫生保障工作中,承担一级防治现场急诊处置的卫生所或医务室,承担二级防治规范治疗的县级医院和承担三级防治终端治疗的区市三级甲等医院共同构成了急性高原病分级防治体系。

本节根据沿线诊疗条件及防治体系中各类医疗机构的职责,分别阐述诊断急性高原病的方式方法和分级医疗策略,并对每种急性高原病的治疗提供了推荐建议。

### 一、急性高原病分级诊治策略的基本思路

在急性高原病一级诊治中,红十字卫生员和工地卫生所(医务室)的医务人员担负着早期发现病人的现场处置以及初期急诊救治重担。由于沿线工地卫生所诊疗设备配置和以全科疾病救治为特点的能力所限,不具备现场明确诊断并给予精准治疗的条件,因此,一级诊治必须采取早发现、早治疗、早低转下送病人的策略。其主要任务,一是做好急性轻型高原病的预防和治疗;二是将急性重型高原病发现和控制在发病前期或早期阶段,并安全下送到3 000 m以下二级救治单位,使其得到有效救治;三是在发生极端天气或突发事件造成低转下送困难时,能够采取正确的就地治疗措施。二、三级诊治机构有完善的高原病诊疗设备和条件,具备急性高原病确诊和精准治疗的能力和水平,因此要规范急性重型高原病诊疗技术常规,提高诊治水平,减少死亡率。

下文中"一级诊断"和"一级救治"策略,适用于高原铁路建设期间基层医务人员在现场急救或就地治疗时紧急查阅和应对处理,是必须掌握的基本知识。

## 二、急性轻型高原病

### (一)临床表现

1. 症状

急性轻型高原病的症状(按症状出现频率由高到低排列)依次为头痛、头昏、心慌、气促、食欲减退、畏寒、乏力、恶心、呕吐、腹胀、腹泻、胸闷、胸痛、失眠、眼花、嗜睡、眩晕、鼻出血、手足发麻、抽搐等(手足麻木和抽搐是呼吸性碱中毒的临床表现,多因情绪紧张或突发事件引起的过度换气所致)。

机体进入高原后,即出现心慌、气短等症状,这是机体对低氧刺激的生理反应。

2. 体征

常表现为心率加快、呼吸深快、血压轻度异常、颜面或(和)四肢水肿、口唇发绀等。

### (二)诊　　断

主要依据病史和临床表现综合诊断,按照急性高原病路易斯湖(Lake Louise)国际诊断计分系统(2018),该标准由头痛、胃肠道反应(食欲不振、恶心、呕吐等)、疲劳(虚弱)、头晕(眩晕)等一系列主观症状构成。由于急性高原反应常发生在机体由平原进入高原或久居高原进入更高海拔地区,在进入海拔 3 000 m 以上高原 6 h 之后与 72 h 以内是高发期,故应确认患者到达高原 6 h 后方能应用该标准,见表 5-1。

表 5-1　路易斯湖(Lake Louise)国际诊断计分系统(2018)

| 头痛 | 胃肠道症状 | 疲劳/虚弱 | 头晕/眩晕 |
| --- | --- | --- | --- |
| 0 无头痛 | 0 食欲好 | 0 无疲劳 | 0 无头晕 |
| 1 轻度头痛 | 1 食欲不振或恶心 | 1 轻微乏力或虚弱 | 1 轻度头晕/眩晕 |
| 2 中度头痛 | 2 中度恶心或呕吐 | 2 中度疲劳或虚弱 | 2 中度头晕/眩晕 |
| 3 严重头痛 | 3 严重恶心和呕吐,致难以工作 | 3 严重疲劳或虚弱,致难以工作 | 3 重度头晕/眩晕,致难以工作 |

在应用该诊断标准时,需要注意以下方面:

(1)每项症状按 0、1、2、3 计分,且得分必须是整数;

(2)总计分最低为 0 分,最高为 12 分;

(3)具有高中文化程度以上的参建人员可自我判定。进入高原前发放此表并经专业人员讲解如何填写,在进入高原后自我评分。但如果是大群体或本人文化程度较低,或对此计分系统理解不深,应由医生填写。自我判定的目的是及早发现征兆,以便早期诊治。

(4)对一个大群体进行急性轻型高原病观察时,一般在进入高原 6 h 后填表计分。在最初一周内,每天最好计分 2 次,第一次在早晨清醒后 1 h,第二次在每天收工后即刻进行。

急性高原反应诊断:症状中必须有头痛,按照症状总得分,3～5 分为轻度,6～9 分为中度,10～12 分为重度。

专业人员也可以根据上述个人症状,通过体力活动量进行评价,具体见表 5-2。

表 5-2 按体力活动量评价

| 是否出现急性轻型高原病症状,如果有症状,如何影响你的活动能力? | 评分 |
| --- | --- |
| 无症状 | 0 |
| 出现症状,但活动能力尚无改变(轻度降低) | 1 |
| 已必须减少活动(中度降低) | 2 |
| 卧床不起(严重降低) | 3 |

### (三)一级诊断

(1)急性轻型高原病现场症状诊断:近期抵达高原,出现头疼并具有以下至少一项症状者:胃肠道症状(食欲减退、恶心、呕吐等)、疲劳或者虚弱、头晕、眩晕、难以入睡。

(2)急性轻型高原病是重型高原病的早期征兆,重型高原病(高原肺水肿、高原脑水肿)是病情进展恶化后,分别以呼吸系统和精神状态表现出的不同症状。也有初上高原很快出现重症高原病症状的病例,要引起高度重视。

(3)可通过"互联网+医疗",进行线上高原病早期征兆评估、预警,以推动互联网诊疗咨询服务在基层高原病防控中落地,让参建人员获得及时的健康评估和专业指导,精准指导患者院前处置和及时转院,有效减低高原病发生的概率。

### (四)一级救治

多数患者症状较轻,经休息和睡眠后,急性轻型高原病可逐渐减轻或消除。

若症状较重,不能参加日常工作,则需要进一步治疗。绝大多数急性轻型高原病患者可继续留在高原,但要密切观察。因此,急性轻型高原病以一级救治机构治疗为主。

1. 基本治疗

(1) 吸氧,是最有效的治疗手段。宜采用持续性低流量给氧,氧气流量以 1~2 L/min 为宜,病情严重者氧流量可提高到 2~4 L/min。吸氧可以改善及减轻急性轻型高原病患者的症状,特别是夜间的头痛,改善患者的睡眠状况及纠正患者的睡眠呼吸暂停症状;此外,吸氧可以缓解患者的恐惧心理,稳定患者情绪,防止病情的进一步发展。

(2) 对症治疗。

头痛:可服去痛片,0.5~1 g/次,2~3 次/天。去痛片常会损伤胃黏膜,目前应用的有对乙酰氨基酚和布洛芬。对乙酰氨基酚 1g/次,3 次/天;布洛芬 600 mg/次,2~3 次/天。

恶心呕吐:可服胃复安 5~10 mg/次,2 次/天,或肌注 10 mg。

水肿:可服双氢克尿噻 25~50 mg/天,分 1~2 次服用。

心率过快(超过 100 次/min):可服倍他乐克。剂量应个体化,以避免心率过缓。由小剂量(12.5 mg)开始,观察心率变化。如无明显变化,半小时后可继续服药,待心率降至 100 次/min 以下后可服维持量。

失眠:可采用低流量吸氧改善缺氧引起的失眠。因安眠药可抑制呼吸,原则上在医生指导下使用。

2. 深化治疗(基本治疗效果不佳时可选用)

(1) 醋甲唑胺,口服,25 mg/次,2 次/天,对磺胺过敏者禁用。

(2) 螺内酯,口服,20 mg/次,2~3 次/天。

(3) 糖皮质激素(除了未经习服直接到海拔 >3 500 m 的高度后立即作业以及救援等情况下,一般不推荐使用)。

常用地塞米松。成人推荐量 0.75 mg/次,3 次/天。在急性轻型高原病发病的高风险条件下可以考虑高剂量,即 2 mg/6 h。地塞米松在 12 h 内疗效明显,停药后症状有可能复发,故症状严重者应连续用药。长期使用可带来肾上腺抑制的风险,如果使用时间大于 10 天,应采用超过 1 周的时间剂量递减,而非立即断药。

### 三、高原肺水肿

(一)临床表现

1. 症状

高原肺水肿发病初期,多数患者有头痛、头昏、全身无力、食欲不振、精神萎靡、神志恍惚、少尿等表现;继之出现不同程度的咳嗽,早期多为干咳或伴少量黏痰;同时头痛、头昏、心慌、胸闷、气促加剧,伴有发冷发热、呼吸困难等症状。

随着病情发展上述症状加重,呈持续性干咳,咳泡沫样痰,初为白色或淡黄色;伴有特殊的暗灰色面容,口唇及四肢末端显著发绀,出现严重的呼吸困难,不能平卧,表情淡漠或惊恐不安。

严重病例咳嗽伴血性泡沫痰,意识恍惚,呈极度疲惫状态。危重病例有大量血性泡沫痰自鼻腔和口中涌出,处于濒死状态,甚至昏迷。

2. 体征

高原肺水肿患者突出的临床体征是肺部湿性啰音,轻者双肺或一侧肺底可闻及湿性啰音或捻发音,重者双肺满布水泡音,伴以痰鸣,心音常被啰音掩盖。患者口唇、耳垂、颜面出现不同程度的发绀;由于呼吸困难,病人常采取半卧位。多数病人不发热,如体温持续在37.5 ℃以上,多提示合并上呼吸道感染。

心率增快,肺动脉瓣区第二音亢进或分裂,部分患者心尖区、肺动脉瓣听诊区有Ⅱ~Ⅲ级吹风样收缩期杂音,极少数重症患者有颈静脉怒张、肝大及双下肢浮肿,提示合并心功能不全。

以上高原肺水肿患者症状和体征的差异与发病的海拔高度、环境的恶劣程度、病情的轻重及发病与接诊二者间隔的时间差有关。

高原肺水肿与一般急性肺水肿相比,其临床表现有以下特点:

(1)高原肺水肿早期常仅有一般急性轻型高原病症状,如头痛、头昏、心悸、失眠、厌食、恶心等,常提示为高原肺水肿之先兆,应高度警惕。早期肺部听诊可仅有呼吸音粗糙甚至完全正常,但X线检查可出现典型之浸润阴影。

(2)部分患者呈暴发型,发病急、病情重,极度呼吸困难,有窒息感,满肺啰音,迅速变为濒死状态。

(3)血压多偏高,脉搏频细,心动过速,心尖区可闻及轻度收缩期杂音或奔马律,肺动脉瓣第二音亢进或分裂,合并右心衰竭者仅占少数。

(4)部分病人合并高原脑水肿,出现神经精神症状。常有头痛、呕吐、谵妄、烦躁等。少数患者出现精神错乱或脑膜刺激症状,甚至昏迷,这类病例可发现脑脊液压力增高和视神经乳头水肿。

(5)高原肺水肿起病多不发热,少数有畏寒、低热,如合并发热并逐渐增高,常有继发性感染存在。

3. 辅助检查

(1)血常规。白细胞大多正常或轻度增高,约40%患者白细胞在 $10 \times 10^9/L$ 以上,最高可达 $26 \times 10^9/L$。中性粒细胞正常或轻度增高。如白细胞持续升高和中性粒细胞增高,说明合并感染。

(2)心电图。常见的心电图表现有:窦性心动过速,电轴右偏,右束支传导阻滞,P波高尖或肺性P波,T波倒置、S-T段缺血性下移等改变。

(3)X线表现。高原肺水肿常以肺门为中心,在肺双侧或单侧呈点片状或云絮状阴影,以右肺为多见,少数融合成大片或蝶翼状阴影。肺尖部极少累及。肺水肿早期(也有称之为间质肺水肿)仅有肺纹理增粗表现。

(4)血气分析。高原肺水肿患者动脉血氧分压、血氧饱和度明显降低,不仅低于高原健康者,也明显低于急性轻型高原病,呈现明显的低氧血症。

(5)肺功能。主要表现为通气流速或弥散功能降低。

(6)血流动力学改变。肺动脉压力明显增高,肺动脉阻力增高,左心房压力正常,肺毛细血管楔压正常或稍低,心脏循环指数正常或稍低。

4. 临床分型

根据临床症状、体征及辅助检查将高原肺水肿分为轻、中、重三型。

(1)轻型。临床表现为轻度呼吸困难、咳嗽、咳少量泡沫痰。双肺或一侧肺底有局限性湿性啰音,呼吸 20~30 次/min,脉搏 <100 次/min。X线胸片显示双肺纹理增粗,或(和)肺门旁有点、片状阴影。

(2)中型。表现为明显的呼吸困难,胸痛、胸闷,咳大量白色或粉红色泡沫痰,双肺底及全肺有散在湿性啰音,呼吸 30~40 次/min,脉搏 101~120 次/min。X线胸片显示双肺纹理增粗,肺门阴影向外呈扇形伸展,肺尖和肺底很少累及。

(3)重型。表现为呼吸急促、惊慌不安,不能平卧,咳大量粉红色泡沫痰,咳嗽剧烈。心尖区肺动脉瓣区有明显的吹风样收缩期杂音,部分患者出现颈静脉怒张,肝大及双下肢浮肿等心衰表现。全肺布满湿性啰音,声如沸水。X线表现为双肺门呈对称性云雾状阴影,或对称性蝶翼状阴影,心脏扩大,肺动脉段明显突出。

5. 并发症

高原肺水肿常并发高原脑水肿。部分患者脑或肺单独或同时出现水肿,故在其诊断和治疗中应高度重视。高原脑水肿和高原肺水肿两者都是急性高原病的危重症,两者合并发生,在疾病的发生发展上可相互促进,形成恶性循环。一方面,肺部严重水肿及肺泡大量渗出,严重阻碍了肺脏从外界摄取氧的功能,加重低氧血症,严重的低氧血症使脑组织缺氧,通过神经内分泌调节又促进脑血管进一步扩张。脑组织因血流量增加,使得脑血容量增加,加剧脑水肿;另一方面,脑水肿可通过神经体液的变化,加重肺组织的渗出,加重肺水肿。当脑水肿累及延髓呼吸及心血管中枢时,可抑制呼吸,血压下降,严重者形成脑疝,导致呼吸循环衰竭,甚至心搏骤停。两者交互作用形成恶性循环,是高原肺水肿和高原脑水肿合并发生时,死亡率高的重要原因。此外,高原肺水肿合并脑梗死偶有发生。

(二)诊断及鉴别诊断

高原肺水肿的诊断主要有以下方面:①有近期抵达高原的病史。②在平静状态下可出现胸闷气粗、呼吸困难、咳嗽咳痰、痰液呈粉红色或白色泡沫状,伴有心慌气短,患者感到疲劳、乏力,活动能力降低。③听诊肺部单侧或双侧可闻及湿性啰音及哮鸣音,发病早期可在肺底或背部闻及粗糙的捻发音。面色晦暗,口唇和四肢末端发绀,动脉血氧饱和度多在90%以下,伴有心动过速。④心肺 X 线主要表现为:以肺门为中心,双侧或单侧呈点片状或云絮状阴影。除个别重症患者外,肺尖很少累及,肺外缘及肋膈角多趋清晰。少数患者心脏丰满或增大,临床治愈后心脏大多缩小或恢复正常。⑤结合患者的病史、症状体征及临床辅助检查,排除其他心肺系统疾病(肺炎、心肌梗死、心力衰竭等)。⑥轻型高原肺水肿的临床症状可通过吸入氧气、卧床休息、利尿等对症处理后缓解,短期内影像学检查的征象亦可消失。

1. 一级诊断

在一级救治机构,由于没有足够条件的辅助检查,诊断原则是快速和尽量准确的临床判断,主要是早期发现呼吸系统症状,如干咳、进行性加重的咳嗽咳痰、气短憋闷、呼吸困难等。按照国际高山医学学会的标准,近期抵达高原,出现以下表现者则诊断为该病:

(1)症状出现至少以下两项者:静息时呼吸困难、咳嗽、虚弱或活动能力减低、胸部有紧缩感或充胀感。

(2)体征出现至少以下两项者:至少在一侧肺野可闻及湿性啰音或哮鸣音、中央性发绀、呼吸急促、心动过速。

同时要监控动脉血氧饱和度,观察吸氧前后动脉血氧饱和度变化。

2. 二级诊断

进入二级救治机构后,主检医师根据发病历史、临床症状体征和胸部 X 线检查等综合判断作出临床诊断。

1995 年中华医学会第三次全国高原医学学术讨论会推荐的高原肺水肿诊断标准如下:

(1)近期进入高原出现静息时呼吸困难、胸闷和压迫感、咳嗽、咳白色或粉红色泡沫痰,患者全身乏力或活动能力减低。

(2)一侧或双侧肺野出现湿性啰音或哮鸣音,中央性发绀,呼吸增快,心动过速。胸部 X 线可见以肺门为中心向单侧或两侧肺野呈片状或云雾状浸润阴影,常呈弥漫性不规则性分布,亦可融合成大片状阴影。心影多正常,但亦可见肺动脉高压及右心增大征象。

(3)经临床及心电图检查排除心肌梗死、心力衰竭等其他心肺疾患,并排除肺炎和肺结核等。

(4)经卧床休息、吸氧等治疗或转入低海拔地区,症状迅速好转,X 线征象可于短期内消失。

3. 鉴别诊断

(1)成人呼吸窘迫综合征。

①发病原因不同:高原肺水肿发病的根本原因是高原缺氧、低气压引起的肺循环障碍、体液分布异常,严重缺氧是其原发病因;而成人呼吸窘迫综合征则是由于创伤、严重感染等,直接或间接累及肺组织引起的继发性综合征,缺氧是其病情发展的结果。

②高原肺水肿经吸氧、降低肺动脉压治疗大多能迅速好转;个别因救治过晚或病情特别严重,可并发成人呼吸窘迫综合征而死亡;绝大多数患者均在 2~7 天内痊愈。成人呼吸窘迫综合征一般病情严重,病程较长,常有血痰或血样痰,某侧或某个肺野呈现管性呼吸音而湿性啰音较少,经吸氧甚至加压吸氧或辅助呼吸亦

难起效,病死率多在40%~70%。

③X线改变:高原肺水肿常呈点片状阴影,由肺门向外发展,多数分布在肺中下野,少有大片融合者;成人呼吸窘迫综合征肺部X线呈斑片状阴影多在肺边缘部,重者融合呈大片,晚期出现"白肺",阴影消失慢。

(2)肺炎。

①发病原因不同:高原肺水肿的发病原因是在高原低氧、低气压环境下缺氧所致。肺炎是由病原体如细菌、病毒、过敏,以及吸入煤油、汽油等有害物质所致的肺部炎症。

②临床表现上成人呼吸窘迫综合征和肺炎均有体温和血象升高等症状。但肺炎一般起病急骤,有寒战、高热,体温在数小时内上升至39~40 ℃,呈稽留热,白细胞计数及中性粒细胞均显示增加,可见到核左移或胞质内出现毒性颗粒及空泡。

③高原肺水肿痰为泡沫样血痰或粉红色泡沫痰,量大时呈涌出状,非常典型。肺炎开始为黏液性,以后呈脓痰,也可出现铁锈色痰。

④X线:高原肺水肿多为密度不均,形态及大小不一致的致密阴影,或呈点状、片状、云絮状阴影,病灶边缘模糊,不受肺叶间隙限制,上述表现可广泛散布于两肺。肺炎多表现早期肺纹理增多,肺野透光度降低,随后可见有大小不等的点片状阴影,或融合成片状阴影,但其病变多限制在一个肺叶或一个肺段。肺炎和呼吸道感染可诱发高原肺水肿,而高原肺水肿又容易并发肺炎,故在诊断和治疗时应引起注意。

(三) 治 疗

1. 一级救治

紧急救治(卫生所)初步识别为高原肺水肿后,处置方法是:①持续氧疗6~8 L/min,必要时使用面罩给氧可降低肺动脉压,阻断病情发展;②静脉推注地塞米松5~10 mg;③开通静脉通道(氨茶碱0.25 g+10% 葡萄糖20 mL,缓慢静脉推注,10~15 min内匀速注入);④利尿剂呋塞米20 mg+10% 葡萄糖20 mL,静脉推注;⑤青霉素480~640万单位/次,稀释于250~500 mL液体(葡萄糖或生理盐水)中静滴,每天1~2次;青霉素过敏者禁用。

病情稍稳定后,路途中保证持续有效地吸氧,并尽快下送到二级医疗机构。如果条件限制无法及时下送,则以就地治疗为主,密切监护。

**2. 二级救治**

（1）氧疗。吸氧能显著降低肺动脉压，迅速缓解缺氧及缺氧导致的一系列临床症状，氧饱和度保持在 90% 以上能有效改善患者症状。高原肺水肿患者一般采取 6~8 L/min 的流量吸氧；对缺氧严重者可给予 10 L/min 持续吸氧，但高流量吸氧时间不宜过长，一般不超过 24 h。对泡沫痰较多者可在氧气湿化瓶中加入适量酒精，以消除痰中泡沫的张力。

（2）药物疗法。主要针对高原肺水肿病理生理环节所采取的治疗，常用药物如下。

①抗胆碱能药物。应用于高原肺水肿患者的现场治疗，具有起效快、疗效确切、症状体征消失快、疗程短、治愈率高等优点。对消除泡沫痰和肺部水泡音有突出作用，最短可在用药后 0.5 h 内消除，轻型病例大多在 4 h 内消除，故称抗胆碱能药物为"肺泡渗液清除剂"。一般首选 654-2 静注，每次 10~20 mg，每日 2 次，能有效提高高原肺水肿的治疗效果。静注 654-2 可能会使部分患者出现口干、面部潮热和心跳加快的现象。

②降低肺动脉高压的药物。

氨茶碱：是治疗高原肺水肿的常规和首选药物。能迅速降低肺动脉压和腔静脉压，减少右心回血量，同时也能强心利尿，松弛血管平滑肌，减轻体循环阻力，改善心功能。常用剂量：0.25 g 稀释于 10%~50% 葡萄糖液 20 mL 中，10 min 内匀速注入静脉，6 h 后可重复使用，一般病例 2~4 次/天。重症病例一次可用氨茶碱 0.5 g，加入 10% 葡萄糖液 250 mL 中静脉缓慢滴入。氨茶碱反应大者，可改用酚妥拉明、654-2 或东莨菪碱静注。

硝苯地平：口服，10~20 mg/次，3~4 次/天。情况紧急时 10~20 mg/次，舌下含服。

③激素。地塞米松不仅可用于治疗高原肺水肿，口服也可用于预防急性高原病。常用剂量：10 mg 静注，2 次/天，最多不超过 3 天。患者如有癫痫、消化性溃疡、高血压、糖尿病等病症应慎用或禁用。

④维生素 C。可直接清除细胞内外氧自由基，激活多巴胺羟化酶，加强多巴胺转变为去甲肾上腺素，升高血压，促进氧化磷酸化，促进三磷酸腺苷（ATP）和糖皮质激素的合成，保护和改善心肾功能。在治疗轻、中型高原肺水肿患者时，可使用大剂量维生素 C 替代皮质激素。

⑤利尿剂。速尿:10~20 mg 静注,每天 1~2 次。

⑥强心剂(有心衰时使用,不主张常规使用)。毛花苷 C:0.4~0.8 mg 稀释后静注。毒毛旋花子甙 K:0.125~0.25 mg,稀释后静注。

⑦镇静剂。盐酸吗啡注射液 5~10 mg,皮下注射;重者可用 4 mg 加入 10% 葡萄糖液 20 mL 中静注。对于恐惧或焦虑不安的病人可考虑少量使用,应注意其对呼吸中枢的抑制作用。(注:吗啡制剂不主张常规使用,除非发生了心源性哮喘或呼吸窘迫综合征。)

⑧抗生素的应用。

高原肺水肿容易合并肺部感染。呼吸系统感染性疾病是高原肺水肿的诱因之一,也是高原肺水肿的并发症之一,且互相加重,增加了治疗的难度。在高原肺水肿的治疗中,大多同时运用广谱抗生素预防和抗感染。

轻型患者可口服广谱抗生素:阿莫西林 1~4 g/天,分 2~3 次。也可选择以下抗生素:诺氟沙星 0.2 g/次,3 次/天,口服。复方新诺明 1~2 片/次,2 次/天,口服。利复星 0.1~0.2 g/次,2 次/天,口服。

中、重度高原肺水肿患者需肌内注射或静脉滴注抗生素。

氨苄青霉素钠/舒巴坦钠:轻度感染 1.5 g/天,分 2~3 次肌内注射;一般感染 4~9 g/天,3~4 次肌内注射;重度感染 9~12 g/天,2~3 次静脉滴注;青霉素过敏者禁用。也可选择以下抗生素:头孢唑啉钠 2~6 g/天,静脉滴注;头孢拉定 0.5~1 g/次,每 6 小时一次,静脉滴注;磷霉素 2~8 g/天,静脉滴注;盐酸林可霉素 0.6 g/次,1~2 次/天,静脉滴注;乳酸环丙沙星 0.2 g 静脉滴注,2 次/天等。

3. 三级救治

一般来说,如无合并症,高原肺水肿在经历一级和二级医疗机构救治后,基本都会得到有效控制,症状会很快缓解。然而,在常规治疗后病情仍然严重或首诊病人即严重者,此时应高度怀疑并发症的存在,并考虑及时下送至三级救治机构处理。高原肺水肿的常见并发症有:①心功能不全:如全身浮肿、心率过快、奔马律、端坐呼吸、颈静脉怒张等,须及时应用快速洋地黄制剂。②昏睡、昏迷、抽搐或共济失调、烦躁等,并发高原脑水肿时,尽早用甘露醇、速尿、维生素 C,加大地塞米松用量,以及促进脑细胞代谢的药物和催醒剂等。③血压继续降低,休克症状明显,经基础及补充治疗未能纠正者,需适当扩容补液,可用加压胺(阿拉明)或与酚妥拉明合用,加大皮质激素用量。④高烧、毒血症明显者,宜用大剂量广谱抗菌素,物理降温,适当补液,考虑抗凝血治疗。⑤个别特殊重症患者,可能肺组织液渗出过多(多者 1~2 h 可达 1 000~2 000 mL)。此时病人惊恐不安,呼吸十分急促,出汗,不断涌出大量泡沫痰。可用面罩法高浓度加压供氧,适当给予镇静剂,如小剂量氯丙嗪,也可考虑使用吗啡 10~15 mg 稀释后缓慢静注。需要说明的是,以上治疗方案只是高原肺水肿治疗的常规方案,个别患者可能对某种药物收效不佳,或对某种药物副作用较大,医务人员应严密观察这些特殊病人的药效、剂量、氧气的使用方法等,随时调整和修正治疗方案。对于合并有高原脑水肿的肺水肿患者,在医务人员的监护下进行高压氧治疗是一个很好的选择。

(四)护 理

1. 吸氧

流量多为 6~8 L/min,对缺氧严重者可给予 10 L/min 持续吸氧,但高流量吸氧时间不宜过长,一般不超过 24 h。对于高原肺水肿咳泡沫痰多者,宜在吸氧时的湿化瓶内加入少量 95% 乙醇,以达到除去泡沫的目的。因为高原气候干燥,在给氧过程中应每天湿润、清洁鼻腔一次,以达到有效给氧的目的。一般采用石蜡油涂抹鼻腔或给双鼻腔滴入几滴庆大霉素注射剂,以达到湿化鼻腔、防治感染的目的。

2. 绝对卧床休息

高原肺水肿患者应取半卧或端坐位。采取以上姿势,可以减少四肢血流快速回流至心脏,从而减轻肺水肿引起的呼吸窘迫和呼吸困难的症状。生活上给予患者周全护理,尽量减少病人过度活动和劳累,保证充分的睡眠和休息,从而减少过多的耗氧量。

3. 保持患者呼吸道通畅

由于高原肺水肿患者呼吸道分泌物多,护理人员应多巡视病房,严密观察,及时清除口鼻分泌物,保持患者呼吸道通畅,解除呼吸道痉挛,提高吸入氧气的利用度。

4. 严格控制液体量及输液速度

由于机体的体液潴留等环节在高原肺水肿发病过程中起重要作用,因此,如果在短时间内给患者输入大量液体,或输液速度过快,均易加重病情或诱发心衰。输液速度一般以 20~30 滴/min 为宜。同时护理人员应当及时准确记录患者 24 h 出入量,观察利尿效果,如病情加重,应及时报告医生。一般来说,高原地区患者输液应尽量用糖水,少用盐水,以免加重肺水肿。

5. 加强心理护理,多同患者交流

过度焦虑、恐惧等心理状况是高原肺水肿发病的诱因之一。特别是初次进入高原的患者,如对高原环境了解不够、习服不好,患上高原肺水肿后,常常产生恐惧心理,这不仅会加重患者的病情,同时也影响高原肺水肿的治疗效果。因此,作为护理人员,应多与患者交流沟通,做好解释安慰工作,更多的是做好生活护理,关心体贴肺水肿患者,减轻患者的精神负担,消除对高原环境的恐惧心理,增强战胜疾病的信心,使患者积极配合治疗,早日康复出院。

### (五)预 后

高原肺水肿发病急,起病突然,若不早诊速治,常可危及生命。若治疗及时、合理,一般 0.5~2 h 后可见效;体温和血常规 3~5 天恢复正常;咳嗽和咳痰在 2~3 天消失,胸部 X 线改变多在 15 天内消失,90% 的病人在 5~7 天内临床治愈。高原肺水肿患者治愈后一般没有后遗症。

高原肺水肿的预后取决于能否早期诊断、及时治疗,以及医疗机构的海拔高度、设备条件、病情轻重、是否存在并发症等。高原肺水肿最常见的并发症是高原脑水肿和肺部感染,晚期常发展为多功能脏器衰竭。

## 四、高原脑水肿

### (一)临床表现

1. 症状和体征

突出表现是意识丧失(昏迷)。患者在发生昏迷前,常常有一些先兆症状和体征,随着病情的进一步加重和发展而进入昏睡,临床过程可分为三期。

(1)昏迷前期。

患者在发生昏迷前数小时至 1~2 天内,特别注意最早期症状为共济失调,此外除有头痛、头昏、恶心、呕吐、心慌、气促等严重高原反应症状外,主要为大脑皮质功能紊乱的表现,如表情淡漠、精神抑郁、记忆力减退、视觉模糊、神志蒙眬、嗜睡等。部分患者表现为欣快、多语、注意力不集中、定向力和判断能力下降等,甚至有幻听和幻视、烦躁不安、大喊大叫、哭笑无常等精神症状,以及发绀、脉速与呼吸加快、共济失调、走行不稳、抓空等体征。如未经及时处理,患者可在数小时内进入昏迷状态,也有因急性缺氧发生昏厥,清醒后又逐渐进入昏迷者。

一旦患者出现以下表现时,即为昏迷前先兆:①头痛加剧、呕吐频繁;②精神和神经系统症状由兴奋转为抑制或呈强烈兴奋;③突发谵语,大小便失禁;④腱反射明显减弱,有病理反射出现。

(2)昏迷期。

突出表现为意识丧失,对周围一切事物无反应,呼之不应、躁动、呕吐、谵语、大小便失禁、抽搐,甚至出现角弓反张等脑膜刺激症状。

体征有瞳孔忽大忽小或不对称,对光反应迟钝,颈部稍有抵抗或强直,四肢肌张力增强,深浅反射消失。

合并感染时体温升高。血压可轻度或中度升高,也有血压下降出现休克者。绝大多数为轻度昏迷,昏迷时间较短,意识丧失多在数小时至 48 h 以内恢复,昏迷 7 天以上者较少见,但也有昏迷时间长达 24 天以上者。昏迷的深度和时间与海拔高度呈正相关,在海拔 4 000 m 以上地区昏迷时间越长、昏迷程度越深,则病情越重,预后也越差。

(3)恢复期。多数病例经治疗数日后清醒,清醒后主要表现为头痛、头昏、痴呆、沉默寡言、疲乏无力、嗜睡、记忆力减退等。恢复时间短则数天,长则数月。恢复后一般无后遗症。

2. 辅助检查

(1)血常规。大多数患者白细胞及嗜中性粒细胞数增高,随着脑水肿的好转很快恢复正常。血红蛋白、红细胞数及压积绝大多数正常,若有明显脱水或合并高原红细胞增多症时则增高。

(2)尿常规。尿液检查一般正常,部分患者可出现蛋白尿,如果肾脏受到缺氧性损害,镜下可见红细胞和少许管型。

(3)脑脊液检查。高原脑水肿患者脑脊液压力常轻度到中度增高,增高范围 1.76~5.88 kPa(18~60 cm $H_2O$)。脑脊液蛋白可轻度增高,而糖、氯化物及细胞数正常。

(4)眼底检查。高原脑水肿患者常见视网膜水肿及视盘水肿,中心静脉淤滞,部分患者可见视网膜出血,出血多为点片状或火焰状。

(5)头颅 CT 检查。高原脑水肿患者,头颅 CT 扫描可发现大脑呈弥漫性密度减低,脑室脑池变小,脑沟消失,提示有脑水肿存在。

(6)脑电图检查。患者脑电图检查均呈异常表现,其主要表现为枕区 α 波的急剧减少或消失,以δ波为主的慢波占优势,并呈弥漫性异常分布。昏迷患者不同时期的脑电图,其意识障碍的轻重及转归均能在脑电活动上反映出来,即α波的数值与意识障碍的程度一般成反比,而与δ波的数值呈正比;当脑组织严重缺氧(颈静脉血氧饱和度≤30%)时,α波的波幅平坦,即脑电活动消失。

### (二)诊断及鉴别诊断

1. 一级诊断

主要依据包括:近期抵达高原,一般在海拔3 500 m以上地区发病;常先出现急性高原反应症状并进展为高原脑水肿;在神经精神系统方面的临床表现为剧烈头痛、呕吐、面部表情冷漠、情绪忧郁或自觉有欣快感觉、焦虑、烦躁不安、共济失调(按程度可分为平衡技巧失调、步幅出线、跌倒、不能站立)等,随之出现精神恍惚或意识模糊。逐渐从轻度意识障碍、嗜睡、沉睡进入重度意识障碍,也可直接进入昏迷。体格检查发现肢体的功能障碍、锥体束征或脑膜刺激征阳性,可进一步作出诊断。共济失调是高原脑水肿最早的特异性体征,比头痛、恶心症状发生更早;当出现嗜睡、昏睡和昏迷等症状时再进行诊断及处理,则患者的预后极差。

2. 二级诊断

在医院早期常规诊断中,可结合病史、诊断标准中的症状、体征,以及专科检查(眼底检查)、CT/MRI检查和脑脊液检查作出更加明确的诊断。但要排除因其他原因所致的意识障碍疾病,如急性脑血管病、急性药物或一氧化碳中毒、癫痫、脑膜炎、脑炎等。本病经吸氧、脱水剂、糖皮质激素等治疗及低转后症状缓解。

1995年中华医学会第三次全国高原医学学术讨论会推荐的高原脑水肿诊断标准如下:

(1)近期抵达高原后,一般在海拔3 000 m以上发病。

(2)神经精神症状体征表现明显,有剧烈头痛、呕吐、表情淡漠、精神忧郁或欣快多语、烦躁不安、步态蹒跚、共济失调(Romberg征阳性)表现。随之神志恍惚、意识蒙眬、嗜睡、昏睡以致昏迷,也可直接发生昏迷。可出现肢体功能障碍、脑膜刺激征及(或)锥体束征阳性。

(3)眼底检查。可出现视盘水肿及(或)视网膜出血、渗出。

(4)脑脊液。压力增高,蛋白质可轻度增高,细胞数和氯化物等含量无变化。

(5)排除急性脑血管病、急性药物或一氧化碳中毒、癫痫、脑膜炎、脑炎。

(6)经吸氧、脱水剂、糖皮质激素等治疗及低转后症状缓解。

3. 鉴别诊断

本病起病急骤,以神经精神症状为主要表现,病人常很快发生昏迷,因此本病应与其他原因引起的神经精神症状和昏迷加以鉴别。

(1)颅内感染性疾病。如各种脑膜炎、脑炎等,也可发生昏迷,且昏迷前也常有上呼吸道感染的症状。但此类疾病多同时有明显的全身感染中毒症状,脑膜刺激征阳性和病理反射存在,脑脊液检查除压力增高外,细胞数多增加,蛋白高而糖和氯化物减少等。而高原脑水肿患者系高原缺氧所致,故有严重的低氧血症,脑脊液检查除压力可增高,或可有蛋白轻度增高外,细胞数、糖、氯化物均正常,由此可与之鉴别。

(2)一氧化碳中毒。有烤火、煤气管道泄漏等中毒原因,病人面色发红,皮肤黏膜不发绀,结合血液中 HbCO 测定结果可加以鉴别。

(3)急性中毒。依据有毒物接触、吸入或口服史,各种毒物中毒的临床表现,病人的呕吐物、血、尿、残存的食物及药物等检查,即可做出中毒的诊断。

(4)癔症或癫痫持续状态。过去有同样的发作史,多由精神刺激而突然发病,发作时有抽搐或(和)口吐白沫等临床表现,脑脊液检查无异常等也可加以鉴别。

(5)各类代谢性疾病所致的昏迷。如糖尿病昏迷、尿毒症昏迷、肝性昏迷等,只要进行详细的病史询问、全面的体格检查及相应的化验检查即不难与高原脑水肿相鉴别。

(6)颅内占位性疾病。起病缓慢,呈进行性加重的头痛、呕吐、无明显低氧血症,一旦出现定位体征,单纯脱水治疗难以奏效,头颅 CT 片有占位性改变等即可加以鉴别。

(7)急性脑血管疾病。常有高血压、心脏病或慢性头痛史,有相应的定位体征或病理反射、脑膜刺激征等。CT 或腰穿等检查可明确诊断。

(三)治 疗

1. 一级救治

紧急救治(卫生所)初步识别为高原脑水肿后,处置方法是:①持续吸氧,氧流量 6~8 L/min;②严格卧床休息,头部和躯干约呈 30°~45°;③呼吸道必须保持通畅,若发生呼吸道梗阻,要及时清除阻塞物如痰液等;④建立静脉通道,给予 20% 甘露醇 125 mL 静脉滴注,4~6 h 可重复使用,降低颅内压;⑤静脉推注 10 mg

地塞米松;⑥维持血压正常;⑦在做完以上处理,待患者病情稳定后,及时下送至二级救治机构。如果条件限制无法及时下送,则以就地治疗为主,密切监护。在病情未稳定的情况下,严禁长途运送患者。如在肺水肿基础上发生脑水肿应慎用甘露醇。

2. 二级救治

二级医院常规治疗处置方法是:①持续吸氧,氧流量 6~8 L/min;②呼吸道保持通畅,必要时可行口咽通气管;③降低颅内压(给予20%甘露醇125 mL,静脉滴注,4~6 h后可再次使用);④使用利尿剂(静脉推注20 mg呋塞米);⑤静脉推注10 mg 地塞米松,2次/天;⑥保护胃黏膜;⑦计算出入量,保持水电解质平衡;⑧防治并发呼吸道感染;⑨有条件可做高压氧治疗;⑩及时下送后方三级救治机构开展专科治疗。当条件所限无法转运至三级救治机构时,可根据自身实际参照三级救治的方式开展治疗。

3. 三级救治

鉴于高原脑水肿患者病情危重,且并发症较多,建议在经一级和二级救治机构稳定症状后,迅速转移至三级救治机构开展治疗。

(1)昏迷前期治疗。

①绝对静卧休息,头偏向一侧,保持呼吸道通畅。

②严密观察呼吸、脉搏、体温、血压及意识状态的变化。

③给予氧气吸入,以低流量吸入为主。有条件的地方可以采用高压氧治疗。

④给予脱水治疗。用呋塞米 20~40 mg 肌注,1~2次/天。

⑤兴奋、烦躁的患者可用氯丙嗪 50 mg,口服或肌注一次。

(2)昏迷期的治疗。

1)保持气道通畅,保证氧气吸入。应立即检查口腔、喉部和气管有无梗阻,并用吸痰器吸出气道中的分泌物,防止窒息。

①鼻导管或面罩给氧:宜高流量 6~8 mL 持续给氧,并根据缺氧程度调节氧流量。对呼吸衰竭和呼吸道分泌物过多者应早行气管插管或气管切开治疗,并采用呼吸机或呼吸气囊加压给氧。

②高压氧疗法:高压氧的压力一般应保持在 1~3 个绝对大气压之间,每日 1~2次,每次 1~2 h,5~15 次为一个疗程。使用高压氧疗法必须注意氧气浓度及氧舱压力的调节,用纯氧压力过大时,反而会引起中枢神经系统的损害,如在两

个大气压下吸入纯氧 3~6 h,即可使患者出现恶心、呕吐、躁动、惊厥甚至昏迷加深等。因此,使用高压氧治疗高原脑水肿患者无须使用过高压力,一个大气压已足够。使用高压氧舱治疗,最好在血气监测下调节压力,使舱内压力能维持在健康人的血氧水平。出舱时,减压速度不宜过快,以防反跳而加重病情,使治疗失败。

如果患者有严重的上呼吸道感染、急性副鼻窦炎、中耳炎、青光眼、高血压、严重肺气肿、气胸、有出血倾向则不宜行高压氧治疗。

2) 脱水利尿,降低颅内压脱水疗法是消除脑水肿、降低颅内压、改善脑血循环和促使血液中氧向脑细胞弥散的有力措施。临床上常用甘露醇,其可增加血液渗透压,使脑间质水分转移到血循环中,消除脑水肿,又可使肾血管扩张,增加肾血流量,抑制垂体后叶抗利尿激素的分泌,具有利尿作用。

①地塞米松。地塞米松治疗高原脑水肿用得越早越好。具体用法:地塞米松 10 mg 肌注或静脉滴注,6~8 h/次,连续使用 2~3 天。视病情需要可延长使用时间和减少剂量。

②20% 甘露醇。用法:成人一般用 20% 甘露醇 125 mL,15~30 min 内快速加压静推完毕,4~6 次/天,中间可加用 50% 葡萄糖溶液 50~100 mL,静脉注射。

③呋塞米(速尿)。用法:呋塞米 20~40 mg,静脉推注,2~3 次/天。

3) 补液。

①高原脑水肿患者,补液应慎重,尤其对于高原脑水肿合并有肺水肿、心衰者,更应严格控制液体的入量和补液速度。有不少资料显示,单纯高原脑水肿患者常常因补液过多过快而使病情加重,甚至诱发急性肺水肿和心衰。

②补液量的确定:在治疗高原脑水肿时,要求在开始脱水的 1~2 天内,出入量处于适当的负平衡状态,第 3~4 天起应尽可能维持平衡状态。补液量的粗略计算公式为:每日总入量 = 前一日尿量 + 500 mL,总量不宜超过 3 000 mL;除了静脉用药,对能进食者,原则上不宜补液,如果脱水明显或合并高原红细胞增多症等血液浓缩患者,可适当静脉补入液体。

③补液种类:一般选择 10% 的葡萄糖溶液。5% 的葡萄糖盐水或生理盐水,24 h 内不宜超过 250 mL,以免加重脑水肿。

4) 促进脑细胞代谢及改善脑循环药物的应用。

①能量合剂。用法:辅酶 A 50U,ATP 20 mg,氯化钾 1.0 g,维生素 C 1.0 g,维生

素 $B_6$ 50 mg,胰岛素 10U,以上药物加入 10% 葡萄糖液 250~500 mL,静脉缓慢滴入。

②肌苷及细胞色素 C。肌苷 200~600 mg,加入 10% 葡萄糖液 250~500 mL,静脉滴入;细胞色素 C 15~30 mg,加入 10% 葡萄糖液 500 mL 静脉滴入。

③乙胺硫脲。对于重症病例,昏迷时间较久者,乙胺硫脲不但有苏醒作用,而且能促进脑细胞代谢,恢复脑功能。用法:乙胺硫脲 1.0 g,1 次/天,加入 10% 葡萄糖 250 mL,以 40 滴/min 的速度滴入。使用时如出现发热、皮疹等副作用,应立即停药。

胞磷胆碱可以改善脑部神经营养状态,能够促进脑组织代谢,有一定的改善脑功能作用,对于高原脑水肿患者可用于帮助苏醒。用法:胞磷胆碱钠注射液 500 mg,加入 10% 葡萄糖液 250 mL 静脉滴入。

5)纠正水、电解质紊乱及酸碱失衡。对于高原脑水肿昏迷的患者,由于无法进食及应用脱水利尿药,一般均存在着低钾及酸中毒,因此应常规补钾及纠正代谢性酸中毒。具体用法:10% 氯化钾 1.5 g 加入 10% 葡萄糖 500 mL 静脉点滴用于补钾,每日可给予 3~5 g,氯化钾静脉点滴时,每小时不超过 1 g;5% 碳酸氢钠 250 mL 静脉滴注,用于纠正代谢性酸中毒。

6)预防和控制感染。高原脑水肿患者昏迷时间较长者,极易发生肺部和泌尿系统的继发性感染,故可选用抗生素加以预防。造成肺部感染的病原菌,以肺炎链球菌最为常见,预防首选青霉素类药物,此外,定时给患者翻身拍背,使痰易咳出,也是预防肺炎的极好措施。

7)低温疗法。是降低机体耗氧量的有效措施,它对于减少脑血流量、降低脑组织耗氧量、促进受损细胞功能恢复、消除脑水肿十分有利。低温疗法仅适用于重症高原脑水肿病例,特别是高原脑水肿合并感染伴发热者。对于重症高原脑水肿病例可根据情况采用冬眠疗法或冰袋乙醇等物理降温治疗。

8)胃肠外营养。也称人工胃肠,是指从静脉供应患者所需要的"全部"营养要素。包括丰富的热量、必需氨基酸和非必需氨基酸、维生素、电解质及微量营养元素,使患者在不进食的状况下仍然可以维持良好的营养状况,见表 5-3。

表 5-3 胃肠外营养配方(经外周静脉)

| 7% 复合氨基酸 | 1 000 mL |
| --- | --- |
| 20% 脂肪乳剂(或 10% 脂肪乳剂 750 mL) | 400 mL |
| 10% 葡萄糖 | 1 500~2 000 mL |

续上表

| 复合微量元素 | 10 mL |
| --- | --- |
| 胃肠外用维生素+电解质 | 40 mL |

(3) 恢复期的治疗。患者经过抢救,脱离昏迷进入恢复期后,仍要严密观察其生命体征和意识,防止病情变化,以防再次进入昏迷。同时要积极预防和治疗并发症。氧气可改为 2~4 L/min 间断吸入,根据病情输入能量合剂、维生素C;中枢抑制明显者可适当应用中枢兴奋药,保持体液和电解质平衡,能进食者,给予多次、少量流质饮食,保证营养供应。

(四) 护 理

高原脑水肿患者在高原现场救治仍有较高的死亡率,有条件时可及时转到相对低海拔地区或平原。高原脑水肿患者最主要的临床特点是显著的低氧血症和严重的神经精神症状甚至昏迷。由于该病病情危重,合并症及并发症多,若救治不及时常使患者死亡。所以,在高原脑水肿治疗中,护理工作就显得特别重要,必须格外引起重视。

1. 入院前的准备工作

(1) 当接到收治高原脑水肿患者的通知时,护理人员在思想上应引起高度重视,问清患者是否已发生昏迷,以便选择病房,对已有昏迷且病情危重者,应准备单独病室,室内保持空气流通,室温最好在 15~20 ℃ 之间。

(2) 迅速准备好床铺,病床应安装床挡,以防坠床。对昏迷患者,有条件时,最好选用移动方便且能活动的制式高低床,以便病人到达病房后能保持合适体位。

(3) 迅速将氧气、鼻导管准备妥当,必要时准备好导尿包、气管插管或气管切开包等物品。

2. 初期昏迷患者的护理

(1) 病人进入病房后,立即给予鼻管吸氧,氧流量一般为 6~8 L/min,直至病情稳定。氧气须经湿化器湿化。对合并有高原肺水肿的患者,应给氧气湿化瓶内加入适量 95% 的乙醇,以达到消除呼吸道内泡沫张力的作用。必要时可用二甲硅油喷入口鼻消泡。

(2) 严格卧床休息。头部抬高 30° 为宜。对烦躁不安者,在医师指导下酌情给予镇静剂,以免加重缺氧,必要时将其手足给予约束,以防病人受伤或伤及他人。

(3)严密观察呼吸、脉搏、血压、体温、瞳孔及神志变化,及时报告医师。

(4)保持呼吸道通畅,及时清除分泌物,定时清洁鼻导管。

(5)给予高糖、多种维生素、易消化之饮食,对不能进食者,可考虑鼻饲饮食。每天热卡量应保持在 200 g 葡萄糖的热量以上。

(6)准确记录 24 h 出入量。

3. 昏迷期患者的护理

(1)保持室内空气新鲜,注意保温,室温应保持在 15~20 ℃ 之间。

(2)让病人平卧,头部抬高约 15°~20°,头偏向一侧,若安装有义齿者应及时取出。

(3)氧气流量宜偏大,一般 6~8 L/min。病人清醒后仍需间断吸氧数天,以防再度昏迷。

(4)保持呼吸道通畅,防止舌后坠,及时吸痰,清除呼吸道分泌物,定时清洁鼻导管,防止阻塞(一般每 4 h 清洁 1 次)。如行气管内插管或气管切开术则应按气管内插管或气管切开术后护理要求进行。

(5)密切观察病情变化,根据病情定时测量生命体征,并认真记录。对高热、脉搏时快时慢或洪大,呼吸不规则,血压忽高忽低者应随时报告医师。认真观察瞳孔变化,注意瞳孔大小、形状和对光反射。对抽搐强烈者,应适当固定抽搐的肢体,并详细记录抽搐的经过和程度、抽搐的总次数及持续时间,并注意抽搐时瞳孔、神志的改变。

(6)维持循环功能,建立良好的静脉通道,以便静脉给药。必要时应行静脉切开。静脉穿刺后注意保护血管,防止脉管炎的发生。

(7)留置导尿,每天用生理盐水或 0.1% 的新洁尔清洗尿道口,用 1∶5 000 呋喃西林液冲洗膀胱,每天 1 次。不建议频繁更换导尿管。

(8)加强呼吸道及口腔、眼睛的护理,防止并发症的发生。昏迷病人常张口呼吸,口腔内干燥,多有口垢形成,往往会造成口腔局部炎症或溃疡,故应经常清洗。一般每隔 3~4 h 用生理盐水擦洗 1 次,口唇用油类物质保护,以免干燥、皲裂。眼睑不能闭合时,可涂四环素眼膏,用凡士林纱布遮盖。

(9)加强皮肤护理,预防发生褥疮。推荐使用电动床垫辅助定时翻身,避免局部长期受压。一般白天每 2 h 翻一次,夜间每 3 h 翻一次,每次翻身时用 50% 樟脑乙醇按摩骨骼的突出部位，如肩胛骨、尾骶骨、枕部等，时间 15 min 左右，按摩后涂搽滑石粉。定期温水擦浴全身，注意床单平整、干燥。

（10）对高热者，要进行物理降温，可用冰帽，并在全身表浅大血管处（如腹股沟、肘内侧、腋窝等处）置放冰袋，如果降温效果不理想，可用乙醇混合温水擦浴。在做物理降温时要注意防止冻伤发生。

### （五）预　后

高原脑水肿患者经积极救治，绝大多数能痊愈，不留后遗症。个别病例因延误治疗或脑组织损害严重或昏迷时间过长，可遗留不同程度的视物模糊、健忘、记忆力减退、瘫痪、声音嘶哑、失语等。高原脑水肿患者昏迷时间愈长，并发症愈多，则预后愈差。高原脑水肿的病死率与治疗地点的海拔高度有很大关系，海拔越高，救治条件越差，病死率就越高。

高原脑水肿的死亡原因与下列因素有关：①患者病情严重，昏迷时间过长，脑组织缺氧产生的不可逆性损害较重；②合并高原肺水肿、严重感染、脑出血及多器官功能衰竭等；③发病地区海拔较高（4 500 m 以上）、医疗条件差、运送困难。

## 五、急性高原病的就地治疗与低转下送

### （一）基本概念

高原现场对急性高原病患者的处置包括就地治疗、阶梯治疗、终点治疗（低转下送治疗）。在发病现场实施有效治疗即为就地治疗，包括快速转运至相同或接近发病地点海拔高度区域的医治过程。从发病现场转运至低海拔终点连续有效治疗的全过程为阶梯治疗，而送至低海拔地区终点医疗点的治疗为终点治疗。

### （二）就地治疗原则

就地治疗是在特定的海拔高度、发病现场区域、特定医疗条件下对急性高原病进行的合理治疗。其治疗原则为：预防为先、早期诊断、早期治疗、治轻防重、治中有防、防治结合。人群调查、门诊、巡诊、定点医疗"四个环节"是实现就地治疗原则的必要途径，缺一不可。

人群调查：对进入高原的人群进行适应性体检，筛选高危人群（无基础预防、药物预防、大年龄组等）和高危个体（急性高原病易感者及有高危因素者）。高危人群和早期病人，应进行重点预防或返回平原。对急速进驻高原人群要特别注意第一周的发病情况，并认真落实防治措施。

门诊进行常规检查,特别针对头痛、咳嗽、呕吐就诊病人。身体检查要详细,以便及时发现急性高原病患者。

对因各种原因不能及时就诊者要巡诊。白天巡诊的目的是早期发现可疑病人,夜间巡诊是对可疑病人及已患病者进行重点查看。

定点医疗主要是针对病人的早期临床表现对症治疗,密切观察病情变化,做好进一步继续就地治疗还是低转下送的准备。

(三)就地治疗和低转下送选择

基层医疗机构就地治疗的患者,病情较轻,病理生理改变易逆转,代偿与康复能力相对较强。这些病人通过现场及时治疗,采用一般的治疗方法和用药即可奏效。有些轻型患者仅休息、吸氧即可痊愈。由于条件所限,就地治疗存在着局限性,如果经基本治疗后,病情无好转或有发生重型高原病倾向时,就要在保证路途安全的情况下采取低转下送治疗。对海拔 4 000 m 以上地区的急性高原病患者,经治疗病情稳定后低转下送是首选方案。

将患者迅速转入低海拔(如 3 000 m 以下)或较发病所在地海拔下降 500 m 以上地区,脱离缺氧环境,在氧气充足的条件下,缺氧及引起的一系列症状会很快消失。迅速下送适合交通方便、路途较近,能在短时间内顺利转送至低海拔(3 000 m 以下)地区的情况下进行。如路途遥远、翻山越岭、行车颠簸,不能持续保持供氧,最好就地治疗,否则病人极有可能死于转运途中。因此,急性高原病患者是否下送,应根据当时当地的具体情况,如地理环境、海拔高度、病情轻重、抢救设备等区别对待。

就地治疗、途中治疗和终点治疗形成一个有机的整体,且病人的预后在很大程度上取决于现场医务人员的决策和连续有效的救治措施。因此要将现场首诊负责的理念贯彻治疗的始终。

综上所述,就地治疗应与必要的转运治疗有机结合,以期使每例患者都尽可能选择最有效的治疗。实现就地治疗的先决条件是早期发现病人,通过现场门诊、巡诊,对有前驱表现和早期临床征象者反复随诊、密切观察后才能确认。转运必须坚持低转的原则,在转运途中还要边转边治,避免转运途中死亡。就地治疗或拟转运治疗应根据条件、病情、转运条件及个体是否适合继续留高海拔地区等因素综合考虑。如符合下列情况者应优先选择低转下送治疗:①现场无系统抢救设备、药物及合适的医务人员;②病情严重但无生命危险;③病情严重有生命危险,已经现场有效处理,途中能持续给氧和用药;④现场人群转移,不能携带病员时也应组织下送。下送要具备"四有"条件:①有性能良好的救护车;②有训练有素的医护人员护送;③有充足的氧气供给(高压袋或高浓度吸氧);④有沿途医疗接应。

随着现代交通工具的改善,对于道路阻塞且发生在高海拔地区的重症患者,可申请直升机接送病人。

## 六、小　　结

防控急性高原病是施工队伍初上高原进入海拔 3 000 m 以上地区首先遇到的问题,进场 15 天之内是关键时段。绝大多数参建人员通过阶梯适应、适度吸氧等综合措施得到良好习服,会大概率降低急性高原病的发生,同时对极个别的低氧易感者,在筛查后促其尽快返回平原。

本节依据各级救治机构的医疗条件、医护人员、医疗设施配备不同,诊断救治策略也各有偏重。对于批量进入高原的参建人员,在各级救治时具体的诊断救治重点是什么,如何诊断、治疗,以及要达到的救治目的仅进行了简要说明。

结合高原铁路建设现场实际,采取急性高原病分级诊断救治策略,可有效提高急性高原病的救治效率,尽量减少施工队伍在高原期间因急性高原病引起的减员。各救治阶段的诊断和治疗是连续的过程,需要根据各救治环节的实际救治能力,在后续救治阶段不断修正和完善。充分发挥各救治环节的治疗作用,能及时有效、连续地使病员在各级救治中得到更好治疗,对提高我国高原地区铁路建设过程中降低因急性高原病造成的减员,有着重要的意义。

## 第四节　慢性高原病防治

慢性高原病(CMS)是指长期在海拔 2 500 m 以上低气压、缺氧地区生活和工作,对高原环境丧失习服所致的独特临床综合征。主要特征为过度的红细胞增多(男性 Hb≥210 g/L,女性 Hb≥190 g/L,又称高原红细胞增多症);严重的低氧血症,伴有重度肺动脉高压(又称高原肺动脉高压),以致可发展为类似肺心病和充血性心力衰竭(又称高原心脏病)。当患者转至低海拔地区症状逐渐消失,重返高原则症状复发。

## 一、临床表现

### (一) 症　　状

本病呈慢性经过,和患者的缺氧程度密切相关,以高原移居者多见,世居人群较少。在高原移居人群中,部分敏感个体在高原生活一年即可发病,但一般无明显的发病时间,与个体对高原环境的耐受性有关,不同个体差异极大。由于红细胞过度增生,导致血液黏滞度增加、血流变缓,在血液循环末梢尤其是微循环处淤积,加重组织缺氧。各个器官和组织缺氧程度的不同,以及对缺氧的敏感程度差异,使得临床症状多种多样,常见的有头痛、耳鸣、局部感觉异常、呼吸困难/心悸等。综合国内外关于 CMS 的报道,除上述症状外,还会出现头晕、记忆力减退、气短乏力、睡眠障碍、肢体末端麻木、骨骼/关节疼痛等。女性还可能出现月经不调,而男性可能出现性功能减退、性欲降低等。

### (二) 体　　征

患者由于缺氧,颜面部、口唇、耳垂和耳郭边缘以及甲床等部位会出现不同程度的发绀。由于红细胞过度增生,使得面颊、耳缘、鼻梁和结膜的毛细血管扩张,眼结膜明显充血,并形成网状外观。与发绀叠加,导致颜面部呈现出一种独特的紫红色,即"高原多血貌",是 CMS 患者最突出的体征。随着缺氧时间的延长,缺氧程度进一步加重,可出现右心室扩大,肝脾肿大,颜面部和双下肢水肿等。心尖部和肺动脉瓣处可闻及 I~II 级杂音,也有患者可能出现心律不齐。在部分患者中还可能出现杵状指、反甲等。

### (三) 辅助检查

1. 血常规

突出表现是红细胞过度增生,红细胞数目和血红蛋白浓度显著上升。在秘鲁(海拔 3 850 m),CMS 患者的平均血红蛋白浓度可达 235 g/L,而国内汉族移居人群也可达 229 g/L,随着海拔高度增加,患者的血红蛋白浓度不断增高。白细胞总数和分类在正常范围,血小板计数变化幅度与同一海拔的健康人群一致。

2. 心电图和 X 线检查

单纯的高原红细胞增多症心电图多无异常,可能会出现 QRS 低电压、右束支传导阻滞等。当出现高原肺动脉高压合并心脏损害时,心电图可出现右室增大征、心电轴右偏。X 线可出现肺纹理增多增粗紊乱、右室增大、肺动脉圆锥突出和肺动脉干扩张、右下肺动脉增粗等。

## 二、诊　　断

### (一)一级诊断

1. 诊断条件

(1)症状:头痛、头晕、气短及(或)心悸、睡眠障碍、疲乏、局部发绀、手心及脚底有灼烧感、静脉扩张、肌肉及骨关节疼痛、食欲不振、记忆减退、精神不集中。

(2)检验:红细胞增多(男性 Hb≥210 g/L,女性 Hb≥190 g/L)。

(3)危险因素:既往有 CMS 史、有低通气及对低氧通气缺乏呼吸易感性、睡眠呼吸暂停及其他呼吸功能不全、超重肥胖和闭经期后。

2. 青海 CMS 记分系统

此记分系统(表 5-4)可确定 CMS 及其严重程度,也便于不同高原地区 CMS 的相互比较。此记分系统建立于临床征象及高原的血红蛋白(Hb)值基础上。

表 5-4　青海 CMS 记分系统

| 症　　状 | 评分 | 症　　状 | 评分 |
|---|---|---|---|
| 呼吸困难/心悸 | | 局部感觉异常 | |
| 　无呼吸困难/心悸 | 0 | 　无局部感觉异常 | 0 |
| 　轻度呼吸困难/心悸 | 1 | 　轻度局部感觉异常 | 1 |
| 　中度呼吸困难/心悸 | 2 | 　中度局部感觉异常 | 2 |
| 　重度呼吸困难/心悸 | 3 | 　重度局部感觉异常 | 3 |
| 睡眠障碍 | | 头痛 | |
| 　正常睡眠 | 0 | 　无头痛 | 0 |
| 　睡眠不如正常好 | 1 | 　轻度头痛 | 1 |
| 　较长时间清醒,睡眠不佳 | 2 | 　中度头痛 | 2 |
| 　难以入睡 | 3 | 　重度头痛 | 3 |
| 发绀 | | 耳鸣 | |
| 　无发绀 | 0 | 　无耳鸣 | 0 |
| 　轻度发绀 | 1 | 　轻度耳鸣 | 1 |
| 　中度发绀 | 2 | 　中度耳鸣 | 2 |
| 　重度发绀 | 3 | 　重度耳鸣 | 3 |
| 静脉扩张 | | 血红蛋白(Hb)值 | |
| 　无静脉扩张 | 1 | 　男性:18 g/dL ~ 21 g/dL | 0 |
| 　轻度静脉扩张 | 1 | 　女性:16 g/dL ~ 19 g/dL | 0 |
| 　中度静脉扩张 | 2 | 　男性:≥21 g/dL | 3 |
| 　重度静脉扩张 | 3 | 　女性:≥19 g/dL | 3 |

最后判定:将上述症状记分与 Hb 记分累加一起,按总计分数判定 CMS 如下:

0~5 分——无 CMS;

6~10 分——轻度 CMS;

11~14 分——中度 CMS;

≥15 分——重度 CMS。

### (二)二级诊断

将慢性高原病分为高原红细胞增多症和高原心脏病进行诊断。

1. 高原红细胞增多症

见一级诊断。

2. 高原心脏病

长时间缺氧可发生严重的低氧血症,导致肺动脉高压(参照 HAPH)及心力衰竭。根据心脏损害程度,分为轻度、中度和重度高原心脏病。

(1)轻度高原心脏病:肺动脉平均压>20 mmHg 或肺动脉收缩压>30 mmHg(采用超声心动仪测定),且胸部 X 片、心电图、超声心动图检查有一项以上显示右心增大。

(2)中度高原心脏病:肺动脉平均压>40 mmHg 或肺动脉收缩压>60 mmHg,右心增大,活动后乏力、心悸、胸闷、气促,并有发绀、轻度肝大、下垂性水肿,肺动脉瓣第二心音亢进或分裂等。

(3)重度高原心脏病:肺动脉平均压>70 mmHg 或肺动脉收缩压>90 mmHg,稍活动或静息时出现心悸、气短、呼吸困难,明显发绀、肝大、下垂性水肿、少尿等。

### 三、鉴别诊断

(1)患者应无慢性肺疾患(慢性支气管炎、慢性阻塞性肺疾病、支气管哮喘、支气管扩张症、囊性纤维化、肺癌等)以及其他导致低氧血症的慢性疾病。对于这类情况,即由于低氧血症而继发红细胞过度增多,在高原可诊断为"继发性 CMS",应通过肺功能检测来判断肺功能。

(2)居住地海拔 2 500 m 以下不能确立 CMS。

### 四、CMS 易感因素

目前,CMS 多见于中老年男性,发病率随着海拔上升和高原居住时间延长而增高（海拔 2 500 m 以下 CMS 极少发病）。研究发现，CMS 病史、任何可能导致肺通气功能下降并引起低氧血症的疾病、年龄超过 40 周岁、男性、绝经后状态以及超重（BMI≥24.0）等都是 CMS 的危险因素。此外，影响 CMS 发生的因素还包括海拔高度、高原居住期限、个人生活习惯以及职业等，如在海拔 5 000 m 以上地区发病率显著增加，移居青藏高原生活时间超过 5 年或帕米尔高原生活超过 10 年，以及吸烟和饮酒也会增加罹患 CMS 的风险。在高原隧道作业群体中，因为劳动强度大、通风受限、缺氧严重，较同等海拔高度的其他人群发生 CMS 的风险更高，是职业性高原低氧损伤中应特别关注的群体。

## 五、小　　结

慢性高原病发病进展缓慢，易感者最早可以在进入高原半年后发病。青藏铁路建设期间，部分在高原连续体力劳动 2～3 年或频繁往返高低海拔的参建人员，出现了不同程度的红细胞增高、肺动脉高压以及心脏电生理和结构异常等改变，由于采取了积极的卫生学干预措施，未发生慢性高原病的病例报道。

高原铁路建设工期长，增加了 CMS 发病的概率。因此，防控 CMS 是一项长期不可怠慢的工作。基层医务人员在日常高原常见病的诊疗中，对久居高原的参建人员要警惕发生慢性高原病的征兆。对疑似病人，要检查 Hb（每周测定一次，连续测定 3 次以上，以利于综合判定）并结合"青海 CMS 记分系统"进行筛查，如发现有轻、中度红细胞增多症时，要让患者到医院进行进一步心、肺功能检查。参建人员在高原工作期间男性 Hb≥210 g/L，女性 Hb≥190 g/L，肺动脉平均压＞25 mmHg，且持续 3 个月未改善，或心电图、超声心动图、心脏 X 线检查一项示有右心增大早期表现者，应调离高原工作岗位，转至低海拔地区观察治疗；确诊为 CMS 者，不应再返高海拔地区工作。这样可以将机体慢性损伤控制在器质性病理变化之前，以杜绝慢性高原病的发生。

## 第五节　高原氧疗技术

### 一、氧疗概念及高原氧疗

通过吸入高于空气氧浓度的气体，以提高动脉血氧分压、血氧饱和度及氧含量，纠正低氧血症的治疗方法，简称氧疗。

高原环境对人体最大的影响是环境低氧引起的低张性缺氧,而氧疗可以从根本上解决缺氧问题,是一种简单、方便、经济、安全、有效的治疗方法。氧疗在高原应用,不仅是治疗急、慢性高原病的首要措施,对于提高高原人群生存质量也有着重要意义。在总结已有证据的基础上,结合高原铁路三级医疗体系设置特点,提出氧疗策略,阶梯降低、目标导向原则,以及氧疗具体实施方案。实施中应注意适应证、氧流量、疗程及可能出现的并发症,以及用氧不当对人体产生的不利影响。因此,临床应密切观察患者体征和检验数据变化,及时调整治疗方案。

## 二、人体摄取和利用氧气的过程

人体内氧的储备很少,健康人体内储存氧约 1 500 mL,静息状态下每分钟耗氧量约 250 mL,如果停止呼吸,约 4~5 min 即可对大脑造成不可逆的损伤。因此,健康人群需要呼吸器官不断从空气中摄取氧气,以满足组织细胞正常的生理活动。人体对氧气摄取过程为肺通气、肺换气(外呼吸),气体在血液中的运输,组织换气、细胞内氧化代谢(内呼吸),如图 5-2 所示。上述摄取氧气过程任何环节出现障碍,可引起机体发生缺氧。

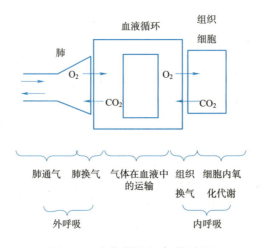

图 5-2 人体摄取氧气的过程

## 三、缺氧类型和缺氧程度判断

### (一)缺氧分类

(1)低张性缺氧:又称乏氧性缺氧,即由于吸入空气中氧分压过低,肺通气氧分压、气管内氧分压、肺泡氧分压及动脉血氧分压依次降低,形成"氧瀑布"效应而引起的低氧血症。主要表现为动脉血氧分压和血氧饱和度降低。高原环境缺氧属于这种低张性缺氧,其补氧氧疗效果最好。

(2)血液性缺氧:由于血红蛋白减少或性质改变造成血氧含量降低或血红蛋白的氧不易释放所致。常见于贫血、高铁血红蛋白血症、一氧化碳中毒等。

(3)循环性缺氧:由于心血管循环障碍、血液输氧能力下降、组织血流量减少,造成组织供氧减少所致。常见于休克、心力衰竭。慢性高原心脏病心功能下降,引起血液循环输氧能力下降,造成循环性缺氧。

(4)组织性缺氧:由于组织细胞利用氧障碍所引起的缺氧,如线粒体功能受损、呼吸酶合成减少、线粒体损伤等。常见于氰化物中毒。

(二)缺氧程度的评估判断

依据临床表现、脉搏血氧饱和度,可做出缺氧程度诊断:

(1)具有高原环境低气压缺氧的病因;

(2)具有呼吸急促或呼吸困难临床表现;

(3)皮肤、黏膜发绀;

(4)动脉血氧饱和度或脉搏血氧饱和度监测异常。

## 四、氧疗的类型

氧疗根据环境空气压力、吸氧流量、吸氧浓度等不同条件,可做出不同分类。

(一)按环境空气压力分类

(1)常压氧疗。指在一个大气压下的吸氧疗法。在平原自然环境或高原平衡(微压)舱内吸氧疗法属于常压氧疗。

(2)低压氧疗。指在低于一个大气压下的吸氧疗法。高原自然环境(低压、低氧)吸氧疗法,属于低压氧疗。

(3)高压氧疗。指在高于一个大气压下的吸氧疗法。在高压氧舱内吸氧疗法,吸氧压力一般在1.2~3.0个大气压,属于高压氧疗。

(二)常压下氧疗类型

在平原地区常压环境中,医疗机构针对患者不同基础疾病导致的供氧不足或低氧血症,常采取以下分类进行氧疗。

1. 按吸氧流量分类

按照常压下鼻导管吸氧法可分为：

(1) 低流量：氧流量 1~2 L/min。

(2) 中流量：氧流量 2~4 L/min。

(3) 高流量：氧流量 4~6 L/min。

2. 按吸氧浓度分类

(1) 低浓度吸氧：氧浓度 <40%。

(2) 中浓度吸氧：氧浓度 40%~60%。

(3) 高浓度吸氧：氧浓度 >60%。

## 五、高原氧疗基本原则

### (一) 高原氧疗策略

铁路沿线根据驻地分布、作业环境，统筹规划建设制氧系统。鉴于海拔高度与人体氧分压及脉搏血氧饱和度变化密切相关（表 5-5），因此采取分类实施不同海拔差异化供氧。根据病情需要采取现场急救、转运途中和医院治疗等不同的氧疗策略。

表 5-5 海拔高度与氧分压及脉搏血氧饱和度的关系

| 海拔高度<br>(m) | 大气压<br>(kPa) | 大气氧分压<br>(kPa) | 肺泡气氧分压<br>(kPa) | 脉搏血氧饱和度<br>(%) |
| --- | --- | --- | --- | --- |
| 0 | 101.3 | 21.2 | 14.0 | 96 |
| 1 000 | 90.7 | 18.7 | 12.0 | 94 |
| 2 000 | 80.0 | 16.5 | 9.60 | 92 |
| 3 000 | 70.7 | 15.5 | 8.26 | 90 |
| 4 000 | 61.3 | 13.1 | 6.67 | 85 |
| 5 000 | 54.0 | 11.3 | 6.00 | 75 |
| 6 000 | 47.3 | 9.86 | 5.33 | 66 |

### (二) 目标导向原则

根据患者所处不同海拔高度和低氧指征，选择合理的氧疗目标。氧疗后，脉搏血氧饱和度（又称经皮血氧饱和度，$SpO_2$）推荐期望目标值为不低于95%，至少90%~94%。

### (三)阶梯降低原则

现场救治中对于急性高原病严重低氧血症患者,在密切观察下,应贯彻阶梯降低原则,根据病情选择从高浓度至低浓度的氧疗方式。

## 六、高原氧疗实施

根据医疗条件,分为现场、转运和医院三种用氧方式。

### (一)现场实施

现场氧疗主要依据参建人员体征和血氧饱和度判断缺氧程度,采用鼻导管和普通面罩方式输氧,缓解缺氧状态。高原氧疗包括保健性氧疗和治疗性氧疗。

1. 保健性氧疗

指日常生活和工作中吸氧,达到预防供氧不足、缓解疲劳、恢复体力、纠正潜在低氧血症的氧疗方法。参建人员全员适宜保健性氧疗,对于以下人群吸氧提倡:

(1)海拔3 000 m以上:参建人员长期居留海拔3 000 m以上高原,机体持续处于缺氧状态,往往会发生病理性改变;尤其是持续在海拔4 500 m以上地区,往往会造成不可逆性损伤。因此,进行氧疗预防慢性高原病的发生,有利于身体健康,提高生活质量。

(2)长期睡眠障碍:长期居住高原的参建人员可能出现睡眠障碍,如入睡困难、睡眠中断、晨醒过早、打鼾、夜惊、梦魇等。可以在睡前进行低流量吸氧,或在富氧室内休息、睡眠,以改善睡眠状况。

(3)强体力劳动:长期从事重体力劳动者,宜定期进行氧疗。在劳动过程中或劳动后进行低流量吸氧,可以迅速消除疲劳、恢复体力,减少慢性高原病的发生。

(4)精细活动:缺氧抑制中枢神经系统功能,神经肌肉传导受损,临床上可出现运动障碍,严重时可致肢体软弱无力、步态蹒跚,握物操作时手腕颤抖不稳等。因此,操作精密设备、仪器和科学实验等精细活动时,吸入低流量氧可以改善中枢神经系统功能,加强肢体运动的准确性和灵活度,提高工作效率,避免和减少失误。

(5)调度指挥:严重高原缺氧可致大脑分析功能、判断和决策能力降低,因此不利于进行调度指挥或重大决策。在必要时,可以低流量吸氧,以促进大脑功能恢复,增强记忆力、判断力、分析力和创造力,以提高指挥的精准和高效。

保健式氧疗通常采用每日低流量鼻导管吸氧,利用午间休息、晚间睡眠时间,每天累计时间不少于 4~6 h。

人员比较集中的单位可采用集中分布式供氧方式,人数不多的情况下,也可建设弥散富氧室和设立平压氧舱作为保健性氧疗的方法。

2. 治疗性氧疗

治疗性氧疗指高原施工现场或沿线卫生所救治患者时的氧疗方法。适宜治疗性氧疗人员如下:

(1)高原病:初入高原 1 周以内,如果出现头痛、头昏、恶心、呕吐、腹痛、腹泻、食欲不振、心悸、气喘、乏力、失眠多梦或嗜睡等急性高原反应时,应低流量吸氧。如果发生高原肺水肿或高原脑水肿时,应视病情轻重予以中、高流量持续吸氧。有条件时可进行平压舱或高压氧舱治疗。注意不要过早停止吸氧,以防病情反复发生。慢性高原病患者在低转下送前也应吸氧,可根据病情遵医嘱执行。

(2)睡眠呼吸障碍:高原上容易出现睡眠呼吸障碍,包括上气道阻力综合征、单纯鼾症、睡眠呼吸暂停综合征等引起的夜间低氧血症。其中发病率较高、对人体健康影响较大的是阻塞性睡眠呼吸暂停低通气综合征。出现睡眠呼吸障碍者应该夜间持续吸氧,有条件的可用弥散供氧。

3. 现场氧疗需要注意的问题

(1)高原平衡氧舱内氧疗。可参照常压分类方法确定氧疗方案。

(2)在施工现场救治急性高原病患者,按常压下流量或浓度实施氧疗时,有时不能达到理想目标效果。可在平原氧疗用量的基础上适当增加流量或浓度,采用增加 2~4 L/min 或 30%~40% 浓度方法。

(3)高原施工现场突发急性缺氧引起的呼吸困难、剧烈头痛,甚至晕厥时,急救人员可采取增压措施与应急氧疗方法,就地给予高流量吸氧,张口呼吸者导管可伸入口腔内,以迅速缓解急性缺氧状态,为专业医疗救治赢得时间,挽救生命。

(4)建设者初上高原后,机体为了适应外界低氧环境,会发生一系列代偿适应性变化,内环境从不平衡到平衡,逐渐取得对高原低氧环境的习服。在此过程中,持续的低氧刺激是引发机体代偿反应的根本原因。因此,如果没有明显的急性高原反应症状可不吸氧。

(5)出现吸氧的反常效应或用氧不适时,应适度调整或控制吸氧,降低吸氧浓度,或暂停吸氧。

对高原氧疗现场实施总结概括见表5-6。

表5-6 高原低压低氧自然环境下鼻导管吸氧方式

| 需求氧流量分级 | 吸氧流量(L/min) | | 缺氧程度 | 适应证 |
| --- | --- | --- | --- | --- |
| | 高原平衡舱内(增压后相当于常压下) | 低压低氧自然环境下 | | |
| 保健性吸氧 | 无须给氧 | 1~2 | 供氧不足 | 建设人群日常保健性吸氧 |
| 低流量吸氧 | 1~2 | 2~4 | 轻度缺氧 | 轻度高原反应 |
| 中流量吸氧 | 2~4 | 4~6 | 中度缺氧 | 中、重度高原反应 |
| 高流量吸氧 | 4~6 | 6~8 | 重度缺氧 | 高原肺水肿、脑水肿 |

注:吸氧流量高于8 L/min时,应选择其他适宜给氧装置(如面罩),以满足纠正低氧血症需求。

### (二)转运途中

在急性高原(肺水肿、脑水肿)病的转运途中,不得中断氧疗,有条件时应采用具有增压功能的救护车。

### (三)医院临床实施

医院氧疗多为急性重型高原病患者,应将氧气作为一种特殊的手段来使用,依据临床辅助检查、血气分析等开具氧疗处方或医嘱,采用较为复杂的供氧设备和高浓度输氧方式,以达到有效治疗的目标。

(1)在保证患者生命安全的前提下,评估患者低氧程度。氧疗以纠正患者的低氧血症为目的,需要在氧疗开始前了解患者血氧饱和度情况,采用脉搏血氧饱和度或动脉血氧饱和度进行监测,同时记录吸氧浓度。

(2)设定氧疗目标,并根据病情危重程度选择高浓度或低浓度氧疗工具。

(3)动态评估。氧疗开始后应当每5~10 min评估患者脉搏血氧饱和度或动脉血气分析变化情况,若脉搏血氧饱和度未能上升至目标范围,应当积极寻找原因并行血气分析检查,全面评估患者情况。

(4)氧疗的维持。稳定恢复期患者,脉搏血氧饱和度稳定于目标区间高限一段时间后,通常 4~8 h,可逐渐降低吸入氧气浓度。若心率、呼吸频率、脉搏血氧饱和度稳定,可酌情复查血气,逐渐降低吸入氧浓度。终止氧疗后,吸入空气时的脉搏血氧饱和度应当至少监测 5 min。若脉搏血氧饱和度仍处于目标范围内,可随后每 1 h 评估一次。若停止氧疗后出现低氧血症,则应当寻找恶化的原因,若氧合仍不能维持,应当再次给予重新评估并选择合理的氧疗方法。若患者原发疾病改善,且脉搏血氧饱和度在目标范围,可根据具体情况继续当前氧疗方式。

## 七、常用氧疗工具和设备

### (一)鼻导管

鼻导管[图 5-3(a)]是现场、卫生所以及医院临床最常用的吸氧装置。鼻导管吸入氧浓度与氧流量有关。当氧流量为 1~6 L/min 时,氧浓度迅速提高;当氧流量大于 6 L/min 时,氧浓度增加的幅度明显减少。此外鼻导管吸氧无法充分湿化,当鼻导管吸氧流量大于 5 L/min 时,虽然吸氧浓度会有所增加,但此时干燥的高流量氧气会导致患者呼吸道黏膜干燥及不适,导致患者难以耐受。为了达到其疗效,可以更换其他氧疗工具,比如在现场可选用普通面罩,在医院可选用储氧面罩、经鼻高流量氧疗装置等。

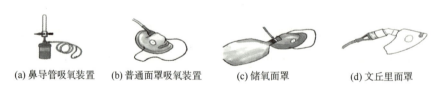

(a) 鼻导管吸氧装置　　(b) 普通面罩吸氧装置　　(c) 储氧面罩　　(d) 文丘里面罩

图 5-3　常用氧疗工具和面罩

### (二)面　罩

1. 普通面罩

普通面罩[图 5-3(b)]可提供 40%~60% 的氧浓度,适用于低氧血症且不伴有高碳酸血症风险的患者。使用时面罩需紧贴口鼻周围,由弹力带固定于枕部。小于 5 L/min 的氧气流速时,面罩内的二氧化碳将难以被完全冲刷导致二氧化碳复吸,因此普通面罩吸氧流速不应低于 5 L/min。

2. 储氧面罩

储氧面罩[图5-3(c)]在普通面罩下附加体积600~1 000 mL的储气囊,当储气囊充满时,吸入氧浓度可以达到60%以上。部分重复呼吸面罩在面罩与储气囊之间无单向阀,导致患者重复吸入部分呼出气体。在密闭较好的部分重复呼吸面罩,氧流量为6~10 L/min时,吸入氧浓度可达35%~60%。无重复呼吸面罩在面罩与储气囊之间有单向阀,从而避免吸气时重复吸入呼出气。为保证面罩内的呼出气体能够被冲刷出去,氧流量至少要6 L/min。储氧面罩给氧浓度高于普通面罩,不适用于有二氧化碳潴留风险的慢性阻塞性肺疾病患者。

3. 文丘里面罩

文丘里(Venturi)面罩[图5-3(d)]是可调节的高流量精确给氧装置。吸入氧浓度设定<40%时与实测值误差小于2%;吸入氧浓度设定为40%以上时与实测值相差10%左右。

文丘里面罩的作用原理为氧气经狭窄的孔道进入面罩,产生喷射气流使面罩周围产生负压,与大气的压力差促使一定量的空气流入面罩。随着供氧流速的增加,进入面罩内的空气流速也相应增加,且喷射入面罩的气流通常大于患者吸气时的最高流速要求,因此吸氧浓度恒定。此外,高流速的气体不断冲刷面罩内部,呼出气中的二氧化碳难以在面罩潴留,故无重复呼吸。文丘里面罩可提供24%、28%、31%、35%、40%和60%浓度的氧气。因文丘里面罩可以实现高流量低浓度给氧,适合伴高碳酸血症的低氧患者。使用文丘里面罩时,首先设定患者的吸入氧浓度,其次根据患者的呼吸情况决定面罩提供的气体流量,最后调节氧源的给氧流量。

(三)高流量氧疗

经鼻高流量氧疗装置(High-Flow Nasal Canula, HFNC)包括鼻导管吸氧系统(加温湿化器、封闭式呼吸管路、双短鼻塞导管)和空氧混合器。能输送流速最高达60 L/min的空氧混合气体,氧浓度、流量可调,具有主动加温加湿功能。由鼻导管吸氧演变而来,如图5-4所示。对于急性低氧性呼吸衰竭,相比传统氧疗有较大优势,国内研究报道采用HFNC治疗高原肺水肿有明显的疗效。HFNC与无创正压通气相类似,均提供一定的肺泡外压和肺泡压力,有类似呼气终末正压通气(Positive End – Expiratory Pressure, PEEP)的作用,可以减少肺泡渗出,改善氧合,减轻肺水肿的发展。

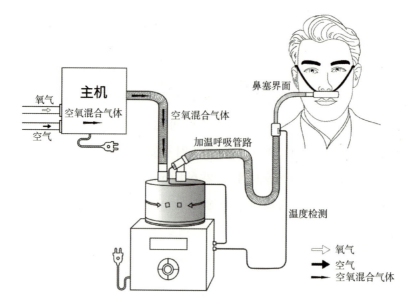

**图 5-4　经鼻高流量氧气湿化系统治疗流程**

上述各种氧疗设备比较,见表 5-7。

**表 5-7　各种氧疗设备比较**

| 低流量氧疗设备 | 流量<br>（L/min） | 输送氧浓度<br>（%） | 优　缺　点 |
|---|---|---|---|
| 鼻导管<br>适于低流量、低浓度给氧<br>流速 1~6 L/min<br>氧浓度 25%~45% | 1<br>2<br>3<br>4<br>5<br>6 | 25<br>29<br>33<br>37<br>41<br>45 | 优点：<br>　简便、快捷、价廉<br>　满足大部分轻症病人<br>　耐受性相对好,不影响患者进食、语言<br>缺点：<br>　供氧浓度不稳定,受潮气量、呼吸频率等多种因素影响<br>　不能提供高浓度氧<br>　长时间或 5 L/min 湿化不足,耐受性变差 |
| 普通面罩<br>适用于高浓度给氧<br>流速 6~10 L/min<br>氧浓度 35%~60% | 6<br>7<br>8<br>9<br>10 | 35<br>41<br>47<br>53<br>60 | 优点：<br>　简便、经济<br>　湿化及给氧浓度比鼻导管高<br>　不会窒息,比较适用于缺氧严重而无 $CO_2$ 潴留的病人<br>缺点：<br>　幽闭感,影响进食、说话,有误吸风险<br>　氧流量低于 5 L/min 会致 $CO_2$ 重复吸入 |

续上表

| 高流量氧疗设备 | 流量(L/min) | 输送氧浓度(%) | 优缺点 |
|---|---|---|---|
| 文丘里面罩 | 蓝色-2<br>白色-4<br>橙色-6<br>黄色-8<br>红色-10<br>绿色-15 | 24<br>28<br>31<br>35<br>40<br>60 | 优点:<br>精确给氧,流量高<br>患者呼吸模式不影响吸氧浓度<br>面罩不必与面部紧密接触,相对舒适<br>基本无$CO_2$重复吸入,适于低氧伴$CO_2$潴留的病人<br>缺点:<br>价格相对高,湿化能力一般,氧浓度有限<br>氧流量与氧浓度之间需匹配 |
| **高流量氧疗** | | | |
| 流速 0~60 L/min<br>氧浓度 21%~100%<br>温度 37 ℃<br>绝对湿度 44 mg $H_2O$/L<br>相对湿度 100% | 0~60 | 21%~100% | 优点:<br>精确给氧<br>良好湿化、温化<br>舒适性、依从性好<br>死腔冲洗效应<br>降低呼吸功,低水平气道正压<br>应用范围广泛,效果明显优于普通氧疗,不劣于 NPPV<br>缺点:<br>需专门设备和导管<br>价格昂贵 |
| **储氧系统** | | | |
| 储氧面罩<br>适用于高浓度给氧<br>与储氧袋配合使用<br>600~1 000 mL<br>流速 10~15 L/min<br>氧浓度可达 100% | 10~15<br>双侧无活瓣<br>一侧有活瓣<br>双侧有活瓣 | 80%~100%<br>80%~85%<br>85%~90%<br>95%~100% | 优点:<br>提供更高浓度氧,适用于严重缺氧病人<br>缺点:<br>幽闭感,影响进食、言语,有误吸风险<br>非重复面罩。若氧流量不足,将增加吸气负荷 |

### (四)高原室内弥散供氧设备

高原室内弥散供氧是近年来发展的保健性氧疗方法。其原理是采取人工手段,对高原地区室内氧浓度进行调节和控制,主要技术是通过弥散终端以扩散的方式向室内空间供氧,以提高室内氧浓度和人体肺泡氧分压,改善机体生理效应。

高原铁路建设期间,驻地宿舍、办公室、健康监护室、氧吧均可采取室内弥散氧疗法。可参照《不同海拔高度范围的氧气浓度要求》(GB/T 35414—2017),高原地区弥散供氧空间氧调可分为 A 级、B 级和 C 级,不同级别高原弥散供氧空间的氧气浓度(体积分数)应符合表5-8的要求。

表5-8 不同级别高原弥散供氧空间的氧气浓度要求

| 海拔高度(m) | 大气压力 | | A 级 | | B 级 | | C 级 | |
| --- | --- | --- | --- | --- | --- | --- | --- | --- |
| | (mmHg) | (kPa) | 氧气浓度(%) | 生理等效高度(m) | 氧气浓度(%) | 生理等效高度(m) | 氧气浓度(%) | 生理等效高度(m) |
| 3 000 | 525.8 | 70.1 | >24.3 | <1 800 | 23.2~24.3 | 1 800~2 200 | 22.3~23.2 | 2 200~2 500 |
| 3 500 | 493.2 | 65.8 | >24.7 | <2 200 | 23.4~24.7 | 2 200~2 600 | 22.3~23.4 | 2 600~3 000 |
| 4 000 | 462.2 | 61.6 | >25.0 | <2 600 | 23.6~25.0 | 2 600~3 100 | 22.3~23.6 | 3 100~3 500 |
| 4 500 | 432.9 | 57.7 | >25.3 | <3 000 | 23.8~25.3 | 3 000~3 500 | 22.4~23.8 | 3 500~4 000 |
| 5 000 | 405.2 | 54.0 | >25.5 | <3 500 | 23.9~25.5 | 3 500~4 000 | 22.4~23.9 | 4 000~4 500 |
| 5 500 | 378.7 | 50.5 | >27.3 | <3 500 | 25.5~27.3 | 3 500~4 000 | 23.9~25.5 | 4 000~4 500 |

高原氧调供氧等级的选择:

对于急进高原的人员,高原弥散供氧空间氧调宜采用 A 级。

对于短居高原的人员,高原弥散供氧空间氧调宜采用 A 级或者 B 级。

对于久居高原的人员,高原弥散供氧空间氧调的级别可按下列要求确定:

宿舍等休息及恢复环境,宜采用 B 级。

办公等工作环境,宜采用 B 级;难以实现时,可采用 C 级。

进行体育活动等较大劳动强度的环境(短时间),宜采用 A 级;难以实现时,可采用 B 级。

注:鉴于安全性,弥散供氧空间允许最大氧气浓度,详见表5-9。

表5-9 高原地区弥散供氧空间的允许最大氧气浓度

| 海拔高度(m) | 大气压力 | | 允许最大氧气浓度(%) |
| --- | --- | --- | --- |
| | (mmHg) | (kPa) | |
| 3 000 | 525.8 | 70.1 | 25.7 |
| 3 500 | 493.2 | 65.8 | 26.3 |
| 4 000 | 452.2 | 61.6 | 26.8 |
| 4 500 | 432.9 | 57.7 | 27.5 |
| 5 000 | 405.2 | 54.0 | 28.1 |
| 5 500 | 378.7 | 50.5 | 28.7 |

### (五)高原平衡氧舱设备

高原平衡氧舱设备,也称为高原平压/微压氧舱设备(图5-5),是有效预防高原缺氧和救治高原病的设备。目前微压氧舱(软体、硬体)都有应用,效果很好。其原理与高压氧舱相同,但最大增压限度不超过一个大气压。高原平衡氧舱采用耐压密闭舱体,通过输入一定压力氧气或空气,使舱内气压高于舱外环境,单位体积内的氧含量也随之增加,从而达到缓解高原缺氧及治疗高原病的目的。

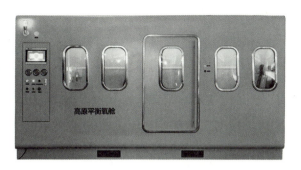

图5-5 平衡氧舱

高原平衡氧舱分为单人、双人和多人舱,多人舱适合多人保健性氧疗或高原病的救治。增压时,也可以配合氧气吸入,提高机体氧气获取效果,缓解或解除机体缺氧的影响。

### (六)智能同步呼吸供氧

智能同步呼吸供氧装置(图5-6)气压灵敏反应快,可随着呼吸的快慢及时供氧和停止。供氧多寡分若干档,可提前人工选择,也会随着海拔高度变化自动微调阀门开度。其具备三大优点:没有开关、不用湿化和节省氧气。节氧的原理是,只在人吸气的前半程供氧,吸气后半程和呼气全程不供氧(图5-7)。

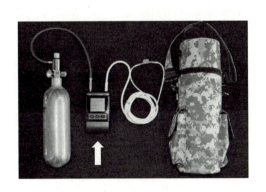

图5-6 便携式智能同步呼吸供氧装置

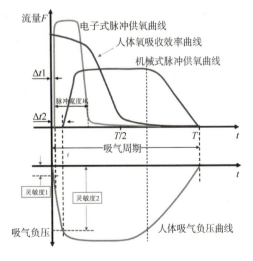

图5-7 同步呼吸供氧原理

## 八、高原氧疗的效果与安全性

### (一)高原氧疗效果的评价

青藏铁路建设期间,广泛应用就地制氧、用氧措施,满足了参建人员每日不少于 4~6 h 低流量保健性吸氧和救治急性高原病时中、高流量吸氧需求,使急性高原病发病率降低到 0.70%~0.90%,与没有广泛应用氧疗的青藏公路改建工程时期相比,急性高原病的发病率明显降低。青藏公路改建与青藏铁路建设对比见表 5-10。

表 5-10　青藏公路改建与青藏铁路建设对比

| 建设项目 | 统计年份 | 急性高原病发病率(%) | 急性高原病死亡率(%) | 备　　注 |
|---|---|---|---|---|
| 青藏公路改建 | 1991 年 | 13.4 | 10 | 无供氧条件 |
| 青藏铁路建设 | 2001—2004 年 | 0.70~0.90 | 0 | 制氧、供氧为卫生保障重点措施 |

### (二)氧疗安全性要求

氧疗与其他药物治疗一样,在发挥治疗作用的同时,如果使用不当,可能会出现毒副作用,应该引起重视。

1. 掌握安全用氧规律

青藏铁路建设和运营 20 年期间,由于科学认知、合理用氧,在高海拔、大人群吸氧实践中,未发生用氧安全事件。在保证高原用氧安全性的基础上,提高了氧疗的有效性,并总结出较为系统的氧疗经验。青藏铁路大量人群用氧的实践证明,在高原低气压环境下低流量吸氧是安全、有效的。

2. 控制氧疗负面作用

(1)氧的反常效应。据文献报道,在高原极度缺氧的情况下,突然吸入高流量、高浓度的纯氧,机体的反射性调节作用可能会加重原有的缺氧症状,如头痛、头晕、恶心加重,严重者可发生惊厥,称为氧的反常效应,又称为吸氧反应。在严重缺氧条件下,吸氧反应普遍存在,只是症状轻重有所不同。一般来说,缺氧越严重,吸氧反应症状发生率越高。而在缺氧程度相同时,吸入的氧分压越高,吸氧反应症状越重。因此,为缓解严重缺氧,在应用氧疗时,应高度注意吸氧反应发生的可能性,可采取循序渐进的方式,先给予低浓度、低流量氧气吸入,然后再根据情况逐渐提高氧流量。在实践中需要进一步观察收集总结氧的反常效应的经验教训。

（2）呼吸道干燥。呼吸道内保持95.0%～100.0%的相对湿度是黏液纤毛正常活动的必要条件。压缩气筒（氧气瓶）中放出的氧气极为干燥，湿润度大多低于4.0%，若患者鼻咽部功能不好，或氧气湿化不佳，可使气道干燥，净化作用减低，甚至可诱发哮喘。故氧气吸入时应通过湿化器，吸入器湿度不低于70%。

（3）防止交叉感染。面罩、导管、湿化器等氧疗用品，需定期更换、消毒。

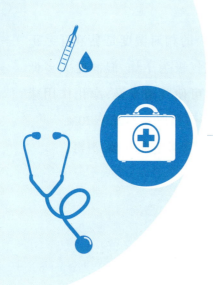

# 第六章
# 高原常见病

高原特殊的地理环境除易引起高原病外，呼吸、循环、消化、神经、皮肤等系统以及眼耳鼻喉口腔等部位常见疾病在高原地区的临床表现和治疗也有其特殊性。虽然这些疾病多数在平原也可发生，但在高原低氧、寒冷等特殊环境因素的作用下更容易发生，不及时治疗病情极易加重，与平原条件下相比造成的危害更为显著，需要引起高度重视。如果忽视常见疾病在高原的特殊表现，会严重影响高原铁路建设、运营等作业人群的身心健康。因此，也应加强防治。

## 第一节  急性呼吸系统疾病

高原低氧环境对人体的所有影响中，发生最早、最有意义的是对呼吸系统的影响。呼吸系统对高原低氧的反应程度是机体对高原环境习服程度的关键。初到高原低氧环境，人类抗衡低氧最有效的手段之一是加强呼吸，增强肺通气、换气、血液运氧和组织细胞内的气体交换，以缓解机体缺氧。针对急速进入高原人员，要做好因高寒缺氧诱发的急性呼吸系统疾病的防护，避免部分人员因免疫力降低引起急性呼吸系统疾病，从而导致通气习服不足，发生急性重型高原病（高原肺水肿、高原脑水肿）。

资料分析表明，上感、受寒、劳累分别占高原肺水肿诱发因素的 30.0%～40.0%、14.0%～42.0% 和 15.0%～24.0%，成为高原肺水肿发病的三大诱因。因此，要提早预防上感、受寒、劳累，避免诱发高原病。

## 一、急性上呼吸道感染

急性上呼吸道感染多为普通感冒,是常见的急性呼吸道感染性疾病,平原地区,大多可在 7~10 天左右自愈。但在高原,由于肺泡低氧损伤加上炎性-细胞因子被激活形成二次打击,故易发展为高原肺水肿(在高原对普通的感冒也应给予足够重视,不可掉以轻心)。

### (一)诱发风险因素

可导致全身或呼吸道局部防御功能降低的因素均会引发急性上呼吸道感染。如:淋雨、受凉、气候突变、过度疲劳;贫血、维生素 A、维生素 D 缺乏等;免疫功能低下;患慢性呼吸道疾病。

### (二)临床表现

根据病因和病变范围的不同,临床表现类型如下。

1. 普通感冒

多由病毒引起。主要表现为鼻部症状,如喷嚏、鼻塞、流清水样鼻涕,也可表现为咳嗽、咽干、咽痒或灼热感,甚至鼻后滴漏感。发病同时或数小时后可有喷嚏、鼻塞、流清水样鼻涕等症状。2~3 天后鼻涕变稠,常伴咽痛、流泪、味觉减退、呼吸不畅、声嘶等。一般无发热及全身症状,或仅有低热、不适、轻度畏寒、头痛。体检可见鼻腔黏膜充血、水肿、有分泌物,咽部轻度充血。并发咽鼓管炎时可有听力减退等症状。脓性痰或严重的下呼吸道症状提示合并鼻病毒以外的病毒感染或继发细菌性感染。如无并发症,5~7 天可痊愈。

2. 急性病毒性咽炎或喉炎

急性病毒性咽炎多由病毒引起。临床表现为咽部发痒或灼热感,咳嗽少见,咽痛不明显。当吞咽疼痛时,常提示有链球菌感染。流感病毒和腺病毒感染时可有发热和乏力。腺病毒咽炎可伴有眼结膜炎。

临床特征为声嘶、讲话困难、咳嗽时疼痛,常有发热、咽痛或咳嗽。体检可见喉部水肿、充血,局部淋巴结轻度肿大和触痛,可闻及喉部的喘鸣音。

3. 急性疱疹性咽峡炎

由柯萨奇病毒 A 引起,表现为明显咽痛、发热,病程约 1 周,多于夏季发作,偶见于成年人。体检可见咽充血,软腭、悬雍垂、咽及扁桃体表面有灰白色疱疹及浅表溃疡,周围有红晕,以后形成疱疹。

4. 咽结膜热

主要由腺病毒、柯萨奇病毒等引起。临床表现有发热、咽痛、畏光、流泪,体检可见咽及结合膜明显充血。病程 4~6 天,常发生于夏季,游泳者易于传播。

5. 细菌性咽扁桃体炎

多由溶血性链球菌,其次为流感嗜血杆菌、肺炎链球菌、葡萄球菌等引起。起病急、明显咽痛、畏寒、发热(体温可达 39 ℃以上)。体检可见咽部明显充血,扁桃体肿大、充血,表面有黄色脓性分泌物,颌下淋巴结肿大、压痛,肺部无异常体征。

### (三)医学检查

1. 血常规

病毒性感染时,白细胞计数多正常或偏低,淋巴细胞比例升高;细菌感染时,白细胞计数常增多,有中性粒细胞增多或核左移现象。

2. 影像学检查

胸部 X 线检查无异常。

### (四)防治原则

1. 治疗

(1)对症治疗。

①休息:卧床休息,忌烟、多饮水,室内保持空气流通。

②解热镇痛药:如有发热、头痛、肌肉酸痛等症状,可选用解热镇痛药,如阿司匹林、对乙酰氨基酚、吲哚美辛(消炎痛)、去痛片、布洛芬等。

③减充血剂:鼻塞、鼻黏膜充血水肿时,可使用盐酸伪麻黄碱口服,也可用 1% 麻黄碱滴鼻。

④抗组胺药:对频繁打喷嚏、流鼻涕有效。

⑤镇咳剂:对于咳嗽症状较明显者,可给予右美沙芬、喷托维林等镇咳药。

(2)病因治疗。如有白细胞计数升高、咳黄痰等细菌感染表现时,可以使用青霉素等抗生素。

(3)中医中药治疗。小柴胡冲剂、板蓝根冲剂等。

2. 预防

(1)避免诱因。避免受凉、淋雨、过度疲劳;避免与感冒患者接触,避免脏手接触口、眼、鼻。急速进入高原人员更应注意防护,急性上呼吸道感染流行的秋冬季节应戴口罩,保持室内通风,尽量避免在人多的公共场所出入。

（2）增强体质。坚持适度有规律的户外运动，提高机体免疫力，增加高原心肺功能适应与耐寒能力是预防本病的主要方法。

（3）免疫调节药物和疫苗。对于经常、反复发生本病免疫力低下的患者，可酌情应用免疫增强剂。

## 二、肺　　炎

肺炎主要指由细菌、病毒等病原体引起的肺部感染，常有发热、咳嗽、咳痰等典型症状。部分引起肺炎的病菌可通过飞沫传播，多数患者经治疗均能恢复正常。

### （一）诱发因素

1. 上呼吸道感染

在高原缺氧、高寒的环境下，上呼吸道感染不能及时控制，更易诱发肺部感染。

2. 抽烟

吸烟会损害肺部对细菌和病毒的天然防御。

3. 空气混浊

室内居住拥挤、通气不良、空气污浊或者长期接触粉尘。

4. 住院治疗

使用呼吸机或长期卧床的患者，是肺炎的风险人群。

### （二）临床表现

1. 症状

多具有发热、咳痰等典型症状，也有少数无症状，部分患者首发症状为呼吸急促及呼吸困难，或有意识障碍、嗜睡、脱水、食欲减退等。

2. 体征

可出现脉速、呼吸急促，肺部听诊可闻及湿性啰音，或伴有呼吸音减弱及支气管肺泡呼吸音等。

### （三）医学检查

1. 血液检查

血常规检查：白细胞总数可增高或不高，并可见核左移、C反应蛋白增高、血沉加快等。

2. 动脉血气分析

可出现动脉血氧分压下降,在合并慢性阻塞性肺疾病时,因肺通气不足可合并二氧化碳分压升高。

3. 胸部 X 线片

胸部 X 线检查呈片状、斑片状浸润性阴影或间质性改变,伴或不伴胸腔积液。

4. 水、电解质

老年肺炎易发生水、电解质紊乱及酸中毒。

(四)防治原则

1. 治疗

(1)抗感染药物治疗。

门诊口服抗生素治疗,常用青霉素类、大环内酯类、头孢菌素或喹诺酮类药物,如阿莫西林、阿莫西林克拉维酸等。住院患者早期应根据病原菌选择适合的抗生素。

病情较重者应根据病原菌进行静脉输入抗生素治疗,越早治疗预后越好。病情稳定后可转为口服抗生素治疗,抗生素疗程为 7～10 天或更长。

①肺炎链球菌肺炎:首选青霉素,对于青霉素过敏者,或感染耐药菌的患者,可选用呼吸氟喹诺酮类、头孢类药物。

②葡萄球菌肺炎:首选半合成青霉素类或头孢类药物。

③肺炎支原体肺炎:多选用大环内酯类抗生素,如红霉素、阿奇霉素;或四环素类抗生素,如米诺环素、多西环素等;或呼吸氟喹诺酮类,如左氧氟沙星。

④肺炎衣原体肺炎:首选红霉素,也可以使用多西环素或克拉霉素治疗。

⑤病毒性肺炎:需要根据病毒类型选择不同药物。流感病毒可应用奥司他韦等,巨细胞病毒可应用更昔洛韦等;合并细菌感染时,可根据感染细菌类型选择合适的抗生素。

(2)对症治疗。

①氧疗与呼吸支持:存在低氧血症及高碳酸血症患者,需要通过鼻导管或面罩吸氧,调整给氧浓度,维持血氧饱和度。

②咳嗽、咳痰的处理:对于以干咳为主的患者,可酌情使用镇咳药物,如甘草片;痰量过多或有脓痰时,可给予祛痰药物,如氨溴索,也可使用气道雾化治疗促

进排痰。部分患者应用此类药物可能出现心律失常,少数患者可能出现荨麻疹、胃肠道不适。

③发热的处理:适用于发热的患者,可采用物理降温,或使用退热药物,如布洛芬、洛索洛芬等。但退热药物可造成患者大量出汗,并增加消化道出血的风险。

此外,还应做到注意休息,避免受凉、劳累,减少运动和户外活动;有高血压、糖尿病等基础疾病患者,应密切关注血压、血糖变化;有缺氧表现,如烦躁不安、动脉血氧分压降低时,需吸氧;定期复查血常规,进行影像学检查,观察病情变化。

(3)中医治疗。肺炎常见证候包括实证类(风热犯肺证、外寒内热证、痰热壅肺证、痰浊阻肺证)、正虚邪恋类(肺脾气虚证、气阴两虚证)、危重变证类(热陷心包证、邪陷正脱证)3类8个证型,可在中医师指导下进行辨证治。

(4)疗效评价。评价肺炎是否好转,需要在初始治疗 72 h 后判断:体温≤37.8 ℃;心率≤100 次/min;呼吸频率≤24 次/min;收缩压≥90 mmHg;非吸氧状态下,氧饱和度≥90%(或者动脉氧分压≥60 mmHg,随海拔高度不同而有变化)。

如符合上述标准,提示治疗有效,可出院口服药物治疗;如无改善,需要继续寻找病因调整治疗。

2. 预防

①加强锻炼,增强体质,戒烟戒酒,室内通风。
②流感高发季节避免长期处于人口密集区域。
③高蛋白、高纤维饮食,保证维生素摄入。
④有咳嗽、喷嚏时戴口罩或用纸巾、衣物遮挡口鼻以减少病原菌播散。
⑤有心肺基础疾病者要特别注意防寒保暖。

### 三、哮 喘

哮喘全称支气管哮喘,是一种慢性过敏性疾病。多在初春、深秋及气温变化明显时发病,也可因患者接触过敏源(如花粉、尘土、螨、药物等)引起。哮喘发作时常会流鼻涕、咳嗽等,继而声音嘶哑,咳嗽时发出"空、空"声,呼气尤其费力,有吹哨一样的哮鸣音。患者口唇青紫、烦躁不安。控制不佳的哮喘患者对日常的工作和生活都会产生影响,可导致活动、运动受限,使生命质量下降。哮喘患者若出现严重急性发作,救治不及时时可能致命。基层医生可依据临床表现和诊断标准做出临床诊断,重点掌握哮喘轻度和部分中度急性发作处理。频繁发作的哮喘为高原参建人员禁忌证之一。

（一）病　　因

哮喘发病的危险因素包括遗传因素和环境因素两个方面。多数患者的亲人当中,可以追溯到有哮喘(反复咳嗽、喘息)或其他过敏性疾病(过敏性鼻炎、特应性皮炎)病史。大多数哮喘患者属于过敏体质,本身可能伴有过敏性鼻炎和(或)特应性皮炎,或者对常见的经空气传播的变应原(螨虫、花粉、宠物、霉菌等)、某些食物(坚果、牛奶、花生、海鲜类等)、药物过敏等。

（二）临床表现和分期

哮喘患者的常见症状是发作性的喘息、气急、胸闷或咳嗽等症状,少数患者还可能以胸痛为主要表现,这些症状经常在患者接触烟雾、香水、油漆、灰尘、宠物、花粉等刺激性气体或变应原之后发作,夜间和(或)清晨症状也容易发生或加剧。很多患者在哮喘发作时自己可闻及哮鸣音。症状通常是发作性的,多数患者可自行缓解或经治疗缓解。

气道炎症是哮喘的共同特征,也是临床症状和气道高反应性的基础。气道炎症存在于哮喘的所有时段。根据临床表现,哮喘可分为急性发作期、慢性持续期和临床缓解期。慢性持续期是指每周均不同频度和(或)不同程度地出现症状(喘息、气急、胸闷、咳嗽等);临床缓解期是指经过治疗或未经治疗症状、体征消失,肺功能恢复到急性发作前水平,并维持3个月以上。

（三）诊断标准

（1）反复发作喘息、气急、胸闷或咳嗽,多与接触变应原、冷空气、物理、化学性刺激以及病毒性上呼吸道感染、运动等有关。

（2）发作时在双肺可闻及散在或弥漫性,以呼气相为主的哮鸣音,呼气相延长。

（3）上述症状和体征可经治疗缓解或自行缓解。

（4）除其他疾病所引起的喘息、气急、胸闷和咳嗽。

（5）临床表现不典型者(如无明显喘息或体征),应至少具备以下1项肺功能试验阳性:①支气管激发试验或运动激发试验阳性;②支气管舒张试验阳性FEV1增加≥12%,且FEV1增加绝对值≥200 mL;③呼气流量峰值(PEF)日内变异率＞10%或周变异率≥20%。

符合(1)~(4)条或(4)(5)条者,可以诊断为哮喘。工地卫生所医生可依据

（1）~（4）条做出现场临床诊断。

### （四）哮喘急性发作时的分级及治疗

哮喘急性发作是指喘息、气促、咳嗽、胸闷等症状突然发生，或原有症状急剧加重，常有呼吸困难，以呼气流量降低为其特征，常因接触变应原、刺激物或呼吸道感染诱发。其程度轻重不一，病情加重，可在数小时或数天内出现，偶尔可在数分钟内危及生命，故应对病情作出正确评估，以便给予及时有效的紧急治疗。如果患者出现休息时即气短、端坐呼吸、讲话单个字、大汗淋漓、呼吸次数超过每分钟30次、心率超过每分钟120次、吸入支气管扩张剂（沙丁胺醇气雾剂）后作用持续时间小于2 h、未吸氧时动脉氧分压低于60 mmHg或动脉二氧化碳分压大于45 mmHg或氧饱和度不超过90%等，这些症状或辅助检查指标只要符合一项或一项以上，就说明患者病情严重，需高度重视，应尽快开始快速、有效的治疗。

轻度和部分中度急性发作可以在基层医疗机构治疗，措施主要为重复吸入速效 $\beta_2$-受体激动剂，在第1 h每20 min吸入2~4喷。随后根据治疗反应，轻度急性发作可调整为每3~4 h时2~4喷，中度急性发作每1~2 h时6~10喷。如果对吸入性 $\beta_2$-受体激动剂反应良好（呼吸困难显著缓解，PEF占预计值>80%或个人最佳值，且疗效维持3~4 h），通常不需要使用其他的药物。如果治疗反应不完全，尤其是在控制性治疗的基础上发生的急性发作，应尽早口服激素，必要时到医院就诊。

部分中度和所有重度急性发作均应到医院急诊室就诊或住院治疗。除氧疗外，应重复使用速效 $\beta_2$-受体激动剂，可通过压力定量气雾剂的储雾器给药，也可通过射流雾化装置给药。推荐在初始治疗时连续雾化给药，随后根据需要间断给药（4 h/次）。

中重度哮喘急性发作应尽早使用全身激素，特别是对速效 $\beta_2$-受体激动剂初始治疗反应不完全或疗效不能维持，以及在吸入激素基础上仍然出现急性发作的患者。口服激素与静脉给药疗效相当，副作用小。推荐用法：泼尼松龙30~50 mg每日单次给药。严重的急性发作或口服激素不能耐受时，可采用静脉注射或滴注，如甲基泼尼松龙80~160 mg，或氢化可的松400~1 000 mg分次给药。地塞米松因半衰期较长，对肾上腺皮质功能抑制作用较强，一般不推荐使用。

重度和危重哮喘急性发作经过上述药物治疗，临床症状和肺功能无改善甚至继续恶化，应及时给予机械通气治疗（无创机械通气或有创机械通气）。

大多数哮喘急性发作并非由细菌感染引起,应严格控制抗菌药物使用的指征,除非有细菌感染的证据,或属于重度或危重哮喘急性发作。

虽然哮喘目前尚不能根治,但以抑制炎症为主的规范治疗能够控制哮喘临床症状。抗炎药物首选吸入型糖皮质激素,如布地奈德、氟替卡松、莫米松等,吸入型糖皮质激素可单独使用或与吸入型长效 $β_2$-受体激动剂联合使用如沙美特罗/氟替卡松、布地奈德/福莫特罗等。

## 第二节 心血管常见疾病

高原低氧环境对循环系统影响的主要表现为心率、心输出量、血压、肺循环、冠脉循环、脑循环和血液黏稠度的改变。与当地居民的饮食习惯密不可分,当地居民很多人有饮酒、吸烟嗜好,有喜食酸败食物的习惯。心血管常见疾病是平原、高原共有的常见病,基层医护工作者要掌握冠心病发病风险评估,并做好心血管常见疾病的识别预防。

### 一、高原血压异常

高原血压异常在高原地区是常见高发病。血压异常指的是血压偏高或偏低,本节血压异常指高原高血压和高原低血压。其共同特点是,当这些血压异常的人回到平原居住 10 天至 1 个月左右血压即可恢复正常。

#### (一)高原高血压症

一般在平原血压正常,但进入 3 000 m 以上的高原地区后,血压持续升高,超过 140/90 mmHg,且伴有高血压的一些症状者,即为高原高血压症。

1. 诱发因素

平原人急速进驻高原地区或由高原进驻到更高海拔地区时,一方面,因机体缺氧会首先刺激交感神经兴奋,通过化学感受器和压力感受器反射,引起血管收缩,血管阻力增加,心率加快,心输出量增加,出现窦性心动过速或高原高血压,且随海拔高度的升高而明显增加。另一方面,因肺动脉血管收缩,引起肺动脉压升高,肺循环功能障碍,出现肺动脉压增高。随着长期高原低氧习服,心脏的自主神经及调节中枢由初期交感神经型调节优势转化为迷走神经型调节优势,自主神经系统功能发生改变,心率逐渐减慢,出现窦性心动过缓或高原低血压,即高原心律失常和高原血压异常,导致心血管系统功能紊乱。临床上常见的有高原高血压和高原低血压,常与高原红细胞增多症、高原心脏病等慢性高原病相并发。

2. 临床表现

高原高血压症的临床表现与原发性高血压有许多相同之处。

(1) 一般症状:如头痛、头晕、心悸、胸闷、气短、乏力、耳鸣、口干、易怒、多梦、失眠等,可伴有面部及肢体麻木,消化道症状如恶心、呕吐、食欲减退也较为常见。

(2) 症状特点:首先,高原高血压患者的症状突出,但与血压升高程度不相称,多数仍属于高原反应症状。其次,高原高血压诱发脑血管意外情况虽然曾有报道,但心、肾、脑的损害较少,其并发症明显少于原发性高血压。

(3) 主要体征:血压增高,超出正常标准,收缩压可达 160 mmHg,舒张压≥95 mmHg;多为舒张压增高,收缩压仅轻度、中度增高,脉压差缩小;肺动脉瓣第二音亢进和(或)分裂(这一体征多属高原缺氧所致),主动脉瓣第二音增强,心尖部可闻及Ⅰ~Ⅱ级收缩期杂音。长时间血压增高可使左右心室有不同程度增大。

3. 医学检查与诊断

(1) 医学检查。实验室检查同高血压病。本病患者其高血压与红细胞增多并不呈平行关系。病程长者需做心电图、胸部 X 线及超声心动图检查。

(2) 诊断与鉴别诊断。根据1982年全国高原医学学术讨论会拟定试行方案,高原高血压的诊断标准为:一般系居住在海拔 3 000 m 以上地区的移居者,移居高原前无高血压史。移居高原后,血压升高大于 160/95 mmHg(收缩压或舒张压单项增高亦可)。返抵平原后血压自行下降,而重返高原后血压又复升高。排除原发性高血压病和其他原因引起的继发性高血压。

4. 防治原则

(1) 对高原血压增高的患者进行健康教育,消除精神过度紧张情绪,积极配合治疗。早期血压增高患者,通过适当吸氧、劳逸结合、防寒保暖、戒烟控酒、低盐饮食、调整睡眠、配用镇静剂,血压多可恢复正常。

(2) 高原高血压与原发性高血压的治疗用药基本相同,其不同点为,后者一旦确诊,必须坚持终身治疗;而前者可通过高原习服促进人体低氧适应,血压多可自然下降;多数患者脱离高原环境后可自愈。

(3) 药物治疗。经以上保守疗法无效者应给予降压药治疗。首先用利尿剂(氢氯噻嗪等)及β阻滞剂(美多洛尔、倍他洛尔)等基础降压药,疗效不显著可用缓和的复方降压制剂如北京降压0号、复方降压片等。如以上疗效不显著,可应用钙拮抗剂及血管紧张素转换酶抑制剂等。高原地区的患者血液黏滞度较平原患者高,在使用利尿剂时必须慎重,过多应用易发生血管栓塞。长时间高原高血压状态可引起器质性病变,返回低海拔地区后自行恢复十分困难,对于药物治疗效果不理想或重症病人宜尽早转至低海拔地区治疗。

(二)高原低血压症

高原低血压症是指久居和世居高原者平均血压值偏低,或者进入高原前血压正常,进入高原后血压持续性降低的生理现象。

1. 诱发因素

平原人急进高原,机体因缺氧出现心血管系统功能紊乱,导致心律失常和血压异常。详见高原高血压诱发因素。

2. 临床表现

(1)症状:高原低血压症的临床表现为头昏、记忆力减退、乏力、眼花、心慌,多数患者在登山、下蹲、站立时加重,但也有患者在运动后血压升高,部分患者还有肢体发麻、胸痛气促、食欲减退等慢性高原病早期的症状。

(2)体征:收缩压低于90 mmHg,舒张压低于60 mmHg,多数患者脉压差缩小。多见肺动脉瓣第二音大于主动脉瓣第二音和肺动脉瓣第二音分裂。

3. 医学检查与诊断

(1)医学检查。

①问诊咨询:家族史、病史调查、体格检查、实验室检查、膳食习惯判断营养结构。

②实验室检查:包括血生化、血常规排除贫血与营养不良等。

③血压检查。

④辅助检查。如胸透、心电图、眼底检查等,无特殊改变。

(2)诊断与鉴别诊断。根据1982年全国高原医学学术讨论会拟定试行方案,高原低血压症的诊断标准为:①多在海拔3 000 m以上发病。②在平原血压正常,抵高原后血压逐渐低于90/60 mmHg(收缩压或舒张压单项降低即可)。③有低血压症候群,常见主诉有眩晕、头痛、头重、耳鸣、易疲劳、衰弱感、不安、注意力不集中、工作能力减低、易出汗、四肢冷感、肩僵硬、失眠甚至晕厥等症状。④返抵平原后血压自行上升,而重返高原后血压又复下降。⑤排除其他原因引起的继发性低血压。

4. 防治原则

（1）预防。①睡觉时将头部垫高，可减轻低血压的症状。起床时，应缓慢地改变体位，防止血压突然下降；起立时不能突然，要转身缓缓而起。肢体屈伸动作不要过猛过快，例如提起、举起重物或排便后起立动作都要慢些，这样有助于促进静脉血向心脏回流，减少体位性低血压的发生，还应该减少长时间卧床。②洗澡水温度不宜过热，过热可使血管扩张而致血压降低。③对有下肢静脉血管曲张者宜穿有弹性的袜子、紧身裤，以加强静脉回流；体格瘦小者应每天多喝水，以便增加血容量。④加强营养，多食易消化、富含蛋白质的食物，如鸡蛋、牛奶等，多喝汤、多饮水，适当增加盐分的摄入，同时注意补充铁剂和维生素，防止贫血。为了防止餐后血压急剧下降，每天少食多餐。⑤避免在闷热或缺氧的环境中过久站立，以减少发病。

（2）治疗。

高原低血压的治疗，主要目的是对症处理减轻临床症状，一般轻度血压降低，不需要特殊治疗，可口服谷维素 20 mg,3 次/天，或静脉滴注参麦注射液。

急速进入高海拔地区后出现的严重高原低血压患者，需及时转至低海拔地区治疗。转运中要给予吸氧并注意保持脑部的血液供应。在高原居住时间较长的患者，其症状已影响日常工作、生活，经适当治疗后无转变，应调离高原工作岗位。

## 二、心肌缺血

研究数据表明，初入高原者心输出量增加是非常短暂的，其核心是每搏输出量下降，且随着海拔高度的增高，每搏输出量减少越明显，可能更易导致心肌供血、供氧不足引起心肌缺血。

### (一)诱发因素

任何引起心脏负担加重、心肌耗氧量增加，或引起冠状动脉突然痉挛、供血减少的因素都可以诱发心肌缺血。进入高海拔地区心输出量下降的常见诱发因素主要包括：

（1）高原低氧环境下，心率明显加快，使舒张期缩短，心室充盈不足，心搏出量下降。

（2）血氧饱和度下降和冠脉血流量减少，引起心肌缺氧，直接或间接抑制心肌收缩功能。

(3)高原长期低氧、心肌能量代谢紊乱、纤维组织增生、心肌结构发生改变,使心肌顺应性和收缩功能下降。

(4)红细胞比容增加,血黏度增大,使外周阻力增加,心输出量减少。

(5)吸烟:包括主动吸烟及吸二手烟,长期接触会损伤动脉内壁,导致血管痉挛。

(6)糖尿病:1型、2型糖尿病均会促进动脉粥样硬化的发生和发展。

(7)高血压:可加速动脉粥样硬化,导致动脉血管受损。

(8)高血脂:胆固醇是可以使冠状动脉狭窄的主要沉积物。

(9)肥胖:肥胖与多种心血管系统疾病有关。

(10)其他:饮酒、不当的药物服用、体力活动、情绪的波动、饱食、寒冷等。

(二)临床表现

(1)劳累或精神紧张时出现胸骨后或心前区闷痛,或紧缩样疼痛,并向左肩、左上臂放射,持续3~5 min,休息后可自行缓解,伴有大汗。

(2)体力活动时出现胸闷、心悸、气短,休息时自行缓解。

(3)出现与运动有关的咽喉痛及烧灼感、紧缩感、牙痛等。

(4)饱餐、寒冷、饮酒后出现胸痛、胸闷。

(5)夜晚睡眠枕头低时,感到胸闷憋气,需要高枕卧位方感舒适;熟睡或白天平卧时突然胸痛、心悸、呼吸困难,需立即坐起或站立方能缓解。

(6)性生活或用力排便时出现心慌、胸闷、气急或胸痛不适。

(7)突发的心动过缓、血压降低或晕厥。

(8)无任何原因可解释的疲倦、精力不足。

(9)无典型症状的患者仅感觉胃部不适、恶心,或者是牙痛、颈椎痛等。

(三)医学检查

1. 冠心病相关的检查

为尽早发现心肌缺血,40岁以上的人应定期进行相关体检,了解有无冠心病相关的危险因素,如进行血脂、血压、血糖、颈部血管超声、心脏超声、心电图等检查。

2. 心电图

是最常用的无创性检查,当心肌某一部分缺血时,将影响到心室复极的正常进行,并可使缺血区相关导联发生 ST-T 异常改变。心肌缺血的心电图改变类型取决于缺血的严重程度、持续时间和缺血发生部位。典型的心肌缺血发作时,面向缺血部位的导联常显示缺血型 ST 段压低和(或)T 波倒置。

### (四)防治原则

1. 治疗

(1)抗血小板药物。可防止血栓形成,预防冠状动脉和脑动脉血栓栓塞,降低稳定型心绞痛患者心肌梗死、脑卒中和心血管意外的危险。常用药物有阿司匹林、氯吡格雷等。

(2)β 受体阻滞剂。可减慢心率、减少心肌的耗氧,预防猝死,如美托洛尔或其缓释片。β 受体阻滞剂为稳定型心绞痛的首选,与硝酸酯类合用可互相取长补短,一般应从小剂量开始,根据治疗反应及心率变化调整剂量。

(3)钙离子拮抗剂。可抑制心肌收缩,减少心肌耗氧;扩张冠状动脉,解除冠状动脉痉挛,改善心肌供血。常用药物有维拉帕米、硝苯地平等。

(4)他汀类药物。可降低血浆中的胆固醇,稳定动脉斑块,防止斑块脱落形成血栓,如阿托伐他汀、瑞舒伐他汀等。

(5)硝酸酯类药物。可扩张冠状动脉,增加心肌供血,如单硝酸异山梨酯。

基层医生应掌握上述治疗手段,对严重的心肌缺血症状,应及时送上一级医院治疗。

(6)溶栓药物。溶解急性形成的血栓,用于急性心肌梗死。

(7)介入治疗。

(8)外科冠脉搭桥术。

2. 预防

(1)饮食。低盐低脂清淡饮食,多吃红薯、西红柿、胡萝卜、黑木耳。喝些绿茶,茶叶中含有少量的茶碱,有一定的利尿作用,对治疗心肌缺血有一定的帮助,茶叶中还有维生素 C,能起到防治动脉硬化的作用,但不宜过浓。

(2)养成良好的生活习惯。情绪要稳定,避免大喜大悲,保持充足睡眠,定时排便,不能过度劳累,临睡前不看紧张、恐怖的小说和电视,戒烟少酒,避免重体力劳动或突然用力,饱餐后不宜运动。

(3)适度运动。可促进心肌侧支循环的建立,运动应根据个人身体条件、兴趣爱好选择,要量力而行。

(4)密切观察病情变化。已诊断为冠心病的患者,应密切注意自身情况,病情如有变化要及时就医。此外,易患冠心病的高危人群,也应定期体检,及时发现问题。

(5)预防药物。主要是防止冠心病患者发生心肌梗死或因冠心病死亡,常用药物包括阿司匹林、β受体阻滞剂、钙离子拮抗剂、他汀类调血脂药和血管紧张素转换酶抑制剂。

## 第三节　消化系统常见疾病

初上高原易发生"胃肠型"的急性高原反应,其特点主要表现为食欲减退、恶心呕吐、腹胀腹泻等消化功能紊乱,这些症状可在高原居住1~2周后逐渐减轻。高原地区消化系统疾病具有高发病率的特点,究其原因与饮食习惯密不可分,很多病人有饮酒、吸烟嗜好,有喜食酸败食物的习惯。另外,初上高原的紧张、恐惧等心理症状也是导致消化系统常见疾病的主要诱因。

### 一、腹　　泻

腹泻是一种常见症状,俗称"拉肚子",可为感染性或非感染性因素所致。高原低氧可引起胃肠道运动功能和吸收功能发生紊乱。经平原初入海拔3 000 m以上高原地区一组人群资料显示,恶心呕吐、食欲减退、腹泻、腹胀等发生率在海拔3 000 m和海拔5 000 m分别为37.0%、74.3%、9.0%、56.8%和81.7%、94.6%、39.8%、94.5%。亦有长期慢性腹泻症状,虽经各种检查未发现细菌学证据及其他病因,当患者返回平原地区后,上述症状自行消失。其他调查显示,平原个体急进高原后胃肠道应激反应发生率较高,腹泻可达23.3%以上。

(一)诱发因素

腹泻主要与高原低氧、气候变化、饮食结构、水质等环境因素,以及初上高原紧张、恐惧等心理因素引起的胃肠道功能紊乱有关。胃肠道功能紊乱常造成体重下降,免疫力降低,以致影响人体对高原低氧环境的适应。

1. 急性腹泻

(1)感染。包括病毒(轮状病毒、诺瓦克病毒、柯萨奇病毒、埃可病毒等)、细菌(大肠杆菌、沙门菌、志贺菌、痢疾杆菌、霍乱弧菌)或寄生虫(溶组织阿米巴原虫、梨形鞭毛虫)引起的肠道感染。

(2)中毒。食物中毒如进食未煮熟的扁豆、毒蕈中毒、河豚中毒,重金属中毒,农药中毒等。

(3)药物。泻药、胆碱能药物、洋地黄类药物等。

(4)其他疾病。溃疡性结肠炎急性发作、急性坏死性肠炎、食物过敏等。

2. 慢性腹泻

慢性腹泻的病因比急性腹泻更复杂。肠黏膜本身病变、小肠内细菌繁殖过多、肠道运输功能缺陷、消化能力不足、肠运动紊乱以及某些内分泌疾病和肠道外肿瘤均有可能导致慢性腹泻的发生。可引起慢性腹泻的疾病包括:

(1)肠道感染性疾病。慢性阿米巴痢疾、慢性细菌性疾病、肠结核、梨形鞭毛虫病、血吸虫病、肠道念珠菌病。

(2)肠道非感染性炎症。炎症性肠病(克罗恩病和溃疡性结肠炎)、放射性肠炎、缺血性结肠炎、憩室炎、尿毒症性肠炎。

(3)肿瘤。大肠癌、结肠腺瘤病(息肉)、小肠恶性淋巴瘤、胺前体摄取脱羧细胞瘤、胃泌素瘤、类癌、肠血管活性肠肽瘤等。

(4)小肠吸收不良。原发性小肠吸收不良、继发性小肠吸收不良。

(5)肠动力疾病如肠易激综合征。

(6)胃部和肝胆胰疾病。胃大部分切除术、萎缩性胃炎、慢性肝炎、肝硬化、慢性胰腺炎、慢性胆囊炎。

(7)全身疾病。甲状腺功能亢进、糖尿病、慢性肾上腺皮质功能减退、系统性红斑狼疮、烟酸缺乏病、食物及药物过敏。

(二)临床表现

1. 急性腹泻

起病急,病程在 2~3 周之内,可分为水样泻和痢疾样泻,前者粪便不含血或脓,可不伴里急后重,腹痛较轻;后者有脓血便,常伴里急后重和腹部绞痛。感染性腹泻常伴有腹痛、恶心、呕吐及发热,小肠感染常为水样泻,大肠感染常含血性便。

2. 慢性腹泻

大便次数增多,每日排便在 3 次以上,便稀或不成形,粪便含水量大于 85%,有时伴黏液、脓血,持续两个月以上,或间歇期在 2~4 周内的复发性腹泻。病变位于直肠和(或)乙状结肠的患者多有里急后重,每次排便量少,有时只排出少量气体和黏液,颜色较深,多呈黏冻状,可混血液,腹部不适位于腹部两侧或下腹。小肠病变引起腹泻的特点是腹部不适多位于脐周,并于餐后或便前加剧,无里急后重,粪便不成形,可成液状,色较淡,量较多。慢性胰腺炎和小肠吸收不良者,粪便中可见油滴,多泡沫,含食物残渣,有恶臭。血吸虫病、慢性痢疾、直肠癌、溃疡性结肠炎等病引起的腹泻,粪便常带脓血。肠易激综合征和肠结核常有腹泻和便秘交替现象。病因不同可伴有腹痛、发热、消瘦、腹部包块等症状。

### (三)医学检查

(1)血常规和生化检查:可了解有无贫血、白细胞计数增多、糖尿病以及电解质和酸碱平衡的情况。

(2)粪便检查:新鲜粪便检查是诊断急、慢性腹泻病因的最重要步骤,可发现红白细胞、吞噬细胞、原虫、虫卵、脂肪滴及未消化食物等,隐血试验可检测出血。粪培养可发现致病微生物。

(3)X线检查:X线钡剂检查和腹部平片可显示胃肠道病变、肠道动力状态等。

(4)选择性血管造影和CT检查:对诊断消化系统肿瘤如肝癌、胰腺癌等尤有价值。

(5)内镜和活组织病理检查:内镜检查对肠道的肿瘤和炎症病变具有重要诊断价值。黏膜活检有助于发现早期恶性肿瘤、癌前病变和某些寄生虫。

(6)小肠吸收功能试验:可通过粪脂测定、胆盐吸收试验、维生素$B_{12}$吸收试验、右旋木糖醇吸收试验等方法了解小肠的吸收功能。

(7)血清及尿中胃肠道激素与化学物质测定:对各种胃肠道神经内分泌肿瘤的判断有重要诊断价值。

### (四)治疗原则

1. 治疗

(1)病因治疗。

抗感染治疗:根据不同病因,选用相应的抗生素。

其他:如乳糖不耐受症不宜用乳制品,成人乳糜泻应禁食麦类制品。慢性胰腺炎可补充多种消化酶。药物相关性腹泻应立即停用有关药物。

(2)对症治疗。

一般治疗:纠正水、电解质、酸碱平衡紊乱和营养失衡。酌情补充液体,补充维生素、氨基酸、脂肪乳剂等营养物质。

黏膜保护剂:双八面体蒙脱石、硫糖铝等。

微生态制剂:如双歧杆菌可以调节肠道菌群。

止泻剂:根据具体情况选用相应止泻剂。

其他:654-2、溴丙胺太林、阿托品等具有解痉作用,但青光眼、前列腺肥大者、严重炎症性肠病患者慎用。

2. 预防

讲卫生、防感染,保持心理健康。

## 二、消化道出血

消化道出血是指从食管到肛门之间的消化道发生出血,临床表现为呕血、黑便或血便等,轻者可无任何症状,重者伴有贫血及血容量减少,甚至休克,危及生命。

高原消化道出血多为高原急性胃肠黏膜损伤,其发病与海拔高度、气候气压、饮食习惯有关。

依据发病部位,分为上消化道出血和下消化道出血。

(1)上消化道出血:食管、胃、十二指肠、胆管和胰管等病变引起的出血及胃空肠吻合术后所致出血,统称为上消化道出血(根据病因可分为非静脉曲张性上消化道出血和静脉曲张性上消化道出血)。

(2)下消化道出血:指屈氏韧带以下的出血。其中至回盲部为小肠出血,回盲部以远为结直肠出血。近来随着对小肠疾病的逐渐认识,不明原因消化道出血又称小肠出血,并逐渐从下消化道出血中独立出来。

### (一)诱发因素

主要由于不当饮食(如质地硬的食物、大量油腻食物或酒类、生或不熟的食物)、药物(如非甾体抗炎药)、精神及创伤等应激因素引起原有消化系统疾病(如消化性溃疡)加重,或引起胰腺炎,导致消化道出血。酗酒同时应用阿司匹林、地塞米松是消化道出血的危险因素。

### (二)临床表现

根据出血部位及出血量、出血速度不同,临床表现各异。

1. 一般状况

小量(400 mL以下)、慢性出血多无明显自觉症状。急性、大量出血时出现头晕、心慌、冷汗、乏力、口干等症状，甚至出现晕厥、四肢冰凉、尿少、烦躁不安、休克等症状。

2. 生命体征

脉搏和血压改变是失血程度的重要指标。急性消化道出血时血容量锐减，最初的机体代偿功能是心率加快，如果不能及时止血或补充血容量出现休克状态，则脉搏微弱，甚至触摸不清。休克早期血压可以代偿性升高，随着出血量增加，血压逐渐下降，进入失血性休克状态。

3. 其他伴随症状及体征

根据原发疾病的不同，可以伴有其他相应的临床表现，如腹痛、发热、肠梗阻、呕血、便血、柏油便、腹部包块、蜘蛛痣、腹壁静脉曲张、黄疸等。

(三)医学检查

1. 常规实验室检查

包括血尿便常规、粪隐血(便潜血)、肝肾功能、凝血功能等。

2. 内镜检查

依据原发病及出血部位不同，选择胃镜(食管镜)、十二指肠镜、小肠镜、胶囊内镜、结肠镜，以明确病因及出血部位。

3. X线钡剂检查

仅适用于慢性出血且出血部位不明确；或急性大量出血已停止且病情稳定的患者的病因诊断。

4. 血管造影

通过数字剪影技术，血管内注入造影剂观察造影剂外溢的部位。

5. 放射性核素显像

近年应用放射性核素显像检查法来发现活动性出血的部位。其方法是静脉注射锝$[^{99m}Tc]$胶体后做腹部扫描以探测标记物从血管外溢的证据可初步判定出血部位。

6. 其他

根据原发疾病的需要，可以选择CT、MRI、CT仿真小肠、结肠造影等协助诊断。

(四)治疗原则

1. 治疗

根据原发疾病、出血量及速度不同，治疗原则各异。

（1）对症治疗：慢性、小量出血主要是针对原发疾病（病因）治疗。急性大量出血时应该卧床休息、禁食；密切观察病情变化，保持静脉通路并测定中心静脉压。保持病人呼吸道通畅，避免呕血时引起窒息。并针对原发疾病采取相应的治疗。

（2）补充血容量：急性大量出血时，应迅速静脉输液，维持血容量，防止血压下降；血红蛋白低于 6 g/dL，收缩血压低于 12 kPa(90 mmHg)时，应考虑输血。要避免输血、输液量过多而引起急性肺水肿或诱发再次出血。

（3）内镜治疗：结肠镜、小肠镜下止血作用有限，不适用急性大出血，尤其对弥漫性肠道病变作用不大。具体方法有：氩离子凝固止血（APC）、电凝止血（包括单极或多极电凝）、冷冻止血、热探头止血以及对出血病灶喷洒肾上腺素、凝血酶、立止血等药物止血。对憩室所致的出血不宜采用氩离子凝固、电凝等止血方法，以免导致肠穿孔。

（4）微创介入治疗：在选择性血管造影显示出血部位后，可经导管进行止血治疗。大部分病例可达到止血目的，虽然其中部分病例在住院期间会再次发生出血，但快速止血争取到改善患者全身情况的时间，为择期手术治疗创造了良好条件。值得指出的是，肠道缺血性疾病所致的消化道出血，当属禁忌。一般来说，下消化道出血的病例在动脉置管后不主张采用栓塞止血方法，原因是栓塞近端血管容易引起肠管的缺血坏死。

（5）在出血原因和出血部位不明确的情况下，不主张盲目行剖腹探查术。

（6）若有下列情况时，可考虑剖腹探查术：

①活动性大出血并出现血流动力学不稳定，不允许做动脉造影或其他检查；

②上述检查未发现出血部位，但出血仍在持续；

③反复类似的严重出血。

2. 预防

积极预防原发病。

### 三、高原低氧环境引起谷丙转氨酶升高

在青藏铁路建设初期，参建人员体检中发现部分参建人员有以谷丙转氨酶（ALT）异常升高为主的肝功能改变。中铁一局适时立项《青藏铁路不同海拔参建人员 ALT 改变的临床观察》课题研究，结果显示谷丙转氨酶异常升高率为 20.3%。

随着动脉血氧分压的下降,会出现谷丙转氨酶等活性升高。这些酶活性升高与高原低氧引起的肝细胞膜通透性增加和肝细胞坏死等有关。目前认为肝脏肿大的原因与高原低氧引起的肝血流量增加、肝脏充血、网状内皮系统增生以及代偿性肺气肿所致的肝下移等因素有关。一般情况下,高原低氧可引起肝脏酶谱轻度和中度增高,但是肝功能长期受累、受损是慢性肝炎的主要病因,基层医生应做好肝脏疾病的监测和预防工作。

### (一)诱发因素

(1)高原低氧:是导致谷丙转氨酶升高的直接诱因。

(2)体力强度:在相同海拔高度,强体力劳动者肝功能损害高于轻体力劳动者。

(3)高海拔:同一劳动强度,高海拔地区人群的肝功能损害高于低海拔地区。施工前、中、后阶段比较,肝功能变化的程度呈先高后低的趋势。

### (二)临床表现

(1)谷丙转氨酶偏高的症状有失眠多梦、乏力、纳差、低烧、厌油腻、黄疸、恶心、呕吐、腹痛、腹泻、肝区不适等。轻度表现为容易出汗、嗜睡、口渴、看书眼睛容易疲劳等。

(2)需要提醒患者的是,许多人认为谷丙转氨酶增高的症状就是得了肝炎,其实引起谷丙转氨酶高的原因很多,比如喝酒、脂肪肝、酒精肝、心肌炎、流感等都会引起谷丙转氨酶增高。要判断是不是由于肝炎引起的谷丙转氨酶增高,还需要结合病史、症状、体征等做全面分析。

### (三)医学检查

血常规检查、尿常规检查、肝生化检查、病原体检查、抗原抗体检查、肝脏影像学检查。

### (四)防治原则

基层医生主要是根据医学检查,以预防肝纤维化、慢性肝炎为主的预防性治疗为原则。

(1)保肝治疗:可以应用抗炎抗氧化保肝药物控制肝脏炎症进展。常用的药物有甘草酸制剂、水飞蓟制剂、双环醇等。如为药物性肝炎,尽量减少药物种类。

(2)戒饮戒酒。

(3)保持体重,控制超重和肥胖。

（4）规律运动有助于控制体重，增加胰岛素敏感性，有利于脂肪肝、糖尿病和心脑血管疾病的预防。

（5）避免随意自行用药，减少药物性肝炎风险。

（6）调离高原工作岗位，返回平原，症状一般可缓解。

## 第四节　脑血管疾病

缺氧引起脑血管扩张，脑细胞及脑间质水肿可使颅内压力增高，由此引起头痛、呕吐等症状，加上个体其他脑血管风险病因可能是高原脑卒中的诱发因素。本节主要介绍缺血性脑卒中发病风险与控制。

脑卒中俗称中风，包括缺血性脑卒中（脑梗死）和出血性脑卒中（脑实质出血、脑室出血、蛛网膜下腔出血）。

根据世界卫生组织的定义，脑卒中指多种原因导致脑血管受损，局灶性（或整体）脑组织损害，引起临床症状超过 24 h 或致死。具有发病率、致残率、复发率和死亡率高的特点。

脑卒中是中国居民第一位死亡原因。缺血性卒中占所有卒中的 75%～90%，出血性卒中只占 10%～25%。

高海拔地区脑卒中高危人群的颈动脉斑块的检出高于中海拔地区，血浆 Hcy、hs-CRP 水平可能影响斑块的发生。因此，高海拔地区脑卒中防治除了不同危险因素的控制外，还要注重高危人群颈动脉斑块、血浆 Hcy、hs-CRP 水平的检测和干预。

脑卒中是高原铁路作业禁忌证，基层医护工作者应掌握缺血性脑卒中发病风险评估与危险因素的识别，以预防脑卒中的发生。

### （一）诱发因素

缺血性脑卒中：高血压、糖尿病、高脂血症、心房颤动、不良生活习惯（如熬夜、吸烟）、超重与肥胖、体力活动不足、高同型半胱氨酸血症、短暂性脑缺血发作、颈内动脉重度狭窄等都是脑卒中的危险因素。

出血性脑卒中：高血压、脑血管畸形、动脉瘤、颅内静脉血栓、动脉炎、血管炎、烟雾病、肿瘤、血小板减少、白血病、抗凝药物使用、情绪激动、用力活动、劳累、气候变化、熬夜、不良生活习惯等。

## (二)脑卒中预兆

脑卒中常见预兆依次为:头晕,特别是突然感到眩晕;肢体麻木,突然感到一侧面部或手脚麻木,有的为舌麻、唇麻;暂时性吐字不清或讲话不灵;肢体无力或活动不灵;与平时不同的头痛;不明原因突然跌倒或晕倒;短暂意识丧失或个性和智力的突然变化;全身明显乏力,肢体软弱无力;恶心呕吐或血压波动;整天昏昏欲睡,处于嗜睡状态;一侧或某一侧肢体不自主地抽动;双眼突感一时看不清眼前出现的事物。

## (三)临床表现

脑卒中的最常见症状为一侧脸部、手臂或腿部突然感到无力,猝然昏仆、不省人事;其他症状包括突然出现一侧脸部、手臂或腿麻木或突然发生口眼喎斜、半身不遂;神志迷茫、说话或理解困难;单眼或双眼视物模糊;行路困难、眩晕、失去平衡或协调能力;无原因的严重头痛;昏厥等。根据脑动脉狭窄和闭塞后神经功能障碍的轻重和症状持续时间,分为以下三种类型:

1. 短暂性脑缺血发作(TIA)

颈内动脉缺血表现为突然肢体运动和感觉障碍、失语、单眼短暂失明等,少有意识障碍。椎动脉缺血表现为眩晕、耳鸣、听力障碍、复视、步态不稳和吞咽困难等。症状持续时间短于 2 h,可反复发作,甚至一天数次或数十次。可自行缓解,不留后遗症。脑内无明显梗死灶。

2. 可逆性缺血性神经功能障碍(RIND)

与短暂性脑缺血发作基本相同,但神经功能障碍持续时间超过 24 h,有的患者可达数天或数十天,最后逐渐完全恢复。脑部可有小的梗死灶,大部分为可逆性病变。

3. 完全性卒中(CS)

症状较短暂性脑缺血发作和可逆性缺血性神经功能障碍严重,不断恶化,常有意识障碍。脑部出现明显的梗死灶。神经功能障碍长期不能恢复,完全性卒中又可分为轻、中、重三型。

## (四)治疗原则

严重脑卒中可造成永久性神经损伤,急性期如果不及时诊断和治疗可造成严重的并发症,甚至死亡。脑卒中可分为出血性卒中和缺血性卒中,又根据发生部位有不同的治疗方式。对其特异性的治疗包括溶栓、抗血小板治疗、早期抗凝和神经保护等,非特异性的治疗包括降压治疗、血糖处理、脑水肿和颅内高压的管理等。

1. 治疗

(1)药物治疗。

溶栓治疗是目前公认的脑卒中最有效的救治方法,但有严格的时间窗要求(静脉溶栓限定在 5 h 内,动脉溶栓可以适当延长)。

对已有脑卒中合并高血压患者,在脑卒中急性期血压的控制应按照脑卒中的指南进行,对慢性或陈旧性脑卒中其血压治疗的目标一般应达到 <140/90 mmHg,高血脂、糖尿病患者,其降压目标应达到 <130/80 mmHg。对于脑卒中的降压治疗原则是平稳、持久、有效控制 24 h 血压,尤其是清晨血压。常用的 5 种降压药物均可通过降压而发挥预防脑卒中或短暂性缺血的作用,其中钙离子拮抗剂在降低脑卒中风险方面具有明确的临床证据。降压药应从小剂量开始,密切观察血压水平与不良反应,切忌降压太快,以防脑供血不足,尽可能将血压控制在安全范围(160/100 mmHg)以内。对急性缺血性脑卒中发病 24 h 内血压升高的患者应谨慎处理。

已有高血压、糖尿病、高脂血症等疾病的患者有必要采取以下药物治疗:阿司匹林、β 阻滞剂、血管紧张素转换酶抑制剂、他汀类药物。

(2)外科手术。

颈动脉内膜切除术:适用颈内动脉颅外段严重狭窄(狭窄程度超过 70%),狭窄部位在下颌骨角以下,手术可及者。颈内动脉完全性闭塞 24 h 以内亦可考虑手术,闭塞超过 24～48 h,已发生脑软化者,不宜手术。

颅外-颅内动脉吻合术:对预防短暂性脑缺血发作效果较好。可选用颞浅动脉-大脑中动脉吻合术,枕动脉-小脑后下动脉吻合术和枕动脉-大脑后动脉吻合术等。

2. 预防

对脑卒中的预防遵循三级预防的策略。

(1)一级预防:针对脑卒中风险人群,首推生活方式健康管理,国内外多项研究证明,以脑卒中发病及其终生风险评估为基础的生活方式管理是预防脑卒中的有效手段。

(2)二级预防:对已经发生过一次或多次的卒中患者,需通过寻找卒中发生的原因和控制可干预的危险因素,预防或降低卒中再发风险。如抗血小板或抗栓治疗、控制血压、调整血脂、控制血糖、戒烟、限酒、控制体重、适当运动、治疗睡眠呼吸暂停综合征、治疗大动脉粥样硬化、降低血同型半胱氨酸、积极生活方式干预等。

(3)三级预防:针对脑卒中患者预后情况,通过心脏、神经系统的康复,预防疾病复发和避免病情加重。康复的最终目的是回归家庭、回归社会。

## 第五节 皮肤常见疾病

高海拔地区低氧、低温、干燥、强紫外线等健康危险因素对人体皮肤会产生诸多损伤。高原皮肤病作为高原常见病之一,严重影响高原人群的生活质量。

### 一、日光性皮肤病

日光性皮炎,又称日晒伤或晒斑,为正常皮肤经暴晒后产生的一种急性炎症反应,表现为红斑、水肿、水疱和色素沉着、脱屑。其反应的强度与光线强弱、照射时间、个体肤色、体质、种族等有关。

(一)发病因素

日光性皮炎是由高原强度日光 290~320 nm 中波紫外线过度照射人体皮肤后引起的光毒性反应或光变态过敏反应。

(二)临床表现

大多数患者皮肤暴露部位受强烈日光直射数小时后,会出现边界清晰的充血水肿性红斑,自觉刺痛或烧灼感,并伴有局部触压过敏现象。部分对紫外线敏感者皮肤会出现红肿、水疱或大疱,损伤处剧烈疼痛。同时伴有头昏、头疼、眼花、恶心和发热等全身症状。红斑在 2~3 天后开始消退,继而皮肤出现脱屑、发黑、褐色或黑色素沉着,两侧面颊出现黑色素晒斑。

(三)医学检查

皮肤科常规检查。

(四)治疗原则

预防日光性皮炎,在高原外出时注意用衣物遮护皮肤暴露部位,减少或避免阳光直接照射面及其他部位皮肤;可随身携带遮阳帽、遮阳伞、防晒化妆品,如高原护肤霜,户外活动之前事先涂抹,以起到防晒的作用。

轻者不需特殊治疗,一般1~2天可自行痊愈。重者以局部消炎、止痛、止痒为主,如用3%硼酸水湿敷,或局部涂抹氧化锌软膏或炉甘石洗剂治疗;有水疱者需随时预防其破裂感染,有渗出时用生理盐水或牛奶液湿敷;疱大者可用无菌注射器抽液,涂碘伏防感染;全身症状可对症治疗,口服抗组胺药和止痛药,严重者可使用强的松类药物。

## 二、变态反应性皮肤病

变态反应性皮肤病是指变态反应所致的较常见的一类炎症性皮肤病,又称过敏性皮肤病,其共同特点是均与过敏反应有关、有不同程度的瘙痒、抗过敏药物治疗有效,去除致敏因素方可治愈,常见的疾病有变态反应性接触性皮炎、荨麻疹、药疹。

(一)发病机制

发病机制为机体受抗原(包括半抗原)刺激后,产生相应的抗体(或致敏淋巴细胞),当再次接触该抗原后在体内引起体液免疫或细胞免疫反应。

(二)临床表现

1. 变态反应性接触性皮炎

起病较急,多数在接触部位发生境界清楚的红斑、丘疹、丘疱疹,皮疹形态较单一,重者可发生水疱、大疱、糜烂,甚至坏死等。

2. 湿疹

(1)急性湿疹:皮损分布呈对称性,皮疹形态多形性、渗出性,自觉症状瘙痒,多见于面、耳、手、足、前臂、小腿等外露部位。

(2)亚急性湿疹:急性湿疹渗出减轻后,进入亚急性期,或有少量渗出、糜烂、结痂及鳞屑,可伴轻度浸润肥厚,瘙痒明显。

(3)慢性湿疹:皮损有红斑、丘疹、抓痕及鳞屑,局部皮肤肥厚、表面粗糙,呈苔藓样变,有色素沉着或色素减退,瘙痒明显,病情时轻时重,延续数月或更长。

3. 荨麻疹

(1)急性荨麻疹:起病较急,突发皮肤瘙痒,很快出现大小不等的风团,呈圆形、椭圆形或不规则形,鲜红、淡红或苍白色。可局限,也可泛发全身,数分钟或数小时后消退,不留痕迹。

(2)慢性荨麻疹:全身症状较轻,风团时多时少、时轻时重,反复发生,风团每周至少发作两次,病程超过6周以上。

4. 药疹

药疹的表现多种多样,一般特征是发病急,潜伏期为数分钟至数日,皮疹呈多样化,常有灼热、瘙痒,停用致敏的药物后,轻型药疹可自行消退,重症药疹需积极治疗,个别类型病死率较高。

### (三)医学检查

1. 实验室检查

(1)血常规:嗜酸性粒细胞比例可升高。

(2)血生化:进行肝肾功能、尿常规检查等,了解有无肝肾功能损害。

2. 斑贴试验

用于变态反应性接触性皮炎的诊断,帮助寻找致敏原。

3. 皮肤划痕试验

用指甲或钝器轻划皮肤后出现风团性水肿样划痕为阳性,用于诱导性荨麻疹中皮肤划痕症(又名人工荨麻疹)的诊断。

4. 皮内试验

用于速发性变态反应的检查,对于急性荨麻疹寻找致敏原有一定的参考价值。

5. 诊断与并发症

有可疑致敏物质接触史或应用可疑过敏药物,出现红斑、丘疹、丘疱疹、风团等皮疹,可有瘙痒症状及全身症状,脱离可疑致敏物质或停用可疑过敏药物后,症状明显减轻甚至消失,斑贴试验或皮内试验阳性,再次接触可疑致敏物质和可疑过敏药物(通常不建议)后症状复发,可诊断本病。并发症:因自觉剧痒,常因搔抓形成糜烂面,可继发感染,形成脓痂、淋巴结肿大,甚至发热等全身症状。

### (四)治疗原则

1. 治疗

变态反应性皮肤病的治疗原则是去除病因、抗过敏、防止继发感染、对症处理。

(1)一般治疗。首先应去除发病因素,尽可能避免各种刺激因素,如搔抓、热水洗烫及使用不适当的外用药,避免精神紧张,勿食用辛辣刺激食物,可选用局部冷湿敷缓解症状。

(2)药物治疗。可口服抗组胺药物减轻过敏反应,口服或外用糖皮质激素抗过敏、抗炎,并发感染时可加用抗生素治疗。

2. 预防

(1)过敏体质者,避免接触已知过敏原,严格掌握药物的适用证和禁忌证,已知某类药物过敏,严禁再用致敏药物和化学结构类似的药物。

(2)减少紧张焦虑情绪,合理饮食,多食清淡、富含营养的食物,忌食各种辛辣刺激性食品,重症患者应注意生命体征的变化,保持皮肤清洁干燥。

### 三、手足皮肤皲裂

手足皮肤皲裂是指由各种原因引起的手足部皮肤干燥和裂纹,伴有疼痛,严重者可影响日常生活和工作。本病既是一些皮肤病的伴随症状,也是一种独立的皮肤病。

#### (一)诱发因素

高原低氧环境、寒冷和干燥等因素均可使手足皮肤血管收缩、皮脂腺分泌功能减弱,造成皮肤表皮干燥、变硬,形成裂口,这种现象称为手足皮肤皲裂。

#### (二)临床表现

高原手足皮肤皲裂在临床上可分为轻、中和重三度。轻者手足沿皮肤纹理方向出现表浅裂纹、有龟裂但仅达表皮层,无出血,无痛痒感觉;中度者皮肤粗糙、干燥、角化均很明显,裂纹由表皮层可达真皮组织,有轻度疼痛,但无出血;重度者皮肤角化过度,局部粗糙隆起且干燥,裂纹由表皮深入到真皮和皮下组织,出现较深裂口,有刺痛、灼痛感,伴有出血。

#### (三)医学检查与诊断

根据皮损的临床特点即可诊断,必要时进行真菌学检查、细菌培养和斑贴试验。

#### (四)治疗原则

预防高原手足皮肤皲裂,在冬季野外作业时应戴手套,坚持在皮肤暴露部位涂抹护肤油,以保持皮肤湿润;洗脸、洗手时尽量少用肥皂,尽量少接触冷水、汽油,接触后应立即擦净;每天用温水浸泡患部 20~30 min,使局部皮肤角质软化,表皮缺水缓解后,涂防裂润肤油。

一般不需要特殊治疗。对于重度,可局部涂抹 3%~5% 水杨酸软膏、防冻伤护肤膏或皮炎平软膏;0.1% 维甲酸软膏对角化过度引起的皮肤皲裂效果较好;还可用愈烈膏及伤湿止疼胶布贴于患处;1% 尿素脂具有滋润、分解和去除角质、刺激上皮再生、安抚麻醉等作用。

### 四、指甲凹陷症

高原指甲凹陷症是我国青海、西藏、新疆等高原地区的一种常见病。发病率一般为 50%~60%,有时高达 70% 以上。患指指甲失去正常形态而呈匙状,严重时边缘肥厚翘起,甲板与甲床边缘撕裂,引起局部出血和疼痛。劳动时,患指接触工具或冷水等,疼痛尤剧。

#### (一)诱发因素

手足指甲凹陷症可能与严重缺氧导致机体末梢微循环障碍、局部寒冷刺激使毛细血管收缩以及维生素、微量元素、含硫氨基酸等营养物质摄入不足等因素有关。

#### (二)临床表现

高原指甲凹陷症在临床上依其表现可分为四度。

Ⅰ度:甲板扁平,出现纵纹和纵沟,形如起皱,色泽尚可。

Ⅱ度:甲板前部或中部有明显凹陷,中段突起,呈鸭嘴状,颜色发紫,无光泽,常伴有纵纹,或有多数下陷的小凹与隆起的小脊相间,致表面凹凸不平。

Ⅲ度:甲板增厚,明显凹陷,边缘肥厚翘起,颜色变深紫,失去光泽,粗糙灰暗,脆弱易折,凹陷呈匙状或似鞍形,少数指甲边缘翻起、甲床下软组织裂开。

Ⅳ度:除Ⅲ度所有征象外,还伴有疼痛、出血,甚至部分指甲脆裂脱落。

#### (三)治疗原则

预防高原指甲凹陷症应加强劳动保护,减少手与冷水、汽油、机油等刺激性液体的接触;每日用热水浸泡双手数次,以改善局部微循环;改善伙食,合理补充营养,增强抗病能力;平时经常交叉揉搓或拍打双手,也可起到预防作用。

轻者不需特殊治疗。重者可服用滋阴补血药:阿胶 8 g,干姜 8 g,白糖 8 g,先将干姜白糖煎后,再冲服阿胶,连服 40 天;服用鱼肝油丸加钙片:鱼肝油胶丸 2

粒,葡萄糖酸钙 2 片,连服 60 天;服用复合维生素片,2 粒/次,3 次/天;局部涂抹防陷甲膏(内含颠茄浸膏、络石藤、乳香、没药、红花等中药),疗程 1 个月以上;还可外用鱼肝油乳膏、羊脂滑石膏、尿囊素乳膏及忍冬平裂膏进行治疗。

## 第六节  眼耳鼻咽喉口腔常见疾病

高原低氧、低气压、干燥、紫外线强等自然气候特点要求人体耐受力、适应力强;再加上高原风沙大、空气干燥、气温多变、血管舒缩变化大,这些都是造成眼耳鼻咽喉口腔常见病增多的客观因素。

### 一、中耳炎

耳包括外耳、中耳和内耳三部分。以鼓膜为界,鼓膜外侧为外耳,鼓膜内侧为中耳,依次排列着鼓室、咽鼓管、鼓窦、乳突。中耳炎指的是发生在中耳部位的感染,即病毒或细菌引起鼓膜后面区域的炎症。

根据川藏高原常见中耳炎起病情况,分为急性渗出性中耳炎和慢性化脓性中耳炎。

(1)急性渗出性中耳炎。急性渗出性中耳炎又称分泌性中耳炎、浆液中耳炎、鼓室积水、卡他性中耳炎、胶耳等,是中耳的一种非化脓性炎症。本病主要由各种原因导致的鼓室积液所致,临床以耳闷、耳鸣、耳聋及鼓室积液为主要症状。

(2)慢性化脓性中耳炎。慢性化脓性中耳炎是指中耳黏膜、骨膜或深达骨质的慢性化脓性炎症。本病在临床上较为常见,常以耳内间断或持续性流脓、鼓膜穿孔、听力下降为主要临床表现,严重时可引起颅内、颅外的并发症。

#### (一)诱发因素

(1)过度吸烟,刺激鼻窦、咽部等。
(2)耳道异物,过多的耳垢堆积。
(3)季节或气候变化时引起的感冒。
(4)耳道自洁能力下降,免疫力降低等。

#### (二)病  因

急性渗出性中耳炎的主要病因和慢性化脓性中耳炎的常见病因如下。

1. 急性渗出性中耳炎的主要病因

是由于上呼吸道感染、咽淋巴组织肥大、下鼻甲后端肥大或后鼻孔息肉、鼻咽部良性或恶性肿瘤造成的咽鼓管阻塞。

2. 慢性化脓性中耳炎的常见病因

(1)急性炎症迁延不愈。急性化脓性中耳炎未获得彻底的治疗,或细菌毒力强,患者的抵抗力弱,病变迁延至慢性,此为常见原因。

(2)咽鼓管功能异常。咽鼓管功能异常,导致乳突气化不良,可能与本病的发生有一定关系。在慢性化脓性中耳炎患者中,乳突气化不良者居多,但其确切关系尚不清楚。

(3)病变严重,深达骨质。急性坏死性中耳炎,病变深达骨膜及骨质,组织破坏严重。

(4)邻近器官病变。鼻部或咽部的慢性病变,如腺样体肥大、慢性扁桃体炎、慢性鼻窦炎等反复发作导致中耳炎症的反复发作。

(5)机体抵抗力下降,免疫能力低下。急性传染病,合并有慢性病或营养不良及贫血等,如猩红热、麻疹、肺结核等,造成机体抵抗力下降,免疫能力低下,使急性中耳炎演变为慢性。

### (三)临床表现

1. 急性渗出性中耳炎

(1)耳聋:患者多有耳内闷塞、听力下降。

(2)耳痛:可有隐隐耳痛,常为患者的第一症状,可为持续性,亦可为抽痛。

(3)耳鸣:会有持续性低调耳鸣。

(4)自听过强:患者自己感觉说话声音嗡嗡作响、回音响亮。

(5)鼓膜变色:鼓膜松弛部或全鼓膜充血、内陷,表现为光锥缩短、变形或消失,锤骨柄向后上方移位,锤骨短突明显外突。

(6)听力检查:纯音听阈测试结果显示传导性聋,声导抗图为平坦型(B型)或负压型(C型)。

2. 慢性化脓性中耳炎

(1)耳部流脓:间歇性或持续性,急性感染时流脓发作或脓液增多,可伴有耳痛。脓液性质为黏液性或黏脓性,长期不清理可有臭味。炎症急性发作期或肉芽、息肉等受到外伤时可有血性分泌物。

(2)听力下降:患耳可有不同程度的传导性或混合性听力损失。听力下降的程度和性质与鼓膜穿孔的大小、位置、听骨链的连续程度、迷路破坏与否有关。

(3)耳鸣:部分患者有耳鸣,多与内耳受损有关。部分患者的耳鸣与鼓膜穿孔有关,在将穿孔贴补后耳鸣可消失。

(4)眩晕:一般慢性中耳炎患者较少出现眩晕症状,当慢性中耳炎急性发作,出现迷路破坏时,患者可出现剧烈眩晕。

(四)医学检查

1. 急性渗出性中耳炎

(1)可见鼓膜内陷或膨出,活动度差,反射光锥变形或消失,锤骨柄移位。

(2)鼓膜较薄而鼓室积液较多的患者可见到积液平面,它随头部位置的改变而变换。

(3)鼓膜呈黄色或橘红色而发亮。

2. 慢性化脓性中耳炎

(1)鼓膜穿孔:是最常见的体征,只要仍存在中耳的感染,穿孔就难以愈合。鼓膜穿孔可分为中央型和边缘型两种,前者指穿孔的四周均有残余鼓膜环绕,不论穿孔位于鼓膜的中央或周边;后者指穿孔的边缘已达鼓沟,该处无残余鼓膜。穿孔可位于鼓膜的紧张部或松弛部,也可两者均受累。不同部位的穿孔,往往与中耳炎的形成机制有一定关系。

(2)听力学检查:表现为不同程度的传导性、混合性或感音神经性听力下降。

(3)影像学检查:颞骨高分辨率 CT 是评价慢性化脓性病变性质及范围的有效工具。通过影像学检查,我们可以了解乳突的气化程度、听小骨的状态、中耳的各个部位及病变的范围。

(五)急性渗出性中耳炎的防治

1. 治疗

治疗原则,一是及时治疗,以免变成慢性;二是改善听力。急性渗出性中耳炎多是在上呼吸道炎症时发生,因此首先应治疗鼻及鼻咽部急性炎症,恢复耳咽管通畅。可用1%麻黄素或滴鼻净点鼻,耳部热敷促进中耳积液吸收。待急性炎症消退后,可行耳咽管通气,一方面向中耳输送空气,调整中耳内空气压力,同时也可以排出中耳渗出物。

2. 预防

加强体育锻炼,增强身体抵抗力,预防上呼吸道感染并积极治疗上呼吸道感染。防治鼻腔和鼻咽腔慢性炎症。

(六)慢性化脓性中耳炎的防治

治疗原则:控制感染,通畅引流,清除病灶,恢复听力,消除病因。

(1)病因治疗:积极治疗引起中耳炎的上呼吸道疾病。

(2)药物治疗:根据脓液做细菌培养及药敏试验,选择敏感药物。轻者耳道局部用药,可用3%过氧化氢溶液或硼酸水清洗,然后用棉签拭净或用吸引器洗净脓液后,方可滴药。如合并全身症状,需全身应用抗生素。

(3)常用手术。

单纯乳突切除术:指通过磨开鼓窦及乳突,清除鼓窦、鼓窦入口及乳突气房内的全部病变组织及气房,使中耳病变脓液得以充分引流。

经典乳突根治术:指彻底清除中耳乳突内病变组织,并通过切除外耳道后上壁,使鼓室、鼓窦、乳突腔和外耳道形成一永久向外开放空腔的手术。

改良乳突根治术:又称 Bondy 式手术,指切除外耳道后壁、开放乳突、鼓窦,但保留鼓室及咽鼓管的黏膜,对鼓膜及听骨链不予处理。

根据病情可行乳突切除伴鼓室成形术、耳道径路上鼓室切开伴外侧壁重建术、乳突腔缩窄术等手术治疗。

(七)预　　防

(1)因为中耳炎常常在感冒后发作,病毒还会导致中耳积液,细菌又会在积液中繁殖,所以在感冒季节应做好防护。

(2)避免将异物放入耳道,避免损伤、擦伤外耳道,引起耳道的感染。

## 二、高原口腔疾病

高原气候除低氧、低气压、低湿度外,还有风速大、日照长、辐射强等特点,这些因素均可加速人体水分丧失,导致与外界直接接触的口腔黏膜受到损害。进入高原后,心理和生理都需要一段适应过程,各种应激反应可促使口腔疾病的发生。

(一)唇　　炎

1. 临床表现

唇炎初期,黏膜干燥,唇红,纵皱纹增多,有白色鳞屑不易撕脱。继之可发生裂口,深浅长短不一,灼痛,易出血结痂。重者口唇肿胀变形,黏膜呈鲜红色,出现溃烂面,附有黄色、污白色或褐色软痂,尤以下唇多见。遇辛辣等刺激物疼痛加剧。按其特征分为以下三型:

(1)干燥脱屑型:唇黏膜干燥,附白色鳞屑,有时肿痛。

(2)皲裂型:唇黏膜干燥,以皲裂为其特征,局部肿痛,易出血。

(3)湿疹糜烂型:唇部肿疼,有浅黄色渗液或脓血,部分结痂,影响进食。

2. 防治

进入高原初期,唇部涂擦油脂唇膏、多饮水、戴口罩等是预防和治疗唇炎简便有效的方法。湿疹糜烂型唇炎以3%硼酸水湿敷后再涂抗生素软膏。长期在高原工作要定期服用多种维生素。世居藏族人生活中常饮酥油茶,面唇部常涂擦酥油,很少发生唇炎。移居者可积极效仿。

### (二)牙周病

牙周病是高原地区的常见病,是一种发生在牙齿周围组织的慢性破坏性疾病。由于病情进展缓慢,早期又缺少明显的自觉症状,很容易被忽视,就诊时疾病大多已是中期或晚期,全口牙均已松动、溢脓,甚至部分自行脱落,严重影响咀嚼功能。

1. 临床表现

病变多自牙龈的边缘开始,形成深浅不同的盲袋,按压袋壁可有脓液流出。牙龈有不同程度的萎缩,部分牙根暴露,往往颊侧较明显。由于脓液的侵蚀,牙槽骨逐渐被破坏和吸收,牙槽骨凹陷。

2. 治疗

(1)全身治疗包括与牙周病发生发展有关的全身治疗。抗炎治疗可口服红霉素、甲硝唑(灭滴灵)、维生素B,补充B族维生素和维生素C等。

(2)局部治疗。

①清除牙结石及坏牙:使用洁治器械刮除牙结石,尤其要注意刮除齿龈下结石。拔除一切不能保留的牙齿,包括松动过大而牙周组织支持太弱、排列倾斜在牙弓之外而无功能的牙齿。

②消除牙周袋:保持口腔清洁。养成良好的口腔卫生习惯对防治牙周病有重要作用。坚持早晚刷牙,饭后漱口。常用的漱口剂有2%食用盐水、3%双氧水、3%硼酸水、2%甲硝唑溶液等。

③牙龈按摩:将手指洗干净,用手指压在牙龈上揉搓牙龈,按摩分区进行,指力由轻逐渐加重,每区域按摩 2~3 min,每天 3 次。

### 三、鼻 出 血

#### (一)病　　因

高原低氧、气候因素可诱发鼻腔局部或原有全身性疾病导致鼻出血。

局部原因有外伤、炎症、异物、肿瘤因素等,全身原因如血液病、急性传染病、高血压和动脉硬化、心脏病、维生素缺乏、化学药品及药物中毒、替代性月经等。在临床上不易区别。

#### (二)出血特点

(1)高原鼻出血的发病率明显高于平原发病率。以 4~9 月份为发病高峰。

(2)高原鼻出血局部原因所占比例高。其中以干性鼻炎、萎缩性鼻炎和鼻中隔前下部黏膜糜烂居多,黎氏区出血占 82.0%。

(3)高原鼻出血由于环境因素难以解除,因此常反复发作,病程长,不易治愈,而且往往导致严重萎缩性鼻炎等。

#### (三)防　　治

多数人仅用手指压迫出血侧鼻翼数分钟即可止血;必要时用纱布和棉球堵塞,个别有后鼻道出血者需经后鼻道堵塞;应用止血药物如安络血、止血敏、维生素 K、立止血等;30% 硝酸银等烧灼止血有效率在 95% 以上。如止血无效,应及时转院治疗。

#### (四)预　　防

(1)进入高原前后及时治疗鼻疾,如平时患有鼻腔干燥可用复方液体石蜡点鼻或涂抹抗生素软膏,以预防黏膜糜烂。

(2)以阶梯式登高的方法逐步适应高原环境,可预防初入期的鼻出血。

(3)应用鱼肝油滴剂,每日 1~2 次滴鼻(最少夜间睡时滴 1 次),可防治干燥性鼻炎和萎缩性鼻炎,并能修复出血创面,防止反复出血。此方法较薄荷油、甘油等效果好。

(4)加强锻炼、增强体质,不但能提高机体对高原环境的适应能力,而且还可以减少感冒、上呼吸道疾病的发生,从而有助于减少鼻出血的发生。

(5)注意环境和个人卫生,改善居住条件,调整室内温度和湿度,如室内地面经常洒水,使用加湿器等;外出戴口罩;应用盐水清除痂皮,改掉挖鼻习惯。

(6)加强营养,注意食物的调配,多食新鲜蔬菜和水果,补充维生素 C、维生素 A 及钙片等。

## 第七节 腰腿疼痛

### 一、腰腿痛

腰腿痛是以腰部和腿部疼痛为主要症状的病症,腰腿痛不是一种病,而是一组症候群,可由多种原因引起。腰痛为多发病,常与腿痛同时存在,在体力劳动者中发生率较高。值得注意的是,从事机关工作、长期伏案工作的人员中,腰腿痛也是常见病。

#### (一)诱发因素

(1)高原机体缺氧:加之体力劳动更易诱发腰腿痛症候群。

(2)退行性改变:腰部长时间承受种种负荷,使椎间关节、椎间盘发生退行性改变。椎间关节与椎间盘的退变又导致骨质增生、腰椎变形、椎间盘突出、椎管狭窄等,其周围软组织亦发生相应的病理改变,引起严重的腰腿痛。

(3)慢性劳损:长时间的固定体位,搬抬重物用力不当,工作强度过大或运动量过大等,导致腰部肌肉、筋膜、韧带损伤。这些急、慢性损伤,使肌肉纤维痉挛、变性,韧带的撕裂和瘀血的机化粘连。

#### (二)临床表现

(1)急性腰扭伤:多有明显的腰部闪转扭伤史,伤后立刻出现腰痛,活动受限,腰部有明显压痛点,体位不能自如转换,疼痛为痉挛性疼痛,X 线片无异常。

(2)腰肌劳损:多为慢性腰痛,疲劳状态下发病,与气候变化有关,疼痛多为胀痛,休息后可以缓解。X 线片可无异常,也可有先天性脊柱裂等畸形发现。

(3)腰椎间盘突出症:腰部多有损伤史,常伴下肢放射性疼痛,症状时轻时重,活动受限,咳嗽、喷嚏、弯腰则可加重症状,休息后疼痛缓解。棘突间或棘旁有明显压痛,直腿抬高试验阳性,并有相应的神经根支配区域感觉及运动障碍。X 线片或腰椎 CT 可协助确诊。

(4)腰椎管狭窄症:腰痛反复发作,下肢麻木、行走无力、间歇性跛行,X 线片或腰椎 CT 可见椎间隙变窄,椎管内径变窄。

(5)第 3 腰椎横突综合征:多有扭伤或劳损史,第 3 腰椎横突处明显压痛并向下腰及臀部放射,腰三横突附近可触及条索状或结节状物。

### (三)医学检查

影像学检查:

(1)腰椎管内病变:X 线平片表现椎间盘变窄,椎体后缘磨角、增生变尖、关节面硬化、后纵韧带钙化、假性滑移。椎体间序列变化,脊柱凸向病侧。

(2)腰椎管外病变:X 线平片表现椎间盘退行性改变与临床疼痛征象不符。

### (四)防 治

(1)保守治疗:包括药物治疗、卧床休息,物理治疗如各种电疗、磁疗、光疗、牵引、热疗、运动疗法、熏蒸等。其优点是安全、无痛苦,缺点是疗程相对较长。如病因判断准确,治疗方法选择得当,大部分患者可达到临床痊愈。

(2)防止风寒、潮湿的侵袭:在劳动工作学习的环境中要保持干燥,特别注意在淋雨后要及时更换衣服,剧烈活动和出汗后不要立即冲冷水澡。

(3)使用硬板软垫床:床铺的合适与否直接影响人们的健康。软床容易引发脊柱的变形,时间久了就会出现腰腿痛症状。采用木板床上加上一个 5~10 cm 厚的床垫最为适宜。

(4)采用正确的姿势:正确的姿势能够减少人体骨关节、肌肉、韧带的磨损,还可避免不良姿势造成的损伤。人们在平常的工作学习和生活环境中应该防止长时间的单一姿势,纠正不良姿势或防止劳累过度,特别是腰部的超负荷使用必然会造成腰部肌肉、韧带和关节等的损伤而出现腰痛、腿痛。

## 二、腰椎间盘突出症

腰椎间盘突出症是平原和高原常见的疾患之一,主要是腰椎间盘各部分(髓核、纤维环及软骨板),有不同程度的退行性改变后,在外力因素的作用下,纤维环破裂,髓核组织从破裂之处突出(或脱出)于后方或椎管内,导致相邻脊神经根遭受刺激或压迫,产生腰部疼痛,一侧下肢或双下肢麻木、疼痛等一系列临床症状。腰椎间盘突出症以腰 4~5、腰 5~骶 1 发病率最高,约占 95%。

### (一)主要病因

(1)椎间盘退变:随着年龄的增长,椎间盘逐渐发生退变,纤维环和髓核的含水量逐渐下降,髓核失去弹性,纤维环逐渐出现裂隙。在退变的基础上,劳损积累和外力的作用下,椎间盘发生破裂,髓核、纤维环甚至终板向后突出,严重者压迫神经产生症状。

(2)损伤:积累损伤是椎间盘退变的主要原因。反复弯腰、扭转等动作最易引起椎间盘损伤。

(3)腰椎发育异常:腰椎发育异常使下腰椎承受异常应力,从而增加椎间盘损害的风险。

### (二)诱发因素

(1)长期伏案工作、劳累、处于颠簸状态工作。

(2)重体力劳动。

(3)急性外伤。

### (三)临床表现

1. 临床分型及病理

从病理变化及 CT、MRI 表现,结合治疗方法可作以下分型:

(1)膨隆型。纤维环部分破裂,而表层尚完整,此时髓核因压力而向椎管内局限性隆起,但表面光滑。这一类型经保守治疗大多可缓解或治愈。

(2)突出型。纤维环完全破裂,髓核突向椎管,仅有后纵韧带或一层纤维膜覆盖,表面高低不平或呈菜花状,常需手术治疗。

(3)脱垂游离型。破裂突出的椎间盘组织或碎块脱入椎管内或完全游离。此型不单可引起神经根症状,还容易导致马尾神经症状,非手术治疗往往无效。

(4)Schmorl 结节。髓核经上下终板软骨的裂隙进入椎体松质骨内,一般仅有腰痛,无神经根症状,多不需要手术治疗。

2. 症状

(1)腰痛。是大多数患者最先出现的症状,发生率约91%。由于纤维环外层及后纵韧带受到髓核刺激,经窦椎神经而产生下腰部感应痛,有时可伴有臀部疼痛。

(2)下肢放射痛。虽然高位腰椎间盘突出(腰2~3、腰3~4)可以引起股神经痛,但临床少见,不足5%。绝大多数患者是腰4~5、腰5~骶1间隙突出,表现为坐骨神经痛。典型坐骨神经痛是从下腰部向臀部、大腿后方、小腿外侧直到足部的放射痛,在喷嚏和咳嗽等腹压增高的情况下疼痛会加剧。放射痛的肢体多为一侧,仅极少数中央型或中央旁型髓核突出者表现为双下肢症状。坐骨神经痛的原因为:①破裂的椎间盘产生化学物质的刺激及自身免疫反应使神经根发生化学性炎症;②突出的髓核压迫或牵张已有炎症的神经根,使其静脉回流受阻,进一步加重水肿,使得对疼痛的敏感性增高;③受压的神经根缺血。上述三种因素相互关联,互为加重因素。

(3)马尾神经症状。向正后方突出的髓核或脱垂、游离椎间盘组织压迫马尾神经,其主要表现为大、小便障碍,会阴和肛周感觉异常。严重者可出现大小便失控及双下肢不完全性瘫痪等症状,临床上少见。

3. 体征

(1)一般体征。

①腰椎侧凸是一种为减轻疼痛的姿势性代偿畸形。视髓核突出的部位与神经根之间的关系不同而表现为脊柱弯向健侧或弯向患侧。如髓核突出的部位位于脊神经根内侧,因脊柱向患侧弯曲可使脊神经根的张力减低,所以腰椎弯向患侧;反之,如突出物位于脊神经根外侧,则腰椎多向健侧弯曲。

②腰部活动受限。大部分患者都有不同程度的腰部活动受限,急性期尤为明显,其中以前屈受限最明显,因为前屈位时可进一步促使髓核向后移位,并增加对受压神经根的牵拉。

③压痛、叩痛及骶棘肌痉挛。压痛及叩痛的部位基本上与病变的椎间隙相一致,80%~90%的病例呈阳性。叩痛以棘突处为明显,系叩击振动病变部所致。压痛点主要位于椎旁 1 cm 处,可出现沿坐骨神经放射痛。约 1/3 患者有腰部骶棘肌痉挛。

(2)特殊体征。

①直腿抬高试验及加强试验。患者仰卧、伸膝,被动抬高患肢,正常人神经根有 4 mm 滑动度,下肢抬高到 60°~70°始感腘窝不适。腰椎间盘突出症患者神经根受压或粘连使滑动度减少或消失,抬高在 60°以内即可出现坐骨神经痛,称为直腿抬高试验阳性。在阳性病人中,缓慢降低患肢高度,待放射痛消失,这时再被动屈曲患侧踝关节,再次诱发放射痛称为加强试验阳性。有时因髓核较大,抬高健侧下肢也可牵拉硬脊膜诱发患侧坐骨神经产生放射痛。

②股神经牵拉试验。患者取俯卧位,患肢膝关节完全伸直,检查者将伸直的下肢高抬,使髋关节处于过伸位,当过伸到一定程度出现大腿前方股神经分布区

域疼痛时,则为阳性。此项试验主要用于检查腰 2~3 和腰 3~4 椎间盘突出的患者。

(3) 神经系统表现。

①感觉障碍:视受累脊神经根的部位不同而出现该神经支配区感觉异常。阳性率达 80% 以上。早期多表现为皮肤感觉过敏,渐而出现麻木、刺痛及感觉减退。因受累神经根以单节单侧为多,故感觉障碍范围较小;但如果马尾神经受累（中央型及中央旁型者）,则感觉障碍范围较广泛。

②肌力下降:70%~75% 患者出现肌力下降。腰 5 神经根受累时,踝及趾背伸力下降;骶 1 神经根受累时,趾及足跖屈力下降。

③反射改变:腰 4 神经根受累时,可出现膝跳反射障碍,早期表现为活跃,之后迅速变为反射减退;腰 5 神经根受损时对反射多无影响。骶 1 神经根受累时则跟腱反射障碍。反射改变对受累神经的定位意义较大。

### (四) 医学检查

1. 腰椎 X 线平片

单纯 X 线平片不能直接反应是否存在椎间盘突出,但 X 线片上有时可见椎间隙变窄、椎体边缘增生等退行性改变,是一种间接的提示,部分患者可以有脊柱偏斜、脊柱侧凸。此外,X 线平片可以发现有无结核、肿瘤等骨病,有重要的鉴别诊断意义。

2. CT 检查

可较清楚地显示椎间盘突出的部位、大小、形态和神经根、硬脊膜囊受压移位的情况,同时可显示椎板及黄韧带肥厚、小关节增生肥大、椎管及侧隐窝狭窄等情况,对本病有较大的诊断价值,目前已普遍采用。

3. 磁共振（MRI）检查

磁共振无放射性损害,对腰椎间盘突出症的诊断具有重要意义。磁共振可以全面地观察腰椎间盘是否病变,并通过不同层面的矢状面影像及所累及椎间盘的横切位影像,清晰地显示椎间盘突出的形态及其与硬膜囊、神经根等周围组织的关系,另外可鉴别是否存在椎管内其他占位性病变。但对于突出的椎间盘是否钙化的显示不如 CT 检查。

4. 其他

电生理检查（肌电图、神经传导速度与诱发电位）可协助确定神经损害的范围及程度,观察治疗效果。实验室检查主要用于排除一些疾病,起到鉴别诊断的作用。

### (五) 预 防

腰椎间盘突出症是在退行性改变的基础上积累伤所致,积累伤又会加重椎间盘的退变,因此预防的重点在于减少积累伤。同时应保持良好的生活习惯。腰椎间盘突出急性发作期严重症状的患者,需调离高原工作岗位,待症状缓解后,可重返高原工作。

## 第八节 常见理化因素所致疾病

### 一、中 暑

中暑是指在高温、高湿环境下,人体体温调节中枢功能障碍、汗腺功能衰竭和水、电解质丢失过多而引起的以中枢神经和(或)心血管功能障碍为主要表现的急性疾病。

#### (一) 病 因

铁路建设者在炎热夏季或在相对封闭和通风不良的高地温隧道(温度大于32 ℃、湿度大于60%且无风)环境中施工,如果对高温不能适应或无有效的防暑降温措施,容易发生中暑。

中暑损伤主要是由于体温过高(>42 ℃)对细胞直接损伤作用,引起酶变性、线粒体功能障碍、细胞膜稳定性丧失和有氧代谢途径中断,导致多器官功能障碍或衰竭。

#### (二) 症 状

中暑可分为先兆中暑、轻症中暑和重症中暑。

1. 先兆中暑

在高温环境下,出现头痛、头晕、口渴、多汗、面色潮红、四肢无力发酸、注意力不集中、动作不协调等,体温正常或略有升高。如及时转移到阴凉通风处、降温、补充水和盐分,短时间内即可恢复。

2. 轻度中暑

除上述症状外,体温往往在38 ℃以上,伴有面色潮红、大量出汗、皮肤灼热,或出现四肢湿冷、面色苍白、血压下降、脉搏增快等表现。如及时转移到阴凉通风处,平躺解衣、降温、补充水和盐分,可于数小时内恢复。

3. 重度中暑

重症中暑分为热痉挛、热衰竭和热(日)射病。上述三种情况可顺序发展,也可交叉重叠。热射病是一种致命性疾病,病死率较高。

(1)热痉挛。在高温环境下进行剧烈运动大量出汗,活动停止后常发生肌肉痉挛,主要累及骨骼肌,持续数分钟后缓解,无明显体温升高。

(2)热衰竭。严重热应激时,由于体液和体钠丢失过多引起循环容量不足所致。表现为多汗、疲乏、无力、头晕、头痛、恶心、呕吐和肌痉挛,心动过速、直立性低血压或晕厥。体温轻度升高,无明显中枢神经系统损伤表现。检查可见红细胞压积增高、高钠血症、轻度氮质血症和肝功能异常。

(3)热射病。是一种致命性急症,主要表现为高热(直肠温度≥41 ℃)和神志障碍。早期受影响的器官依次为脑、肝、肾和心脏。病初表现行为异常呈癫痫发作,继而出现谵妄、昏迷和瞳孔对称缩小,严重者可出现低血压、休克,心律失常及心力衰竭、肺水肿和脑水肿。

在炎热夏季热浪期或高热隧道环境中,遇有体温过高伴有昏迷患者首先应考虑中暑诊断。在诊断中暑前,应与脑炎、脑膜炎、脑血管意外、脓毒病、甲状腺危象、伤寒及抗胆碱能药物中毒相鉴别。

(三) 治 疗

早发现、早诊断、早治疗,对于控制中暑、改善症状、预防并发症极其重要,尤其对于高危人群,例如在高温下劳动者、肥胖、慢性疾病患者等,要预防中暑发生。对于有疑似中暑临床表现的患者更应该及时就诊,以明确诊断。

中暑的治疗主要包括快速、有效、持续降温,迅速补液扩容,有效控制躁动和抽搐,其中快速、有效、持续降温最重要。

1. 一般治疗

①迅速把患者移到阴凉、通风处,坐下或躺下,宽松衣服,安静休息。②给患者饮用加糖的淡盐水或清凉饮料,补充因大量出汗而失去的盐和水分。③保持呼吸道通畅。立即吸氧,保持呼吸道通畅,可以让患者侧卧,必要时应行气管插管,防止呕吐物误吸。④迅速降低患者体温,可用冷水擦身,在前额、腋下和大腿根处用浸了冷水的毛巾或海绵冷敷。患者病情严重时要注意其呼吸、脉搏,并尽快呼

叫急救车送往医院。

2. 重症治疗

（1）降温治疗。对于重症高热患者，降温速度决定预后，应在 1 h 内使直肠温度降至 37.8~38.9 ℃。①体外降温：转移到通风良好的低温环境，或用冷水擦浴，或将躯体浸入 27~31 ℃水中传导散热降温，或用 15 ℃冷水反复擦拭皮肤，或同时应用电风扇或空气调节器。有条件者，可将患者置于特殊蒸发降温房间内。②体内降温：用冰盐水进行胃或直肠灌洗，也可用无菌生理盐水进行腹膜腔灌洗或血液透析。③药物降温：患者出现寒战时可应用氯丙嗪 25~50 mg 加入生理盐水 500 mL 中静脉输注 1~2 h，用药过程中应监测血压。

（2）糖皮质激素。有一定的降温、改善机体的反应性、降低颅内压作用。

3. 并发症治疗

（1）昏迷：应进行气管内插管，保持呼吸道通畅，防止误吸和癫痫发作。

（2）低血压：应静脉输注生理盐水或乳酸林格液恢复血容量，提高血压。必要时也可静脉滴注异丙肾上腺素提高血压。勿用血管收缩药，以免影响皮肤散热。

（3）心律失常、心力衰竭和代谢性酸中毒：应给予对症治疗。

（4）酸中毒时，可酌情给予碳酸氢钠静脉滴注。

（5）肺水肿时可给予呋塞米、糖皮质激素。

（6）脑水肿和颅内压升高者静脉给予 20% 甘露醇。

（7）抽搐发作者，可静脉输注地西泮。

4. 监测

（1）降温期间应连续监测体温变化。

（2）放置 Foley 导尿管，监测尿量，应保持尿量 >30 mL/h。

（3）中暑高热患者，动脉血气结果应予校正。体温超过 37 ℃时，每升高 1 ℃，$PaO_2$ 降低 7.2%，$PaCO_2$ 增加 4.4%，pH 降低 0.015。

（4）严密监测凝血酶原时间（PT）、活化部分凝血活酶时间（APTT）、血小板计数和纤维蛋白原。

（四）预　　防

（1）改善劳动条件。隔离热源和降低劳动环境温度。提高机械自动化程度，替代人工操作。加强劳动保护，合理调整作息时间。

(2) 提供清凉含盐饮料。饮料中应含盐 0.3%，含盐量过高，多饮后可引起水肿。

(3) 加强卫生宣传教育。使在高温环境作业人员了解中暑的防治知识。

(4) 执行高温作业禁忌证。对高血压、器质性心脏病、活动性肺结核以及明显贫血和肝、肾、内分泌疾病和先天性汗腺缺乏症患者均应调离高温作业。

## 二、冻　　伤

冻伤是身体局部温度降到冰点以下，组织发生冻结后引起的损伤。铁路设计单位线路勘察、施工部门进驻高原遇到气候突变或其他异常情况时常会发生群体冻伤，轻则影响健康及任务的完成，重则导致伤残，如有严重并发症，可危及生命。

### (一) 发病原因

高原寒冷是仅次于缺氧对人体影响较大的另一个自然因素。海拔愈高，气温愈低，海拔每升高 1 000 m，气温约下降 6 ℃，高原气候多变，日温差较大。

高原低氧环境中，血细胞比容及血液黏滞度增高，血小板聚集性增强，血液有高凝倾向。缺氧使皮肤静脉顺应性降低，低碳酸血症引起外周血管阻力增加，血流量下降。凡此均会对外周循环产生不利影响，可能影响冻伤发病及其转归。当外部的威胁十分严重时，焦虑或恐惧会使交感神经系统衰弱加重。从生理方面来说，恐惧会引起剧烈的血管收缩和出汗，从而使四肢温度大幅度下降，使冻伤的危险性更大。

### (二) 冻伤的诊断及临床表现

患者冻伤部位仍处于冻结状态时，皮肤冰冷，呈灰、白色或腊样，触之发硬无弹性。冻伤程度的早期判断较难。冻伤的严重程度取决于环境寒冷强度、暴露时间及机体状况。伤度的分类目前尚不一致，本节按三度分类法叙述。

Ⅰ度：冻伤只伤及表皮层，复温后皮肤充血、肿胀，有痒感、刺痛感或感觉异常，肤色鲜红、紫红或呈花斑样，一般可不治自愈。

Ⅱ度：冻伤损伤达真皮层，典型症状为有水疱，疱液为透明浆液性，呈橙黄色，疱底呈鲜红色；痛觉过敏，局部肿胀、充血。一般可在 1～2 周内痊愈。

Ⅲ度：冻伤伤及皮下组织甚至肌肉、骨骼。复温后可显著水肿，多为血性水疱，疱液鲜红，疱底呈灰白色或污秽色，随后疱液可转为褐色甚至黑色，逐渐呈黑色痂皮而分离脱落,露出其下的肉芽组织。复温后皮色青紫或青灰,皮肤感觉迟钝或消失,皮温较低。如伤已达骨骼,该段肢体将坏死,则该部炎症反应可能不很明显,肿胀较轻,不生水疱或仅有少数小血疱,感觉消失,冻后2~6周该部变黑变干,终将坏死。

重度冻伤的同一肢体中,从近心端到达远心端通常各度冻伤并存,早期判断最终将要坏死部分的分界较难。一般在伤后24 h或可能要在5天后才能较准确地作出判断。

### (三) 治 疗

(1) 急救处理。迅速将病人转移到防风保暖场所,加以保温包裹,给予热饮食,避免进一步受冻。野外条件困难,一般不主张对患部实施复温而要尽快后送。临床发现,让冻足坚持步行几小时到达有条件处再行救治,一般不会增加组织坏死。长时间冻结固然可能增加组织损伤,但已融化肢体的再次冻结后果更为严重。在高原冻伤无法及时后送时,获救后在保暖场所经一段时间后,患部往往自行复温融化。在这种情况下,要创造复温条件如靠他人或自己温暖的体部热量进行复温。禁止用拍打、冷水浸泡或雪搓等方法,也不能用火烤、发动机废气直接加温患部,因患部感觉消失,容易造成损伤。一旦复温融化开始,应让其继续下去,关键是防止再度冻结。已融化的冻足不可再步行。在高原现场不主张饮用咖啡饮料,扩张外周血管药物的应用也应谨慎。

(2) 医院治疗。入院后应先询问病史,检查有无其他伤病,测量直肠温度以排除体温过低。如病人不必作心肺复苏及其他紧急处理,且患部仍冻结着,应进行快速复温。

①快速复温:是目前救治仍处于冻结状态伤部的最好方法。水温应保持在38~42 ℃,不应超过44 ℃,以免烫伤。为保持水温,不应对容器直接加热,因过热的容器壁可能烫伤患部。对不易浸泡的伤部如耳、鼻等,可用温水反复淋洗复温。患肢末端出现血流恢复之征,如颜色变红,即可停止复温,一般需30~60 min。快速复温过程会产生剧烈疼痛,可给予镇痛剂如肌注杜冷丁50~100 mg或吗啡10 mg,或口服阿司匹林等止痛药。为了增强复温时局部温度回升效果,有人主张早期静脉输入生理盐水等,以纠正冻伤病人存在的脱水及血容量过低。

②局部药物治疗:轻度冻伤可局部敷1%硝呋醛(呋喃西林)霜剂或2%新霉素霜剂。如为重度冻伤,推荐用洗必泰液多次温浸疗法,此法对预防感染、加速痊

愈和减少后遗症均有较好效果。其法为将患肢浸于水温保持在 40 ℃ 的 0.1% 洗必泰液中,每日 1~2 次,每次 20 min。浸泡之后再敷约 1 mm 厚的上述霜剂。温浴时要鼓励病人在水中活动肢体以助功能恢复。

③改善局部血液循环:应用最多的是低分子右旋糖酐,应及早给药,每日 500 mL 静脉滴注,持续 1~2 周。高原冻伤合并有红细胞增多症者可用等容血稀释法以改善血液的流通性能。其方法为先作治疗性献血 300~500 mL,再输入等量低分子右旋糖酐,可使血红蛋白浓度及红细胞数趋于正常。有人主张在临近冻区的动脉内注射普鲁卡因以解除血管痉挛,或在患肢上端用 0.5% 普鲁卡因套式封闭。

④其他治疗措施:对患部的护理包括抬高患肢,保护其免受损伤等。对于大的水泡可在无菌条件下抽吸或切开排液。对于坏死的皮肤,应采取早期削痂,每日削除与正常组织分离的痂皮,以防痂下感染,但应注意勿损伤其下肉芽组织,对面积较大的创面应尽早切痂植皮。

抗感染是冻伤治疗中的关键问题之一,往往小的灶性感染也会影响预后。可根据细菌涂片或培养,给以抗生素预防和治疗感染。治疗期间,应严密观察并及时处理并发症,如气性坏疽等。

此外,加强全身支持疗法,包括良好的饮食营养、精神上的鼓励等。

## 三、失　温

失温是指人体热量流失大于热量补给,从而造成人体核心区(主要指大脑和躯干内的心、肺等维持生命的主要器官)温度降低,并产生一系列寒战、迷茫、心肺功能衰竭等症状,当身体核心区温度低于 30 ℃ 时,死亡几乎无可避免。需要特别指出的是,往往存在体表温度低于 30 ℃ 甚至冻结而人却仍然存活的情况。失温和冻伤在医学上是既相关又有所不同的概念。通常冻伤是指人体表面因接触寒冷空气、液体、物体而造成的肢体和表皮组织麻木、水疱和坏死的病症。

(一)病　因

人体是一个热原体,随时与外界进行热传递,其中温度、湿度和风力影响是导致失温的最常见因素。人体在野外剧烈活动、运动会造成流汗,湿度加大,再遇到温度突然骤降、伴有强风的气候,极容易出现热量迅速流失,造成失温现象,如果遇到极端恶劣天气就会带来更大风险。

### (二)主要症状

失温可分为轻度、中度和重度三期。①轻度失温:患者体温下降到 33~35 ℃,同时会产生剧烈的寒战,远端肢体血管收缩、四肢冰凉,双手麻木,无法完成复杂动作;呼吸快而浅。患者可能感觉疲劳和腹部疼痛、视力困难,尿多。患者有时候会出现温暖的感觉,这预示病情将向中度失温发展;也可通过测试病人能否使拇指和小指接触的方式来判断病情发展程度。②中度失温:体温降至 28~32 ℃。患者肌肉不协调更明显,行动更迟缓、困难,伴有步伐不稳、方向感混乱。浅层皮肤血管继续收缩,以保持重要器官的温度。失温者面色苍白,唇、耳、手指和脚趾的颜色可能变蓝。出现反常脱衣现象,这是身体自身调节机制失衡,原来始终收缩的周围血管扩张,导致短暂"热起来"的错觉。③重度失温:体温降至大约 28 ℃以下。肌肉颤抖通常已停止。说话困难,思维迟钝。暴露的皮肤变蓝、肌肉协调能力几乎完全丧失,不能行走,甚至昏迷。脉搏和呼吸显著减慢,可能发生心率过快或心房纤维性颤动,最终导致心肺衰竭。

也有学者以患者核心温度为标准将失温分成:轻度(核心温度在 37~35.5 ℃)、中度(核心温度在 35.5~33.8 ℃)、重度(核心温度在 33.8~30 ℃)三类。

### (三)失温的预防

①注意内衣的选择。户外出行时除了防雨、防雪、保暖以外,还要重视大量出汗可能引起的失温风险。要选择快干排汗的内衣,切忌棉质内衣。棉织品很吸汗不容易导出,易引起失温。②注意衣物的增减,在高寒地区徒步出行要随身携带保暖衣物,出发时穿着薄快干内衣或加上透气好的外套。途中休息时穿上保暖衣物,避免着凉和失温。③注意保暖防护。如果遇上寒冷天气出行,应做好相应的防风保温措施,不要暴露在寒风中。保暖的帽子、手套、围脖、防风衣、厚袜子、防风面罩等都是大风寒冷天气出行的必备物品。④及时补充体能。保存体力防止疲劳和体能透支,避免过度出汗和脱水,备好食物和热饮,随时补充身体热量。

### (四)失温的救治

严重冻伤和失温是冬季野外活动常见的危险疾病。冻伤可能伴随失温现象,急救时应先处理后者。

第一,去除导致失温的原因。失温时最关键的是去除导致失温的原因,其次根据失温的不同阶段做不同处理。因为失温跟温度、湿度、风力都有关。所以应该尽快进入避风避雨场所,换上干燥衣物。有条件时保温转运至专业医疗救治场所。

第二，分级复温，循序渐进。复温的处理要遵循分级、温和、循序渐进的原则，不专业的施救反而可能加重对身体的危害。①轻度失温：将失温者转移到避风、避雨的安全地带，将人体与地面隔绝开来，更换干燥衣物。要避免对周围的肌肉（如手足）按摩，因为外周低温的血液回到内脏会带来更多伤害。可以烤火取暖，或者使用加热毯和室温加热，室温推荐在28 ℃。②中度及重度失温：需要对躯体核心区加热复苏，可在颈部、腋窝和腹股沟区给予保温袋加热，如在医疗场所可用温热等渗液腹腔冲洗。在缺少这些条件时，应尝试可能的其他复温方法，同时尽快实施转运。现场救援主要是做好身体的包裹，用轻柔的手法担架转运。

需要特别注意的是，不要给中、重度的失温者进行四肢加热或者喝热水，因为大量低温血液回到循环，会带来低血压和温度进一步降低，增加失温者死亡的风险。

另外，对于失温患者的抢救，不要轻易放弃。中、重度失温对身体组织，尤其是大脑神经有一定的保护作用，可能会出现类似"假死"的状态：瞳孔放大、没有痛觉、心率和呼吸减慢，但实际上人还活着。只有当失温者的体温接近正常，仍没有生命体征的才可宣告死亡。

## 四、淹　溺

又称溺水，是指人淹没于水（包括其他液体）中，水经过气道吸入后充满呼吸道和肺泡引起窒息。吸收到血液循环的水引起血液循环渗透压改变、电解质紊乱和组织损害，肺不张、肺水肿、低氧血症、酸中毒等造成呼吸和心跳停止或心排血量降低，重要器官衰竭等导致死亡。如果心跳未停止，则称为近乎溺死。淹溺后短暂恢复数分钟到数日，最终死于并发症者为继发性淹溺。当铁路沿线发生泥石流、山洪或隧道施工涌水等环境灾害时，参建人员有淹溺风险。

### （一）发病机制

1. 干性淹溺

人入水后，因为受到强烈刺激（惊慌、恐惧、骤然寒冷等），引起喉头痉挛，以致呼吸道完全梗阻，造成窒息死亡，或心搏反射性的停止。

2. 湿性淹溺

人淹没于水中，会本能地引起反射性屏气，避免水进入呼吸道，但是由于缺氧不能坚持长时间屏气被迫呼吸,使大量水进入呼吸道肺泡,阻滞气体交换,引起全身缺氧和二氧化碳潴留。呼吸道的水迅速经肺吸收到血循环。根据淹溺的水成分不同可分为:

(1)淡水淹溺:淡水(低渗)进入肺泡渗入血管后导致血液稀释,低钠低氯和溶血,血钾升高。

(2)咸水淹溺:咸水(高渗)经过肺泡将体液吸出,血液浓缩,血容量减少。电解质扩散,使肺泡上皮细胞和肺毛细血管内皮细胞受损,血钾血钠升高。

(3)温水与冷水:二者有显著不同。冷水中某些伤者心脏停搏 30 min 以上仍有可能复苏成功。主要是冷水(小于 20 ℃)使人体更多的氧送到心脏和大脑,并且人体在低温时的代谢降低。

### (二)临床表现

淹溺患者出现神志丧失、呼吸停止或大动脉搏动消失,处于临床死亡状态。近乎淹溺患者临床表现个体差异较大,与溺水持续时间长短、吸入水量多少、吸入介质的性质和器官损伤严重程度有关。近乎淹溺者可有头痛或视觉障碍、剧烈咳嗽、胸痛、呼吸困难和咳粉红色泡沫样痰。溺入咸水者,口渴感明显,最初数小时可有寒战和发热。淹溺者口腔和鼻腔内充满泡沫或泥污、皮肤发绀、颜面肿胀、球结膜充血和肌张力增加;精神和神志状态改变,包括烦躁不安、抽搐、昏睡和昏迷;呼吸表浅、急促或停止,肺部可闻及干、湿啰音;心律失常、心音微弱或心搏停止;腹部膨隆,四肢厥冷。跳水或潜水发生淹溺者可伴有头部或颈椎损伤。

### (三)自救和互救

**1. 不会游泳者的自救**

①落水后要保持头脑清醒。②采取头顶向后,口向上方,将口鼻露出水面,此时就能进行呼吸。③呼吸要浅,吸气宜深,尽可能使身体浮于水面,以等待他人抢救。④切忌将手上举或拼命挣扎。

**2. 会游泳者的自救**

①多数因小腿腓肠肌痉挛而致溺水,应心平静气,及时呼人援救。②将身体抱成一团,浮上水面。③深吸一口气,把脸浸入水中,将痉挛(抽筋)下肢的拇指用力向前上方拉,使拇指跷起来,持续用力,直到剧痛消失,抽筋自然也就停止。对疼痛处要充分按摩防止再次抽筋。④如果手腕肌肉抽筋,可将手指上下屈伸,并采取仰面位,以两足游泳。

3. 互救

①救护者应镇静,尽可能脱去衣裤,尤其要脱去鞋靴,迅速游到溺水者附近。②对筋疲力尽的溺水者,救护者可从头部接近。③对神志清醒的溺水者,救护者应从背后接近,用一只手从背后抱住溺水者的头颈,另一只手抓住溺水者的手臂游向岸边。④如救护者游泳技术不熟练,则最好携带救生圈、木板或用小船进行救护,或投下绳索、竹竿等,使溺水者握住再拖带上岸。⑤救援时要注意,防止被溺水者紧抱缠身而双双发生危险。如被抱住,不要相互拖拉,应放手自沉,使溺水者手松开,再进行救护。

(四)现场应急

(1)第一目击者在发现溺水者后立即呼叫请求医疗急救。

(2)第一目击者或急救医务人员到达现场后,首先将溺水者救上岸。

(3)溺水者从水中救出后,采取头低俯卧位行体位引流;迅速清除口鼻腔中的污水、污物、分泌物及其他异物;拍打背部促使气道液体排出,保持气道通畅。

(4)对于心搏呼吸停止者,立即现场施行心肺复苏。复苏期间常会发生呕吐,注意防止呕吐物误吸。有条件时,进行气管内插管和吸氧。在患者转送医院过程中,也不应停止心肺复苏。

(五)实验室和其他检查

1. 血和尿液检查

外周血白细胞轻度增高。淡水淹溺者,血和尿液中能检测出游离血红蛋白,血钾升高。咸水淹溺者可出现轻度高钠血症或高氯血症。淹溺者罕见致命性电解质平衡失常。严重者出现弥散性血管内凝血(DIC)的实验室表现。

2. 心电图检查

心电图常见有窦性心动过速、非特异性ST段和T波改变。出现室性心律失常或完全性心脏传导阻滞时,提示病情严重。

3. 动脉血气检查

约75%病例有严重混合性酸中毒;几乎所有患者都有不同程度的低氧血症。

4. X线检查

胸片常显示斑片状浸润,有时出现典型肺水肿征象。住院12～24 h吸收好转或进展恶化。疑有颈椎损伤时,应进行颈椎X线检查。

### (六)医院治疗

1. 支持对症处理

吸入高浓度氧或高压氧治疗,根据病情可采用机械通气。体温过低者,可采用体外或体内复温措施。

2. 处理并发症

对合并惊厥、低血压、心律失常、肺水肿、ARDS、应激性溃疡伴出血、电解质和酸碱平衡失常者进行相应处理。

## 五、电　　击

一定量电流或电能(静电)通过人体,引起不同程度的组织损伤或器官功能障碍,甚至死亡,称为电击,俗称触电。电击包括低压电(≤380 V)、高压电(>1 000 V)和超高压电或雷击(电压 10 000 万 V 或电流 30 万 A)三种电击类型。

### (一)发病机制

电击对人体损伤程度与接触电压高低、电流类型、电流强度、频率高低、触电部位皮肤电阻、触电时间长短、电流通过途径和所在环境气象条件有密切关系。500 V 以下交流电较直流电危害性大,它能使肌细胞膜除极导致肌肉持续痉挛性收缩。50~60 Hz 家用低频交流电易引起心室颤动。电击包括电流对细胞的直接损伤和组织电阻产热引起人体组织和器官的损伤:如皮肤及皮下组织不同程度的烧伤;深部组织(肌肉、脂肪和肌腱等)局部水肿,压迫营养血管引起闭塞,发生缺血和坏死;接触超高压电能使组织迅速"炭化"。电流通过中枢神经系统会立即引起呼吸及心搏停止,导致死亡。

### (二)临床表现

1. 全身表现

轻度触电者,出现惊恐、心悸、头晕、头痛、痛性肌肉收缩和面色苍白等,受高压电击特别是雷击时,常发生意识丧失、心跳和呼吸骤停。大面积体表烧伤造成组织损伤部位液体丢失过多时,常出现低血容量性休克。直接肾脏损伤、肌肉坏死组织产生肌球蛋白尿、肌红蛋白尿及溶血后血红蛋白尿,都能促使急性肾衰竭发生。

2. 局部表现

触电部位局部皮肤组织损伤最严重。高压电击的严重烧伤常见于电流进出躯体的部位,烧伤部位组织炭化或坏死成洞。高压电流损伤时,常发生前臂腔隙综合征。触电后大肌群强直性收缩,可发生脊椎压缩性骨折或肩关节脱位。

3. 并发症和后遗症

电击后 24~48 h 常出现并发症和后遗症:如心肌损伤、严重心律失常和心功能障碍;吸入性肺炎和肺水肿;消化道出血或穿孔、麻痹性肠梗阻;DIC 或溶血;肌球蛋白尿或肌红蛋白尿和急性肾衰竭;骨折、肩关节脱位或无菌性骨坏死;大约半数电击者有单或双侧鼓膜破裂、听力丧失;烧伤处继发细菌感染。电击后数天到数月可出现上升或横断性脊髓炎、多发性神经炎或瘫痪等;角膜烧伤、视网膜脱离、单侧或双侧白内障和视力障碍。

(三) 治　　疗

1. 切断电源

发现电击后,第一目击者立即切断电源,应用绝缘物将触电者与电源隔离,并立即呼叫,请求医疗急救。

2. 心肺脑复苏

对心脏停搏和呼吸停止者立即进行心肺复苏,挽救触电者生命。对所有电击患者,应连续进行 48 h 心电监测,以便发现电击后迟发性心律失常。对心律失常者,选用相关抗心律失常药。

3. 急性肾衰竭防治

迅速恢复循环容量,维持适当尿量(50~75 mL/h)。出现肌球蛋白尿时,维持尿量在 100~150 mL/h。同时静脉输注 5% 碳酸氢钠碱化尿液,使血液 pH 维持在 7.45 以上,预防急性肾衰竭。急性肾衰竭者,有指征时进行血液透析。

4. 外科问题处理

对于广泛组织烧伤、肢体坏死和骨折者,应进行相应处置。坏死组织应进行清创术,预防注射破伤风抗毒素;有继发感染者,给予抗生素治疗;对腔隙综合征患者,如果腔隙压力超过 30~40 mmHg,需要行筋膜切开减压术;对于肢体电击伤后深部组织损伤情况不明者,可应用动脉血管造影等检查。

(四) 预　　防

高原铁路建设施工中,在大力推广应用机械化、电气化设备的同时,要进一步普及用电知识和重视安全用电教育。保证所有电器用品正确设计、安装、维护,有助于防止工作场所的触电事故。凡有可能接触身体的电器,都应有可靠的接地并有断路保护装置线路。

预防雷击要根据现场情况采取适当的措施,如雷电时,不要在露天场地站立,寻找避雨场所时避免在容易吸引闪电的大树下或金属顶棚下停留,应离开水潭、池塘或湖泊。

## 第九节　高原常见有害(毒)动植物的防治

### 一、高原常见有害(毒)医学昆虫分布及防治

医学昆虫是指骚扰人类安宁,吮吸疾病与病原体的昆虫。医学昆虫的危害主要分为直接危害,包括骚扰、损伤和失血,毒质危害,变态反应或过敏性,侵害供血和寄生;间接危害(传播虫媒病)。医学昆虫的防治方法主要有环境改造,生物防制,利用热、电、光、声和机械等物理方法杀灭或驱赶等。

#### (一)蚤　　类

1. 分布

跳蚤种类繁多,分布广泛。常见的蚤类有人蚤、猎蚤。

2. 防治

(1)控制或消除滋生条件。

(2)堵洞灭鼠、管好家畜:鼠、猫、狗、兔等是跳蚤的宿主,也是跳蚤的主要来源。因此必须搞好防鼠灭鼠,严格管理猫、狗、兔,以防将跳蚤带入室内。

(3)加强个人防护。

(4)穿戴防蚤服、防蚤袜、防蚤帽。

(5)于裤脚、袖口、领口等处喷涂杀虫剂,使局部成 10~20 cm 宽的保护带,防止跳蚤钻入衣内。亦可在上述部位系浸有驱避剂的布带,用以驱避跳蚤,防止接近人体。

#### (二)蚊　　类

1. 分布

我国高原海拔 4 000 m 以下潮湿地区均有分布。蚊叮人吸血,影响工作,妨碍休息,叮咬可引起局部感染。在自然情况下蚊虫可传播多种疾病,在我国由蚊虫传播的疾病主要有:疟疾、乙型脑炎、丝虫病、登革热等。

2. 防治

(1)搞好环境卫生,消灭死水塘等蚊滋生地。

(2)采用网兜法和驱蚊法灭蚊;用诱虫黑光灯或诱虫紫外线灯来诱杀蚊。大环境用化学药物喷洒杀蚊;室内用电灭蚊片、蚊香杀蚊。

(3)使用纱门、纱窗、蚊帐防蚊。野外作业时穿长袖或涂擦驱避剂。晚上可点燃荆叶、麻叶、艾、苦楝子、除虫菊等植物驱蚊。

(三)蝇 类

1. 分布

高原地区均有分布。苍蝇通过机械携带传播多种疾病。

2. 防治

(1)搞好厨房食堂、厕所、马厩、猪圈、垃圾箱等场所的环境卫生,消灭蝇滋生条件。

(2)通过水淹或药物(中草药百部、苦楝树叶等或化学药物如1%敌敌畏溶液)等方法消灭蝇的幼虫。

(3)采用捕打、粘蝇纸、扑蝇笼等物理方法捕杀或用药物喷洒或熏杀成蝇。

(4)室内安装纱窗、纱门;搞好厨房、食堂卫生,使用防蝇罩、餐具柜等。

(5)在野外条件下,保护好外伤伤口,做好消毒工作,防止蝇产卵污染。

(四)蜱

1. 分布

蜱在我国高原海拔4 000 m以下潮湿地区均有分布。

蜱能叮人吸血,引起过敏、溃疡或发炎等症状,更为严重的是蜱可传播多种疾病。

2. 防治

(1)搞好住地卫生,清除杂草,清理禽畜圈舍,可有效预防蜱类的滋生。

(2)药物灭蜱。

(3)做好个人防护。进入山林、草丛等蜱滋生地区时,应扎紧裤脚、袖口、领口;或用驱蜱溶液喷涂裤脚、袖口、领口;不在草地上坐卧,脱下的衣帽禁止放在草地上。

(4)发现有蜱叮咬时不可硬拔,可用烟头烧烫使其自动松脱,或用酒精涂在蜱身上,使头部放松或死亡,再用尖头镊子取出蜱,或用烟头、香头轻轻烫蜱露在体外的部分,使其头部自行慢慢退出。叮咬的伤口应用碘酒或酒精消毒。

如有蜱叮咬史或野外活动史,出现发热、叮咬部位发炎破溃及红斑等疑似症状或体征时以确诊是否患上蜱传疾病,避免错过最佳治疗时机。

### (五)螨

1. 分布

我国高原海拔4 000 m以下潮湿地区均有分布,主要寄生在鼠体、鼠窝草和稻草堆等潮湿阴暗的地方。以血液、皮屑和腐败的有机物等为食。螨除了可引起各种过敏性疾病以外,还与许多自然疫源性疾病有重要关系。

2. 防治

(1)消除滋生地:搞好室内外卫生,堵塞鼠洞,清除住宅区周围的灌木杂草。

(2)灭鼠:以药物灭鼠为主,不要挖鼠窝,死鼠要深埋。

(3)灭螨:用药物喷洒营区、院落,住室铺草、草垫。

(4)个人防护:在有革螨地区作业时,不在草堆上坐;扎紧裤脚、袖口、领口或在衣服上喷洒驱螨溶液。在野外宿营时要挖防鼠沟。

(5)家庭防护:经常打开门窗,保持室内通风、透光、干燥。被褥、枕芯和床垫要勤洗、勤晒,住所不宜过多贮存食品和粮食。

### (六)蠓

1. 分布

我国高原海拔4 000 m以下潮湿地区均有分布。蠓对人除了吸血骚扰外,在叮咬处能引起局部痛痒、发疹,感染后形成溃疡。有的蠓可能是流行性乙型脑炎的传播媒介。

2. 防治

(1)搞好环境卫生,在住所周围使用杀虫剂,防止蠓的滋生。

(2)树林阴湿地区可用烟熏。

(3)涂擦防蚊油,或在室内点蚊香防蠓叮咬。

(4)蠓叮咬后可涂清凉油等。避免抓破皮肤,防止感染。

### (七)恙虫

1. 分布

高原常见的恙虫有地里恙虫和红恙虫两种,主要孳生于藏东南一带的野外山林、杂草丛生而鼠类较多的地方。恙虫是恙虫病的传播媒介,借幼虫叮咬而在恙虫及鼠类之间传播恙虫病。人只是偶然被恙虫叮刺而感染疾病。

2. 防治

(1)搞好环境卫生,清除恙虫滋生地。

(2)通过理化方法灭鼠。

(3)药物杀恙虫:可用杀虫剂喷洒草地、铺草。

(4)个人防护:不在草地上坐卧和晒衣服;不用鲜草搭棚或作个人伪装;在草地、树丛活动时,要扎紧裤脚、袖口、领口;裸露部位涂驱避剂。

### (八)毒 蜂

1. 分布

全高原均有分布。常见的有胡蜂(也叫黄蜂、马蜂)和排蜂等,常做窝于树木、屋檐或岩洞中。平时蜂不主动蜇人,但触动蜂窝时,会成群飞出蜇人。蜂蜇后可引起局部红肿、剧痛,有时可引起面部水肿、头晕、心慌和虚脱等症状,严重者可危及生命。

2. 防治

(1)避免接触蜂窝。不能避让时,不要用棍棒或石头去捣动,用火烧为上,力主全歼。

(2)遇蜂群袭击时,切勿惊慌乱跑,更不要用手或树枝驱赶,可就地蹲下,用衣服或雨衣等遮盖身体暴露部位。

(3)被胡蜂蜇伤后,可用食醋洗敷。也可用蛇药片、紫金锭、六神丸沾水涂敷,或用紫花地丁、半边莲、七叶一枝花、毛果算盘子等捣烂外敷。全身症状严重者,可皮下注射1∶1 000肾上腺素或1%麻黄碱0.5~1.0 mL,同时内服蛇伤解毒药片。

### (九)蚂 蚁

1. 分布

全高原均有分布。

2. 危害

蚂蚁叮咬人的皮肤,把含蚁酸的蚂蚁毒素注入人体内,使人的肌肤产生红肿和痛疹,蚂蚁常骚扰人体不得安宁,蚂蚁能传带病菌,使人害病。

3. 防治

(1)被蚂蚁咬后,在被咬部出现发痒或痛疹,可内服季德胜蛇药片,每次5片,1日4次。或用季德胜蛇药片研细末,用开水调敷患部。或用复方炉甘石洗剂搽患部。已化脓的搽0.5%新霉素糠馏油糊剂,有全身症状的,酌情加用抗过敏制剂及抗生素。

(2)居室蚂蚁的防治多采取阻隔法和毒饵诱杀法两种途径。在户外筑巢而侵入室内的蚁群,可以在建筑物四周墙脚撒施杀虫剂阻止蚁群侵入;在室内筑巢的蚁群,可以用毒饵诱杀。

### (十)蚂蟥

1. 分布

蚂蟥又名水蛭,藏东南地区较多。蚂蟥对人体的危害主要是叮咬吸血,但蚂蟥无毒,也不传染疾病。所以对蚂蟥不必过于害怕。

2. 蚂蟥叮咬的处理

一旦发现被蚂蟥叮咬,可按以下方法处理:

(1)千万不要硬将蚂蟥拔掉,因为越拉蚂蟥,吸盘吸得越紧,这样,一旦蚂蟥被拉断,其吸盘就会留在伤口内,容易引起感染、溃烂。

(2)可以在蚂蟥叮咬部位的上方轻轻拍打,使蚂蟥松开吸盘而掉落。也可以用烟油、食盐、浓醋、酒精、辣椒粉、石灰等滴撒在虫体上,使其放松吸盘而自行脱落。

(3)蚂蟥掉落后,若伤口流血不止,可先用干净纱布压迫伤口1~2 min,止血后再用5%碳酸氢钠溶液洗净伤口,涂上碘酊或甲紫液,用消毒纱布包扎,防止感染。若再出血,可往伤口上撒一些云南白药或止血粉。

(4)蚂蟥掉落后,若伤口没出血,可用力将伤口内的污血挤出,用小苏打水或清水冲洗干净,再涂以碘酊或酒精、红汞进行消毒。

(5)若蚂蟥钻入鼻腔,可用蜂蜜滴鼻使之脱落。若不脱落,可取一盆清水,伤员屏气,将鼻孔侵入水中,不断搅动盆中之水,则蚂蟥可被诱出。

(6)若蚂蟥侵入肛门、阴道、尿道等处,要仔细检查蚂蟥附着的部位,然后向虫体上滴食醋、蜂蜜、麻醉剂(如1%丁卡因、2%利多卡因)。待虫体回缩后,再用镊子取出。

## 二、高原常见有害(毒)医学动物地理分布及防治

### (一)鼠 类

1. 高原地域分布

西藏全域均有分布。但危害较严重的鼠类只有10余种。鼠至少能传播35种

疾病。主要有鼠疫、地方性斑疹伤寒、森林脑炎、蜱传回归热、野兔热、Q热、恙虫病、流行性出血热、钩端螺旋体、鼠咬热、破伤风、狂犬病、肠道传染病、布鲁氏菌病等。

2. 防治

（1）防鼠。搞好室内外卫生，保持整洁。保证住所周围无鼠洞，无杂草、垃圾，及时清理鼠的隐藏场所；加强粮食、食物、饲料、垃圾的管理，断绝鼠粮。

（2）捕杀。常采用器械和简便方法，如鼠夹、鼠笼、捕鼠弓、堵洞、水灌洞等方法。还可以用木屑烟炮、洋金花烟炮进行熏杀。

（3）生物灭鼠。主要是保护鼠类的天敌，如猫头鹰、黄鼠狼、獾、猫、狗、刺猬、鹰等，以控制害鼠数量。

（4）药物灭鼠。常见的有磷化辛、敌鼠钠盐、毒鼠磷、灭鼠宁等药物。按一定比例投放，对人畜毒性低，较为安全。

(二) 兔科动物

1. 主要致病因素

高原上传播鼠疫主要是兔科动物高原鼠兔和喜马拉雅旱獭（本身不发病但体蚤可传播病原菌）。

2. 防治

（1）不要随意捕捉、剥食旱獭，应有计划地组织灭獭活动。

（2）发现有自毙或有病旱獭及鼠类要立即报告，并在卫生部门的指导下，将其烧毁或深埋，严禁用手指接触。

（3）不要在旱獭洞穴多的地区搭设帐篷、坐卧、休息等。

(三) 毒 蛇

1. 高原地域分布

西藏发现的毒蛇主要有金环蛇、银环蛇、眼镜蛇、竹叶青、五步蛇等。其中以竹叶青、眼镜蛇、银环蛇较为常见，主要分布在藏东南一带。

2. 防护

（1）搞好住地环境卫生，清除周围杂草、杂物、垃圾；做好防鼠、灭鼠工作，防止将蛇诱入营区；在住地填堵洞穴，消灭蛇的栖息场所。

（2）徒步进入毒蛇多的地区，特别是山岳丛林，应做好相关知识的学习，消除恐惧情绪，使人人懂得对毒蛇咬伤的预防和紧急处理方法。

（3）在山林、草丛活动时，应穿好鞋袜和长腿裤，戴好帽子；在杂草、乱石堆等处休息时,应先检查,不要把手伸进树洞和其他洞穴内;可用棍棒打草惊蛇,或重步踏地,使蛇惊走。遇有毒蛇盘曲、昂首或呼呼作响时,切勿接近,应远距离把它赶跑,或在有防备的情况下,把它打死。如遇毒蛇追来,不要惊慌,可左右拐弯躲开,或上坡,朝光滑地面跑,切勿直跑或向下跑。在山林地带宿营时,应铲除周围杂草,睡前检查床铺,并压好蚊帐周边。

3. 毒蛇咬伤后的紧急处理

被毒蛇咬伤后,应立即就地静卧进行紧急处理,伤肢应固定不动,待初步处理完毕后,尽快送医院治疗。

(1)咬伤后,应立即就地取材,用绳、带、布条、藤、草等紧扎伤口上端(近心端),以阻断淋巴和血流,每隔半小时放松 1~2 min,并将伤肢放低,局部冷敷,直至治疗 30~60 min 解除。

(2)用凉水或清水冲洗伤口表面的毒液后,用锋利的小刀以毒牙痕为中心,把伤口的皮肤作十字切口(深度可达皮下组织),有断齿要取出,并用清水或 3% 食盐水或 1∶5 000 高锰酸钾溶液反复冲洗伤口。同时,用手由伤肢上部向下部,由四周向中心继续挤压 15~20 min,不断把毒液挤出,之后,可用拔火罐反复吸取,或直接用口反复吸吮伤口内毒液,但吸吮者口腔应无破溃或龋齿,并要边吸吮边吐出,每次都用清水漱口,以防中毒。

(3)有条件时,可以咬伤的牙痕为中心在伤口及其周围浸润注射高锰酸钾或蛇伤解毒液 1~2 安瓿,或胰蛋白酶注射液解毒。注射高锰酸钾局部常有短时(1~2 min)剧痛,可采取针刺足三里,局部压迫或局麻等止痛。对个别发生胰蛋白酶过敏者可给地塞米松 5~10 mg。

(4)在进行紧急局部处理的同时,应立即内服各种蛇伤解毒药,如蛇伤解毒片、南通蛇药、广西医学院蛇药等。危重病人,最好先用蛇伤解毒注射液(首次 8 mL 肌注或局部注射,以后每小时注射 6 mL),或同时配用片剂口服(可根据药品说明书和具体情况选用)。如无蛇药,可选用:半边莲全草 1~2 两或鲜乌桕嫩芽 1 两左右捣烂取法内服,并以药渣外敷;或服优质白醋一碗,预防蛇毒游走。如再用五灵脂 5 钱、雄黄 2 钱半、白酒 2 两内服,并用雄黄外敷伤口周围,可使伤口排毒,并有消肿、止痛的作用。

(四)野 兔

(1)野兔在全高原均有分布,是恙虫病、Q 热、野兔热的传播媒介。

(2)防治：接触野兔时要做好防护，食用野兔肉必须煮熟以防受染。发现死兔应埋掉，禁止食用。

### (五) 犬 类

1. 危害

犬是野兔热、Q热、立克次体、狂犬病、包虫病的传播媒介，犬咬伤后可引起局部感染或传染狂犬病。狂犬病是一种严重威胁人们生命的传染病，狂犬病的病死率几乎达百分之百。

2. 咬伤处理

凡是被犬咬的伤口，应马上用肥皂水反复洗涤，然后再用碘酒消毒3次；最好在咬伤后48 h内注射狂犬病抗毒血清，之后注射人用狂犬病疫苗。

### 三、高原常见有害（毒）植物地理分布及防治

#### (一) 毒蕈类

1. 地域分布

在我国高原自然界分布很广，毒蕈是指食后可引起中毒的蕈类。

高原常见的毒蕈有捕蝇毒蕈、斑毒蕈类、丝帽蕈、粟茸蕈等。多生长在阴暗潮湿的草树丛中及腐烂木头或树叶堆上。

2. 预防与治疗

(1)防误食：为防止毒蕈中毒，首先要积极进行宣传教育。

(2)对中毒者应及时采用催吐、洗胃、导泻、灌肠等方法，以迅速排除尚未吸收的毒物。

(3)及早送医院治疗。

#### (二) 野菜类

1. 菜豆

(1)地域分布。菜豆又称四季豆，是高原地区家庭中经常食用的蔬菜。

(2)预防与治疗：食用时用高压锅煮熟。症状轻者一般不须特殊治疗，恢复快，预后良好。严重时及早送医院治疗。

2. 其他野菜中毒

(1)地域分布。野菜有灰菜、野苋菜、洋槐叶、野苜蓿、刺儿菜、马齿苋等。我

国高原各地均有。

（2）预防与治疗。过敏体质者尽量不食野菜。食用野菜时要先洗后煮，用清水浸泡，直到不带苦味后，再烹调食用。过敏后局部使用炉甘石洗剂，口服维生素C加氯苯那敏或异丙嗪。必要时及早送医院治疗。

### (三) 漆 树

1. 地域分布

我国高原 4 000 m 以下地区各地均有，藏东南一带分布较多。

2. 预防与治疗

学会识别漆树。对漆树有过敏史者应避免接触。必须穿过丛林时，用手巾或衣物包裹头面或外露的皮肤。发生过敏现象时要尽快脱离过敏源。过敏后可口服氯苯那敏、氯雷他定等抗过敏药物。中毒较重时立即送医院治疗。

### (四) 曼 陀 罗

1. 地域分布

曼陀罗俗称洋金花、大喇叭花、鬼茄子花、醉心花等。遍布于我国各地的山野、路边荒地、村庄附近。其根、茎、叶、花、果实、种子都有毒，其中，种子毒性最强。

2. 预防与治疗

（1）加强宣传介绍，防止误食。

（2）首选送医院，对中毒者立即采用催吐（机械刺激或使用催吐剂）、服用解毒剂洗胃、导泻等处理。紧急时可尝试大量口服甘草绿豆汤（甘草一份、绿豆二份，水煎服）。

### (五) 天 南 星

1. 种类与地域分布

天南星又名南星、白南星、虎掌、半夏精、一把伞、蛇芋、蛇六谷、山棒子、山苞米等。多野生于海拔 200～1 000 m 的山谷或林内阴湿环境中，怕强光，喜水喜肥，怕旱怕涝，忌严寒。藏东南一带分布较多。

2. 预防与治疗

（1）做好宣传工作，防止误食，切忌生用或嚼食生品。

（2）皮肤中毒可用水或稀醋洗涤。中毒者服稀醋或鞣酸、浓茶、蛋清。呼吸困难者予以吸氧。中毒较重时立即送医院治疗。

# 第七章
## 高原心理健康

### 第一节　高原铁路建设过程中常见的心理问题

心理疾病是由于内、外致病因素作用于人而使其在思维、情感和行为等方面发生了偏离社会生活规范轨道的现象。铁路参建人员远离熟悉的家乡和亲友，远离社会，面对荒凉的地貌、不变的交通、单调枯燥的生活，加上施工工期长、任务重等综合因素使生理、心理负荷明显加重，如果对高原环境缺乏认识，极易出现紧张、烦躁、焦虑、恐惧甚至出现抑郁、情感障碍等心理问题。多数人的心理问题在正确引导下都能够自我调节，但也有少数人会发展成为心理异常或严重的心理疾病。这就需要工程建设管理人员和基层医务人员不仅要了解和掌握参建人员的正常心理活动规律，而且还应当了解有关心理疾病的一些常识，知道有哪些心理疾病，怎么初步识别一个人是否患了心理疾病，心理疾病的主要症状是什么。

常见的心理疾病包括焦虑症、恐惧症、抑郁症、强迫症、情感障碍、职业性心理疾病等。

#### 一、焦虑症

高原低氧环境，加之建设区域交通不便、信息闭塞，易产生焦虑症。最常见的是对自身健康状况的担忧，其次是对工作、前途、恋爱、婚姻、家庭的忧虑。过度而持续的焦虑则容易发展成为焦虑症。

焦虑症的表现形式多样,主要有精神症状、运动障碍、自主神经功能紊乱。①精神症状:过分的担心自己可能遭受的不幸事件,总是感觉不安,注意力难以集中;②运动障碍:以躯体症状为主,表现为运动紧张、肌肉颤抖、坐立不安、无法放松等;③自主神经功能紊乱:可能出现头晕、乏力、出汗、口干、消化不良、腹部隐痛等。

## 二、抑 郁 症

高原铁路建设任务艰巨、自然环境恶劣、生活空间相对封闭等客观原因,导致参建人员抑郁心理,特别是当海拔超过 4 500 m 以上时,神经系统多表现为抑郁,主要表现:一是思维迟缓、情绪低落,少言寡语、行动迟缓,对外界反应淡漠,置若罔闻;二是思维极端、兴趣减低,如出现极端的思维模式、认知错误,看不到自己的长处和力量,感到无法从工作或娱乐中获得乐趣,甚至连以前的爱好或非常感兴趣的事物也随着时间的推移而逐渐消失,因此,失去了许多转移不良心理和情绪的途径。过度而持续的抑郁则容易发展成为抑郁症。

绝大多数抑郁症患者存在以下症状:①注意力减退;②自尊和自信减少;③有罪恶感;④对未来有悲观的看法;⑤睡眠不佳、食欲不振;⑥有自残或自杀的想法或行为。

## 三、强 迫 症

高原铁路建设标准高、要求严,需谨慎细心,注意细节,而参建人员每天生活单调重复,容易刻板和缺乏灵活性,这些因素易使人患上强迫症。强迫症的症状主要体现为强迫思维和强迫行为。强迫行为往往是为了减轻强迫思维产生的焦虑而不得不采取的行动,患者明知是不合理的,但不得不做,比如患者有怀疑门窗是否关紧的想法,相应地就会去反复检查门窗确保安全;碰到脏东西怕得病的患者就会反复洗手以保持干净。

强迫症状具有以下特点:①是患者自己的思维或冲动,而不是外界强加的;②至少有一种思想或动作仍在被患者徒劳地加以抵制,即使患者已不再对其他症状加以抵制;③想法或冲动总是令人不快地反复出现,实施动作的想法本身会令患者感到不快,但如果不实施就会产生极大的焦虑。

### 四、恐惧症

高原寒冷、低氧环境对人体的呼吸、消化、循环、神经、内分泌、免疫、生殖等系统和各脏器的影响都比较大,而且随着海拔的升高,生理、生化、病理和临床方面的变化随之明显加剧,高原病的发病率也会逐渐增高,在海拔 4 500 m 以上地区尤为明显。参建人员进驻高原后,易产生害怕高原环境对身体造成伤害的心理,故而对高原产生恐惧。过度而持续的恐惧情绪容易发展成为恐惧症。

### 五、其他心理疾病

人的情绪和情感对高原环境过度敏感者,可患上情感障碍症,临床表现以情感高涨或低落为主,伴有思维奔逸或迟缓,精神运动性兴奋或抑制。躁狂状态时患者心境高扬,易激惹、焦虑。抑郁状态时心情不佳、苦恼、悲观、绝望等,病情呈昼重夜轻的节律变化。包括单相情感性障碍和双相情感性障碍,躯体、神经系统和化验检查一般无阳性结果。

职业性心理疾病包括单调作业产生的心理障碍、噪声产生的心理疾病、特殊环境作业对心理的影响等。高原环境交通不便、作业单调、噪声大、空气尘埃多,加上高原特殊自然环境和气候,参建人员容易出现慢性疲劳、职业厌倦等职业性心理疾病。

## 第二节 高原铁路建设常见心理疾病的评估

高原铁路的修建是铁路建设史上极具挑战性的工程建设,特殊的建设环境和繁重的任务无疑会增加参建人员的思想压力和负担,出现心理问题。因此,必须重视对参建人员心理健康的评估工作。心理健康评估要纳入健康管理体系并建立个人心理档案,可通过开展心理测量、会谈了解以及观察分析等方式进行筛查,并对高危人群采取重点观察和提前进行干预。

### 一、心理健康风险评估与测量

开展心理测量的方法和种类很多,目前用于心理健康状况评定和心理诊断的常用方法是量表法。心理测量的量表要根据不同的测量目的来进行选择,针对高

原铁路参建人员,主要推荐:

(1)心理健康量表,如 90 症状清单(SCL-90)、抑郁状态量表、康奈尔医学指数(CPI)、焦虑自评量表、简明精神病量表、社会功能缺陷评定量表。

(2)心理状态测量量表,如成人人际关系量表、成人心理压力量表、社会适应能力量表、心理适应性量表、社会支持问卷、心理年龄量表、生活事件量表、防御方式问卷等。

### 二、建立个人心理档案

建立个人心理档案可以动态掌握个体心理状况。建立个人心理档案的对象是主动寻求心理帮助,或者管理人员发现心理和行为异常、心理测验结果显示其需要进一步重点关注和关怀的对象。建立个人心理档案要重点关注基本的身份资料,个人既往史如学习工作经历、历史疾病以及病后心理有何改变,家庭情况,社会生活状况如对所从事工作的满意度、人际关系状况等。心理现状包括心理健康水平、心理适应状况和一般心理特点等。

### 三、会谈了解

会谈了解是心理评估的一种基本方法,围绕会谈对象现实生活情况、婚姻状况、人际关系中的问题、经受的挫折、情绪体验等,通过专门谈话,可以了解他们的基本心理特征以及存在的心理困扰和产生的原因。与其他评估方法相比,会谈了解得到的信息准确性相对更高。

### 四、观察分析

观察人员对参建人员日常施工、生活等不同时机的行为表现进行观察,注意一些细微表现和反常行为,努力从其外在表现中透视其内心,洞察心理问题。

## 第三节　高原铁路建设常见心理疾病的防治

心理疾病的发生与自然环境、社会支持、文化素质、应对方式、个人特征等因素有关。受高原特定的自然环境和气候特征影响,参建人员容易出现不同程度的心理问题。

防治心理疾病首先要对参建人员全员开展心理健康教育,普及高原疾病防治知识,鼓励参建人员学习自我调节方法,提高整体人群的心理承受能力。对于已经患有各种心理疾病的个体需要经过药物治疗、心理咨询、不良生活习惯管理等多方面手段才能取得良好的效果,一般可采用相对简单易行的治疗如支持性心理疗法、认知行为疗法、沙盘疗法、绘画疗法等提高个体心理承受能力。同时应加强后勤保障工作,从医、食、住、娱等多方面,全方位地营造和谐的工作生活环境。尽可能缩短高原施工周期、适当延长平原休假时间,对提高进入高原人员的习服水平有积极作用。

## 一、心理调节

开展心理防治等讲座,组织学习心理知识,增强心理保健和主动求助意识,提高心理免疫能力。切实有效的思想政治工作和卫生健康咨询、宣传工作必不可少,以确保人群提高思想认识和整体心理承受能力。

1. 举行激发心理潜能的活动

在进行思想政治教育时,通过动员、开建仪式、表扬、讲评、支部讨论等方式激发心理潜能。教育正确对待个人价值和生命的意义。

2. 组织讲解和观摩青藏铁路建设时的场景体验

感受和体验氛围,消除恐惧,增强心理承受能力,逐步消除对环境的不适应及心理问题。组织观看修建青藏公路和青藏铁路的纪实影像,以增强对高原环境的心理适应能力。

3. 鼓励建设人员心理自我调适

鼓励高原铁路参建人员从合理认知调节、情绪调节和行为调节等方面进行自我调节。

(1) 心理问题的认知调节。

用合理信念代替不合理信念。找出存在的不合理信念,用合理信念与不合理信念进行辩论,认识到这些信念的不合理之处,然后用合理的信念代替不合理信念。如对有恐惧情绪的参建人员,具体实施如下:

①自我拷问,寻找不合理认知。"恐惧情绪的产生难道仅仅是高原环境所致吗?与我自身有无关系?为什么同样环境下,别人没那么恐惧?是不是我把环境想得太可怕了?我平时遇事时是不是也很紧张?我能克服吗?看来恐惧情绪主要与我对问题的认识有关系。"

②树立合理认知。环境没那么可怕,环境产生恐惧情绪很正常,顺其自然吧!有了恐惧情绪,也有办法调节。积极行动,克服恐惧。

③转移注意力。可通过做事转移,比如看看书、读读报、下下棋、打打牌等,还可通过环境转移,处在消极的环境中容易压抑烦闷,适时转移环境,调整心理状态。

④自我暗示法。可通过语言暗示、动作暗示、情景暗示等进行。比如在紧张的时候,给自己鼓鼓掌可以增强信心,心情沮丧时站立身体,抬头挺胸可以振奋精神。

(2)心理问题的情绪调节。

一"吸",就是"深呼吸"。二"离",就是"暂离现场",暗暗告诉自己要平静,默默地从1数到30。三"宣泄",情绪调控的最佳方法就是学会宣泄。

可以采用以下方式进行情绪宣泄:

"说一说"。说出来!工作生活中难免会遇到一些不如意、不高兴的事,要学会向他人倾诉,选择那些你认为最亲近、最信赖、最理解自己的人进行倾诉。

"写一写"。当遇到烦恼而又不好向他人倾诉时,采用记日记、发微博、发朋友圈、练书法、写信等方式,有助于缓解压抑情绪,培养积极心态。

"哭一哭"。女性的寿命普遍比男性长,因为她们在受到委屈和情绪低落的时候会选择哭来发泄。参建人员也可以适当选择"哭一哭"来发泄。

"喊一喊"。大声呼喊可以排除肺部浊气。吸入大量氧气,可加快血液循环,释放负面情绪,促进心理健康。

"笑一笑"。欢笑是保持身心健康的"超级维生素"。

"动一动"。适量的运动可增加脑血流量,提高人体多巴胺的含量,使人保持较高的心智水平和情绪状态。

情绪合理宣泄需要注意以下原则:第一是无伤害性原则,宣泄既不能伤害自己,也不能伤害他人;第二是合理性原则,宣泄要选择适当的时间、场合、方式和地点。

(3)心理问题的放松调节。

为消除紧张、焦虑、恐惧,增进心理健康,可选择性采用放松方法来进行调节,放松技巧是通过逐渐松弛全身各部位的肌肉组织,使周身上下消除紧张的一种控制应激、促进健康的技术。放松技术方法有很多种,如想象放松、调整呼吸放松、肌肉放松、音乐放松等。

(4)想象放松。

想象放松是利用想象来创造一些轻松愉快的场景,以达到缓解或消除某种不良情绪作用的自主调适方法。在一个安静的地方,进入自由想象状态,在想象中转移对不良情绪及诱发不良情绪的事件的过度关注,使情绪得到放松。想象放松疗法对恐惧障碍、焦虑障碍,某些失眠症、恐慌症、社交恐惧症有效。

在使用想象放松疗法时要注意以下几个方面:

①想象最好以自然景色为对象,如可以想象草原、草地、海滩、森林、高原、天空、河流、田野等。

②想象要有细节,要逼真具体,不可抽象。

③要有感情参与,不可被动和消极,否则不会产生放松的结果。

④要充分调动感官功能,想象时犹如亲临其境,亲眼所见,亲耳所闻,肌肤所感。

当想象结束后,当事者拿出一张纸,可以将自己喜欢的一种宁静的景象写出来,以强化它的真实性。第二次想象时,可以以第一次想象的景象为背景,但其中的内容和细节可以修改。

(5)调整呼吸放松。

调节呼吸放松法是一种通过呼吸调节缓解紧张情绪的方法。人在焦虑紧张的时候,一般会出现呼吸急促、心跳加快等现象。通过慢节奏的深呼吸,有助于平缓心跳,减轻焦虑情绪。调节呼吸放松法分为鼻腔呼吸放松、腹式呼吸放松和控制呼吸放松三种方法。这里介绍腹式呼吸放松的具体步骤:

①吸气。缓慢并深深地按"1—2—3—4"吸气,约 4 s 使空气充满胸部。呼吸应均匀、舒适而有节奏。

②抑制呼吸。把空气吸入后稍加停顿。感到轻松、舒适、不憋气。

③呼气。要自然而然地把肺底的空气呼出来。此时,肩膀、胸,直至膈肌等都感到轻松舒适。在呼吸时还要想象着紧张情绪徐徐地被驱除了出来。注意放松的节拍和速度。这样反复做多组,身体会感到越来越放松,心情也会越来越平静。

(6)肌肉放松。

放松肌肉是一项可以缓解肌肉酸痛和疲劳的运动。肌肉紧张多是由于精神压力大、劳累过度等原因引起,可以通过调节呼吸、热敷或浸泡热水、按摩、伸展练习等方式来缓解肌肉紧张。

①热敷或浸泡热水:用热水浸透毛巾置于酸痛肌部位,无热感时立即更换。每次敷 15 min 以上,每天 2~3 次。热敷能使酸痛肌血管扩张,改善血液循环,可缓解肌肉痉挛,又可利于受损组织的再生修复。浸泡热水是一种简单有效的肌肉放松方法,参建人员可以通过把自己浸泡在热水里来达到缓解肌肉紧张,放松肌肉的目的。但是这时候要注意水温不要太烫,而且浸泡的时间不要超过 15 min。

②伸展练习:伸展练习不仅可以帮助防止延迟痛,而且可减轻已有的延迟痛。但使用伸展练习时不能太急剧或太猛。过猛可能进一步损伤结缔组织。伸展练习中的静力牵张是一种简单而有效的方法。伸展练习的时间不宜过久,中间应有休息以利于血流通畅。

③按摩:多采用揉捏手法,四指并拢、拇指分开,手成钳形,将掌心及各指紧贴于酸痛肌皮肤上,拇指与四指相对用力将肌肉略往上提,沿向心方向作旋转式移动。亦可配合采用点穴按摩。确定作用点后,用中指和拇指指腹对作用点施加压力。手指连续缓慢地向深处加压、旋转。每个作用点按摩 1~1.5 min。

④针灸:艾灸疗法是用艾绒制成的艾炷或艾条熏烤酸痛肌部位。针刺疗法多采用手针刺有关穴位或斜刺(顺肌纤维走向)酸痛肌阿是穴,缓解延迟疼痛作用显著。亦可采用电针疗法,针刺可在延迟痛时进行,亦可在运动后延迟痛尚未出现时进行,对延迟痛起一定的预防作用。另外还有理疗、水疗和药物疗法等。

⑤电疗:多采用电兴奋疗法和间动电流疗法。

⑥口服维生素 C:每日服用维生素约为日需要量的两倍,持续服用 30 天可防止或至少可减轻运动后的肌肉疼痛。其作用机制还不清楚。

注意:④⑤⑥应由医生进行操作或在医生指导下服用。

## 二、心理治疗

1. 支持性心理疗法

支持性心理疗法指心理治疗专业人员(以下简称专业人员)采用劝导、启发、鼓励、支持、说服等方法,帮助有心理疾患的参建人员(以下简称来访者)发挥其潜在能力,提高克服困难的能力,从而促进身心康复。

（1）倾听。专业人员认真听取来访者的倾诉，使来访者感到被关注，消除其顾虑和孤寂感，从而对专业人员产生信赖，以利于疏泄情绪。

（2）解释与建议。在建立良好信任关系的基础上，专业人员以通俗易懂的方式，针对性地对来访者的问题进行解释，并提出解决问题的建议。

（3）鼓励与保密。专业人员对来访者潜在的优势、长处进行积极的鼓励，以使其充分发挥主观能动性，激发潜在能力，提高应对危机的信心。保密是专业人员对来访者的承诺，常用于多疑和情绪紧张者。保密应恰当、实际，以免破坏来访者的治疗信心。

（4）情感释放是人的一种正常的心理和生理需要。鼓励来访者在治疗环境里宣泄情绪，或者借助沙包等工具来宣泄情绪，但是要适度，反复的情绪释放并无益处。

（5）善用资源。帮助来访者审查自身内在的或外在的各种资源，加以充分利用，并鼓励来访者去接受来自家人、朋友、社会或各种机构的支持和帮助。

2. 认知行为疗法

认知行为疗法是一组通过改变思维或信念和行为的方法来改变不良认知，达到消除不良情绪和行为的短程心理治疗方法。如焦虑症的心理治疗，可通过健康教育使来访者明确疾病的性质，增进来访者在治疗中的合作，在焦虑症急性发作的时候，能够正确认识这种强烈的惊恐体验，避免盲目的紧张、害怕、恐惧情绪，同时，鼓励来访者适当地参与体育锻炼。另外，通过认知行为疗法能够改变来访者错误的认知，去除造成焦虑症迁延不愈的原因。

3. 沙盘疗法

沙盘疗法是来访者在专业人员的陪伴下，将微缩的沙具自由摆放在沙箱里，描绘出一个场景、说出一个故事，专业人员通过意象呈现深入了解来访者内心潜在的想法，达到治疗的目的。该方法对于化解情绪具有显著的效果，而且针对一开始对于心理咨询比较抵触的人群有较高的接受度。

4. 绘画疗法

绘画作为情感表达的工具，能够反映出人们内在的、潜意识层面的信息，是将潜意识的内容视觉化的过程。绘画疗法可以将来访者潜意识压抑的感情与冲突呈现出来，并且在专业人员的陪伴下，通过绘画得以疏解与满足，从而达到治疗的效果。

5. 音乐疗法

音乐疗法的对象多针对具有淡漠、退缩及思维贫乏等阴性症状者，也可用于抑郁症、焦虑症和身心疾病患者。是通过生理和心理两方面的途径来治疗疾病。音乐的频率、节奏和有规律的声波振动，可以引起人体生理上的共振现象，从而直接影响人的脑电波、心率、呼吸节奏等，进而引发人产生积极的情绪，其对于帮助调节心理平衡具有很好的作用。

# 第三篇
# 应急医疗救援

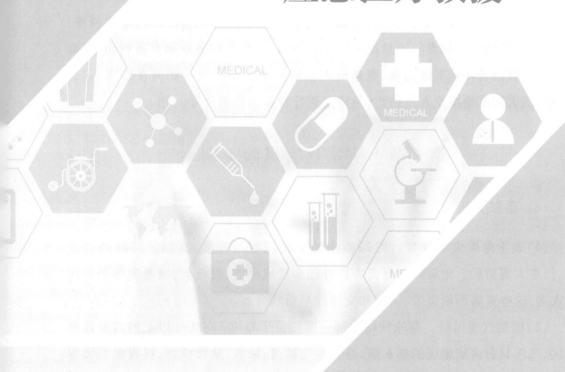

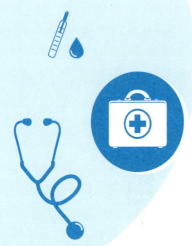

# 第八章
## 重大灾害事故医疗救援与风险防范

高原铁路沿线地形起伏剧烈,基础交通条件差,呈现高地震烈度、高陡斜坡、高寒缺氧、高地应力特点。一旦发生突发高原病、重大工程事故和灾害创伤,将面临伤病员救治及转运下送困难,可造成严重的健康生命损失。如何在伤害、灾害出现时最大限度地减少人员伤亡,是应急医疗救援面临的重要问题。

## 第一节 灾害伤害风险类别

### 一、自然灾害风险

(1)表生地质灾害频发。我国西南地区地震相对较多,高原铁路线路经过处,历史大震活跃。地震除自身灾害以外还会造成滑坡、泥石流、堰塞湖等严重次生灾害,这些灾害沿断裂带、河谷和交通线呈带状分布。

(2)极端气候风险。高原铁路大部分路段位于海拔 3 000 m 以上的高原高寒地区,气压只有内陆地区的 0.6 倍,存在空气稀薄、缺氧、紫外线强,昼夜温差大等极端恶劣环境。冬季低温雨雪冰冻灾害经常会突然发生。夏季出现大暴雨、特大暴雨,常导致山洪暴发、水库垮坝、江河横溢、房屋被冲塌、田地被淹没。

自然灾害发生时常伴有交通、电力和电信中断,不仅影响施工进度,造成严重的经济损失,而且还会危害参建人员的生命安全。

### 二、工程地质风险

铁路施工区域主要地质灾害类型为:地震、山洪、冻土、滑坡、冰川泥石流、冰

崩、冰湖溃决、岩崩、雪崩、岩爆、高温损害等。在地质结构复杂多变的超长深埋隧道开发中,可发生:

(1)深大活动断裂密集发育,构造运动活跃,引起隧道工程发生断裂、地震错动及大位移蠕滑等问题。

(2)地形地貌复杂,相对高差大,地层岩性水文环境复杂多变,存在深大断裂带、高地温、高地应力、岩爆、软岩大变形、滑坡等不良地质和特殊岩土地质问题。

(3)局部地段发育煤层瓦斯或天然气现象。

### 三、事故灾害

主要包括各类安全事故、交通运输事故、公共设施和设备事故、环境污染和生态破坏事件等。

(1)隧道挖掘。隧道挖掘过程中发生的事故常见的有:瓦斯爆炸、高地应力岩爆、高温热害、涌水透水事故、矿井失火、顶板塌方等,通常造成伤亡的危险性极大。

(2)交通事故。高原公路走形险要,建设期间道路运输繁忙,是交通事故多发地区。

(3)森林火险。藏南地区沿线森林植被丰富,干燥季节森林火险常有发生,损失十分严重。

### 四、公共卫生事件

主要包括传染病疫情、群体性不明原因疾病、食品安全、职业中毒、饮用水污染、动物疫情以及有毒气体的泄漏或爆炸事故后产生的有毒气体,危及事故现场及附近的群众等严重影响公众健康和生命安全的事件。

## 第二节　灾害伤员救治原则

灾害救援是一项复杂而庞大的系统工程,工作内容的特殊性、组织管理效率、抢救的急迫性和急救的规律性决定了灾害创伤的救治原则。

## 一、保证救援的安全

任何灾害救援首先都要保证救援者的安全,这是救援工作的前提和首要任务。它包括救援队伍整体安全、设备安全、器械安全等。在救援中,严密科学的组织、正确的指挥协调,可以避免伤亡,保证救援力量能争取更大的抢救效果。

高原铁路线路分布广袤,穿越地理环境复杂,灾害发生后,增加了铁路灾害救援的复杂性和困难性。现场可能会有很多威胁救援人员安全的危险因素。各种灾害现场的危险及次生灾害,如建筑物倒塌、山体滑坡、泥石流、火灾、爆炸、化学危险品以及急性烈性传染病等均会对救援人员造成伤害,救援工作本身也会给救援人员带来危险。为此,要采取各种方法减少救援人员的伤亡。

## 二、注重救援效率

效率是一切救援工作的重中之重,高效率和有效性是灾害救援工作的出发点和最终目标。

灾害伤员救治的重要时段分为急救白金10分钟、抗休克30分钟和黄金1小时。

1. 急救白金10分钟

在灾害事故现场通常很难得到第一时间的专业救护,因此自救互救是急救的主要方法。降低灾害现场的死亡率是抢救时间窗内的重要工作目标和主要内容之一。死亡率的降低潜力取决于伤害现场人员(包括伤员自己、工友、铁路红十字人员以及其他目击者)的医学常识和救护水平。

病人的死亡时间呈三个高峰分布,第一死亡高峰在发生事故后60 min内,死亡数量占50%,称之为现场死亡,主要见于大脑、脑干、高位脊髓、心脏、主动脉或大血管损伤。第二死亡高峰出现在事故后2~4 h内,即早期死亡,多见于硬膜外、硬膜下血肿、血气胸、肝/脾破裂、骨盆骨折、大量失血。这类病人是救治的主要对象,临床上的抢救也主要集中在这个阶段。第三死亡高峰出现在事故后1~4周,占死亡数量的20%,主要原因为创伤后感染、器官功能衰竭等。抢救应该针对创伤后第一死亡高峰和第二死亡高峰内的危重病人。抢救其实就是抢时间。不同的抢救时间会得到不同的抢救结果。尤其重要的是在60 min内,前10 min起着决定性作用,称为"白金十分钟",因为它在很大程度上决定了救援的成效。大量急救实践证明:4 min 内进行复苏者,有一半能被救活;4~6 min 开始进行复苏者,仅 10% 可以救活;超过 6 min 者,存活率仅为 4%;而 10 min 以上开始复苏者,几乎无存活可能。急救的最终目的是为了保存一个具有良好脑功能的成活体,灾害事故发生后,立即进行有效抢救是使脑组织功能恢复的有效方法。脑组织在常温缺血缺氧情况下只能耐受 4 min,若及时采用胸外心脏按压抢救,就可以把时间窗延长至 20 min 左右,救护车就有可能在延长的抢救时间内赶到,抢救伤员的生命。在现场每推迟 1 min 抢救,伤员的死亡率就上升 3%。因此,抢救越早,成功率就越高,致死率和致残率也相应越低。

2. 抗休克 30 分钟

创伤性休克发生后,组织间液回输形成的"自体输"大约可以持续 30 min。抗休克 30 分钟的时间概念强调及时而正确的液体复苏,维持基本的组织灌注,延缓或避免休克的发生,减少并发症,为进行后续治疗创造条件。这也是控制休克的时效性要求,即失血、创伤性休克要在 30 min 以内得到控制。

3. 黄金 1 小时

黄金 1 小时指伤后 1 h 以内的时间,是在院前、院内抢救的连续性基础上提高生存率的最佳时间窗。可把黄金 1 小时解读为"术前准备 1 小时"。在院前、院内急救的基础上,强调救治的序贯性,争取在 1 h 内为创伤急救确定性救命手术或损伤控制性手术做好准备,把握创伤急救最佳时间窗,提高生存率。

总之,创伤中三大致命问题的时效性目标是:控制出血、解除窒息、保持呼吸道通畅等治疗应该在"白金 10 分钟"内完成,这是初期复苏的重要工作内容;休克应该在 30 min 内有效地干预并控制;胸、腹、盆腔的内脏损伤出血或内脏脱出、严重的颅脑伤应该在"黄金 1 小时"内得到有效的手术治疗。

### 三、快速判断群体伤情

判断伤情首先要明确以下四点:第一,伤情的严重程度。伤情越严重,给予的支持水平就应越高。第二,伤情的变化趋势。若伤情由轻向重发展,就要进行确定性的抢救。第三,患者的抢救时机。要把抢救措施用于那些有机会抢救成功的患者。第四,预测患者呼吸心跳停止的可能时间,以及制定针对具体伤员的救命措施。通过上述初步迅速判断,可以在现场发挥高效抢救作用。

### 四、个体系统查体和检查

在上述呼吸、循环支持下,迅速对全身进行系统查体和检查。

对创伤病人进行检查的顺序为:胸、腹、头、颈、骨盆、脊柱、四肢,其目的为及早检出最重的可能导致病人死亡的创伤。从创伤救治的特点看,人体有7个部位和器官(头颈部、胸部、腹部、骨盆、脊柱、大血管、四肢)的创伤均有可能导致伤者的死亡。此分类方法的优点就是诊治上的便捷性和完整性。为便于记忆,可以采用"CRASH PLAN"(撞击计划)来表示抢救顺序,"CRASH PLAN"中每个字母代表一个解剖部位:C 为心脏(Cardiac),R 为呼吸(Respiratory),A 为腹部(Abdomen),S 为脊柱(Spine),H 为头颅(Head),P 为骨盆(Pelvic),L 为四肢(Limb),A 为血管(Artery),N 为神经(Nerve)。

## 第三节 灾害现场检伤分类程序

在灾难现场对伤员进行快速分类,一方面可以在伤员众多的情况下,将有限的医疗资源应用在最有希望的伤员身上,最大限度地提高医疗资源的应用效率;另一方面可以使指挥层尽快从宏观上对伤员受伤情况、发展趋势作出全面正确的评估,为制定现场医疗救援及后期救治策略提供依据。灾难救援时对伤员的分类一般按3个层次展开,即现场分类、医疗分类和伤员疏散。

1. 分类原则

(1)现场分类:由最先到达现场的非医疗专业人员进行,将伤员分为急性和非急性两类。

(2)医疗分类:由专业医疗救援人员实施,分为以下几类:

①第一优先:非常严重的创伤,但及时处理有机会生存或避免造成截肢或残疾的伤员,标记为红色。②第二优先:有重大创伤但可在现场短暂等候,而不危及生命或造成截肢及残疾的伤员,标记为黄色。③第三优先:可自动行走无严重创伤,其损伤可到后方医院延迟治疗或在现场简单处理不需送院的伤员,标记为绿色。④第四优先:死亡或明确无法挽救的致命性创伤造成的濒死状态的伤员,标记为黑色。但在特殊场合对待特殊人群需灵活掌握。此外还包括姑息治疗。是

指虽然患者有基本生命体征,但在现场医疗条件下不可能获得最终存活。通常标记为灰色。目前我国医疗体系尚未把此类患者单独分类。

(3)伤员疏散:对伤员进行医疗分检后根据伤情及附近城市的医疗资源情况进行合理的转运。

2. 检伤分类方法

(1)简明分类法:通过对伤者行动能力、呼吸状况、血液循环、清醒程度的检查进行分检。适用于初次分检即在现场用最短时间将大批伤员的初步快速分流,由最先到达的救护队(消防或医疗)实施。

(2)5步检伤法:即通过检查气道、呼吸、循环、神经系统功能和充分暴露后的全面体检进行分检。适用于医疗站内的再次分检。

(3)SALT检伤分类方法:SALT即分类(Sort)、评估(Assess)、拯救生命措施(Life-interventions)、治疗和转运(Treatment/Transport),是比简明分类法更加科学、完善的分类方法。

(4)专科检伤法:对伤者进行各临床专科的分检,是在现场医疗资源相对丰富后由各专科医师进行。

(5)核、生化毒物特殊分检法:对核、生化毒物等损害进行量化检测,通常由核、生化毒物专业救援队进行。

## 第四节 施工现场医疗救援和转运流程

参建人员在施工现场或驻地发生紧急重症伤病时,需要紧急医疗救治。

### 一、现场急救的常见类型

(1)高原特发性疾病:如高原肺水肿、脑水肿,高原消化道出血症,高原高血压脑病、脑卒中等。

(2)突发危重疾病:如心肌梗死、急性呼吸道梗阻、高热、急腹症等。

(3)意外伤害事故:烧伤引起的窒息昏迷,创伤引起的内脏损伤、大出血、骨折等。

(4)危及生命的其他疾病:如各种中毒(食物、气体、虫咬),烈性传染病(需特殊条件处置)。

## 二、急救和转运流程

施工现场医疗救援和转运流程如图 8-1 所示。

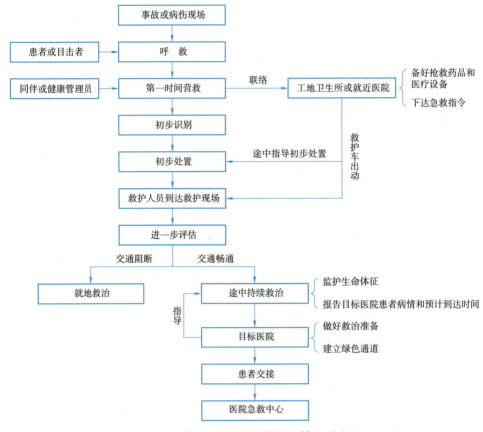

图 8-1 施工现场医疗救援和转运流程

### (一)现场呼救

神志清楚的伤病员向同伴或现场健康管理员发出呼救。伤病员昏迷或不能自行呼救,第一目击者应向其他同伴或健康管理员发出呼救。

### (二)现场第一时间应急营救

同伴或健康管理员赶赴现场,立即采取以下应急措施:

(1)与目击者一起帮助伤病员脱离危险环境;

(2)初步识别病情;

(3)及时与就近医疗机构联络,向其报告病情,进行医疗咨询,等待医疗救援;

(4)现场初步处置:危重病人按照急救常规处置,创伤可参考"灾害现场检伤分类程序"。

如伤病员条件允许,可移至现场氧吧或健康监护室进行初步处置。

### (三)就近医疗机构应急反应

(1)医疗机构值班人员接到呼救信息后,迅速问询伤病员病情并进行救助技术指导;

(2)了解发生的时间、地点和联系方式;

(3)救护人员准备好必要的抢救药品和医疗设备;

(4)下达急救指令,调派救护车实施救护行动。

### (四)救护人员前往现场途中

(1)救护车驾驶员按照预先制定的急救路线快速到达急救点;

(2)救护人员在途中与患者或第一目击者联系,指导患者自救或第一目击者及健康管理员初步处置;

(3)整理好药品器械,做好抢救准备工作。

### (五)救护人员现场处置

救护人员到达现场后要对伤病员病情进行再次评估,在生命体征支持下,迅速进行"个体系统查体和检查",以确定以下选项:

(1)就地持续实施急救。适用于:①病情危重,转运途中病情加重有生命危险,可待稳定病情后再转院;②在交通阻断的极端气候情况下,在工地卫生所依托5G网络运用VR/AR技术,开展远程会诊及远程治疗。

(2)立即转往医院。除上述情况外,伤病员需要立即转院。心跳、呼吸停止者须心肺复苏的,可在转运途中进行。

### (六)救护车前往医院途中

(1)救护车接到患者后,救护人员利用车载设备严密监护患者的各项生命体征。

(2)第一时间将病患体征以及病情等大量生命信息数据实时传到医院急救中心,帮助院内医生做出正确指导并提前制定抢救方案,从而快速投入抢救,争分夺秒地挽救生命。

(3)救护人员根据医院急救中心指令持续进行紧急救治。

(4)救护人员向目标医院报告救护车的动态位置和预计到达时间。

### (七)救护医院的准备与病人交接

(1)目标医院开通医疗救治绿色通道并做好接诊的各项准备。

(2)救护车到达医院后,随车救护人员与医院医护人员就病情和处置进行交接。

## 第五节 隧道施工灾害事故医疗救援

高原铁路施工长大隧道多、地质结构复杂,隧道挖掘过程中可能发生塌方、瓦斯突出、瓦斯爆炸、岩爆、透水、涌水、失火等事故风险。灾害事故一旦发生,危险性极大,通常会造成人员伤亡,救援工作往往艰难复杂;需要在统一领导救援指挥下,包括医疗救援和卫生防疫部门在内的多部门、多学科参与的综合合作行动。

下面仅就隧道施工灾害事故一般救援预案、医疗救援的基本原则、医疗救援物质的配置以及常见事故的救援流程做概要介绍。

### 一、铁路隧道一般抢险救援预案

(1)铁路隧道建设单位应编制抢险救援预案。抢险救援预案应包括:①工程概况;②可能发生的事故类型及其后果的严重程度;③组织机构及职责;④预警与预防;⑤信息报告程序;⑥分级响应程序;⑦救援方案及措施;⑧物资和装备等保障。

(2)应将建立医疗专业救援队伍、配备医疗专业救援人员、配置医疗救援设备、储备医疗应急救援物资纳入抢险救援预案,并明确医疗救援的基本原则。

(3)铁路隧道施工抢险医疗救援坚持以抢救遇险人员生命为中心,防止伤员次生并发症和副损伤,确保施救人员安全的方针;遵循统一指挥、分级负责、快速反应、专业救援的原则;建立洞内被困人员自救互救与洞外抢险救援相结合、现场应急医疗处置与转运救治相结合、铁路救援与地方救援相结合的抢险救援体系。

(4)抢险救援预案应充分考虑社会应急医疗资源,并与地方政府、上级主管单位以及相关部门的预案无缝衔接。

(5)救援预案要针对隧道工程特点的风险类型和等级进一步细化医疗应急救援物资等相关内容,指导抢险救援工作。

(6)救援预案的教育培训应采取多种形式,使有关人员了解预案内容,熟悉应急职责、应急程序和岗位应急处置方案。要普及生产安全事故预防、避险、自救和互救知识,提高从业人员的安全意识和应急处置技能。

(7)救援预案的演练应至少半年组织一次,并对预案演练效果进行评估,分析存在的问题,修改完善救援预案。

(8)医疗救援队到达事故现场后要与事故单位加强信息沟通,掌握事故类型、伤员人数和基本伤情等,为伤员紧急就地处置或转院救治做好评估和准备。

## 二、隧道施工现场救护用品配置及管理

高原铁路隧道施工应建立健全工作场所急救包(箱)配置制度,高原隧道施工要根据不同工序为作业人员配备便携式急救包,不同地段设置移动式、固定式急救箱,结合隧道风险特点,在作业现场为作业人员配备自救、互救、待救等急救物品。

(1)洞内个体配置。作业人员进洞作业时应随身携带便携式急救包。包内应急物品可按表8-1进行配置。

表8-1 便携式急救包应急物品配置表

| 序号 | 种类及名称 | | 数量 | 规格 | 说明 |
|---|---|---|---|---|---|
| 1 | 生存食品 | 矿泉水 | 500 mL | — | 补充人体必需水分 |
|   |   | 高原军用压缩饼干 | 250 g | — | 补充人体必需热量 |
| 2 | 止血用品 | 旋压式止血带 | 1条 | 中号 | 用于肢体出血的结扎止血 |
| 3 | 应急辅助用品 | 高弹抗水阻菌创可贴 | 1盒 | 72 mm×19 mm 6贴 | 用于小创面、伤口包扎 |
| 4 |   | 救生口哨 | 1个 | — | 在紧急情况可轻易吹出高频求救信号 |
| 5 |   | 湿毛巾 | 1条 | — | 火灾时应急防护 |
| 6 |   | 应急手电或矿灯 | 1个 | — | 瓦斯隧道配矿灯,其他隧道配应急手电 |

(2)隧道开挖工作面、衬砌作业面附近应设置移动式急救箱,箱内除配置必需的生存食品外,还应配置部分自救、互救用品和应急用具等,见表8-2。

表 8-2　移动式急救箱应急物品配置表

| 序号 | 种类及名称 | | 规格或选用药品名称 | 数量 | 说　明 |
|---|---|---|---|---|---|
| 1 | 生存食品 | 矿泉水 | — | 12 kg | 补充人体必需水分 |
| 2 | | 高原军用压缩饼干 | — | 250 g | 补充人体必需热量 |
| 3 | 止血用品 | 旋压式止血带 | 中号 | 10 条 | 用于肢体出血的结扎止血 |
| 4 | | 三角形绷带 | 96 cm × 96 cm × 136 cm | 10 条 | 可用作吊带,固定骨折部位和伤口敷料 |
| 5 | | 卷石固定夹板 | 90 cm × 11 cm | 10 套 | 对骨折伤员进行临时固定 |
| 6 | | 止血垫 | 20 cm × 10 cm | 5 包 | 用于伤口压迫止血、吸血及伤口渗液 |
| 7 | 急救用品 | 急救毯 | 140 cm × 210 cm | 10 个 | 隔热防冷功能,亦可用于反光示警 |
| 8 | | 自救呼吸器 | 大于 60 min | 4 个 | 具有防毒、防烟等功能 |
| 9 | 烧伤用品 | 烧伤敷料 | 60 cm × 40 cm | 5 包 | 烧伤时外用 |
| 10 | 药品 | 消毒药品 | 75% 酒精卫生湿巾 | 一包(80 片) | 根据主要风险类型,结合洞内作业人员数量合理调整配置。主要包括伤口消毒、防止感染等用品。高原地区要增配预防急性高原病药物  药品需医生指导使用 |
| 11 | | 消炎药品 | 氟哌酸、阿莫西林 | 各一盒 | |
| 12 | | 止痛药品 | 芬必得、乐松 | 各一盒 | |
| 13 | | 心血管药 | 丹参滴丸、速效救心丸、硝酸甘油 | 各一盒 | |
| 14 | | 预防治疗高原反应药 | 醋甲唑胺、呋塞米、地塞米松、西洋参 | 各一盒 | |
| 15 | 应急用品和工具 | 多功能钳 | — | 2 个 | 具有剪断、破拆、撬动等多种应急使用功能 |
| 16 | | 防水火柴 | — | 2 盒 | 整体防水,可防二级风。瓦斯隧道严禁配置 |
| 17 | | 应急手电或矿灯 | — | 2 把 | 瓦斯隧道配专用矿灯,其他隧道配应急手电 |
| 18 | | 救生口哨 | — | 2 个 | 在紧急情况可轻易吹出高频求救信号 |

（3）隧道洞口固定急救设备（急救箱）的设置。根据高原铁路建设建立三级医疗救治体系的要求,项目部在海拔 2 500 m 以上的工点要设置健康监护室,配有专门房间、基本医疗器械及检查设备。为充分发挥一级救治作用,工地健康监护室应选择在隧道救援便利的位置,在配备急救医疗器械及应急药品时,还要根据预测发生风险的主要类型、作业人员数量等因素,达到具备初期应急救护处置、协助医疗转运、日常卫生健康监护、远程医疗问询的条件。如工地健康监护室与

洞口较远,洞口需设置固定急救箱。急救箱配置可参考表8-3。

**表8-3 洞口应急物品配置表**

| 序号 | 种类及名称 | 规格或选用药品名称 | 数量 | 说明 |
|---|---|---|---|---|
| 1 | 急救医疗器械、用具 | 担架* | — | 3副 | 运送重伤或无法行走的伤员 |
| 2 | | 手动吸痰器 | 手动式 | 3个 | 将吸痰管对接后直接手动吸痰 |
| 3 | | 自救呼吸器 | 大于60 min | 10个 | 具有防毒、防烟等功能 |
| 4 | | 固定夹板 | 90 cm×11 cm | 5副 | 对骨折伤员进行临时固定 |
| 5 | | 自动体外心脏除颤器(AED) | — | 1台 | 抢救"心室颤动"引起的心脏骤停,应与心肺复苏术联合应用 |
| 6 | 供氧设备 | 氧气瓶、吸氧管 | — | 同时供5人使用 | 供洞内外缺氧救援时使用 |
| 7 | 止血用品 | 旋压式止血带 | 中号 | 10条 | 用于肢体出血的结扎止血 |
| 8 | | 三角形绷带 | 96 cm×96 cm×136 cm | 10条 | 可用作吊带,固定骨折部位和伤口敷料 |
| 9 | | 卷式固定夹板 | 90 cm×11 cm | 5套 | 对骨折伤员进行临时固定 |
| 10 | | 止血垫 | 20 cm×10 cm | 20包 | 用于伤口压迫止血、吸血及伤口渗液 |
| 11 | 烧伤用品 | 烧伤敷料 | 60 cm×40 cm | 30包 | 烧伤时外用 |
| 12 | 肌注、静脉输液器具及用药 | 纠正脱水和酸中毒药 | 5%碳酸氢钠注射液、10%氯化钾注射液、5%葡萄糖生理盐水注射液 | — | 现场急救常用药,供临床医师使用。根据隧道主要风险类型、作业人员数量等因素合理配置 |
| 13 | | 利尿、降低颅内压药 | 速尿、50%葡萄糖液、甘露醇 | — | |
| 14 | | 呼吸、循环兴奋药 | 去甲肾上腺素、洛贝林尼、可刹米 | — | |
| 15 | | 止血药 | 氨甲环酸 | — | |
| 16 | | 糖皮质激素类 | 地塞米松 | — | |
| 17 | 常用应急处置药品 | 消毒药品 | 75%酒精(医用)、卫生湿巾 | — | 主要用于伤口消毒、防止感染、止痛等。具体的种类和数量应结合隧道附近医疗卫生状况、隧道主要风险类型、作业人员数量等因素合理配置 |
| 18 | | 消炎类药 | 氟哌酸、阿莫西林 | — | |
| 19 | | 止痛类药 | 芬必得、乐松 | — | |
| 20 | | 心血管药 | 丹参滴丸、速效救心丸、硝酸甘油 | — | |
| 21 | | 预防治疗高原反应药 | 醋甲唑胺、呋塞米、地塞米松、西洋参 | — | 限医生处方药 |

*根据施工现场特点选用合适的担架种类。

(4)隧道施工单位急救医疗应急管理。

①施工单位应制定隧道现场急救物品管理办法,指派红十字卫生员进行管理和维护。由项目部卫生所医务人员根据食品、医疗用品的保质期进行更换和补充,定期对医疗器械进行消毒。

②编制急救手册。急救手册应包括常用急救知识、方法和主要注意事项等内容。手册应图文并茂、通俗易懂。所有便携式急救包、急救箱中均应放置一份急救手册,以备应急时使用。

③组织对作业人员进行抢险救援以及自救、互救、待救知识与技能的教育培训。急救方法中包括止血包扎、消毒、骨折固定、心肺复苏、自救呼吸器使用、烧伤应急处置等。掌握预防事故和职业危害的措施和注意事项,以及安全防护设备设施和个人防护用品的使用及维护。

④隧道内移动式急救箱应坚固,具有防水、防火、反光功能;便携式急救包除便于携带外,还应具有防水、防火等功能。

### 三、常见事故抢险救援流程

#### (一)隧道坍塌抢险救援

隧道坍塌抢险救援关键应做到及时打通生命通道。利用生命通道或高压风管等与洞内被困人员进行联系,并向洞内供风、供氧、供应水、食物及药品等,并尽快打通救援通道,使被困人员尽快脱离危险环境。首先应启动报警并有序逃生;一旦被困时应紧急集中在比较安全的地方,并寻找应急救援物品,尝试利用既有管道和洞外进行通信联系,保持体力等待救援。塌方救援流程如图8-2所示。

#### (二)水灾抢险救援

突涌水灾抢险救援关键应事前落实预设洞内逃生设施,具有突涌水灾风险的隧道,设计单位应设计逃生爬梯、逃生绳、逃生台架等具体的应急逃生、疏散、自救措施,并加强对现场的技术交底、指导和配合工作。灾害发生后尽快组织进洞搜救,迅速将遇险人员运出。突涌水灾救援首先应通过联动报警,利用应急照明,预设逃生设施组织有序逃生自救;同时启动抽水设备尝试灾害控制,并组织救援队伍进洞开展搜救。突涌水灾救援流程如图8-3所示。

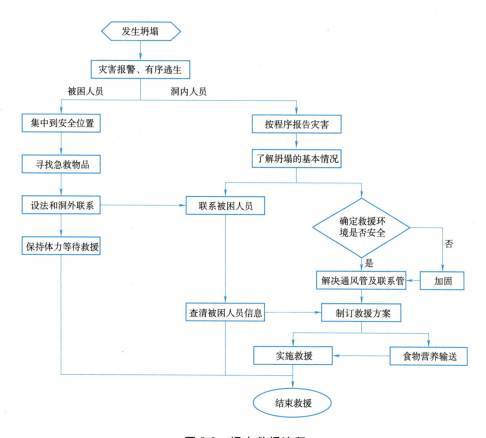

图 8-2 塌方救援流程

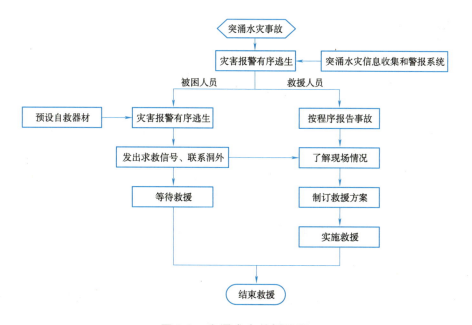

图 8-3 突涌水灾救援流程

## (三)隧道火灾救援

隧道火灾是由于施工期间因防水板等材料物资、电气及设备等燃烧引起的火灾。隧道火灾抢险救援关键应做好防止遇险人员窒息、逃生通道规划及维护等工作。

隧道火灾施救流程如图 8-4 所示。隧道火灾救援应遵循以下原则:

(1)紧急报警并启动洞内消防器材尝试灭火,控制烟雾的蔓延;

(2)洞内作业人员应立即采取自救措施,并组织有序疏散;

(3)项目现场救援队结合地方消防队实施救援;

(4)施工期间,为防备隧道火灾,洞内开挖、支护等作业面应按单班人员数量配备自救呼吸器、湿毛巾等;

(5)洞内按规定配置消防器材。

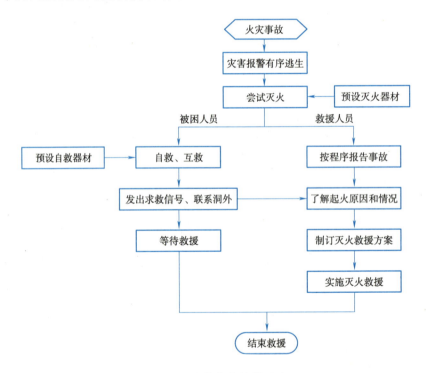

图 8-4 隧道火灾施救流程

## (四)瓦斯灾害事故抢险救援

隧道瓦斯事故灾害主要有瓦斯爆炸、瓦斯火灾等。事故一旦发生,救援环境恶劣复杂,次生灾害极易发生;因此,必须以预防为主,采用多种超前地质预报手段,了解掌握开挖工作面前方岩层和瓦斯状况,根据不同情况可采取加强通风、加强支护、注浆封堵、钻孔引排等措施进行预防。同时,必须构建覆盖全隧道危险部位的瓦斯实时监测网络,全面、系统、准确把握隧道内瓦斯信息,以有效实施灾害预警。

隧道一旦发生瓦斯爆炸,通风会补充灾后洞内氧气,构成二次爆炸的条件,极可能引发后续瓦斯爆炸。故发生瓦斯爆炸后不能盲目进行通风,也不能盲目进入。救援工作必须由专业的矿山救护队完成。瓦斯爆炸后,施工单位应立即在现场设立安全岗哨,禁止人员进入危险区域,并启动应急预案,配合矿山救援队进行救援。瓦斯灾害抢险救援流程如图 8-5 所示。

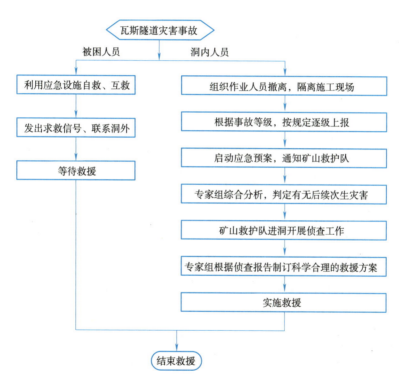

图 8-5　瓦斯灾害抢险救援流程

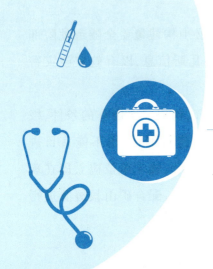

# 第九章

# 高原常见灾害脱险与救援

## 第一节 高原常见自然灾害脱险救助原则

在高原地区一旦发生意外,自救互救是保障生命安全的最关键因素。自救主要指遇险依靠自己脱离险境,互救指伙伴之间的自救。

### 一、进入高原前自救的准备工作

(1)做好充分的身体准备,包括生理和心理的准备。进行全面的身体健康检查,了解自己的生理功能状态。进行必要的体能训练,增强心肺功能,提高身体适应高原低氧寒冷环境的能力;调整好自己的心态。准备越充分,当陷入求生困境时就越有能力处理好身体和精神上出现的各种状况。

(2)了解高原高山环境的特点,对即将进入的高原地域进行各方面详细的了解,对于行进过程中可能碰到的高原病、恶劣气候、强烈日照、冰雪岩石等情况有充分的估计。

(3)学习高原高山生存的必备知识,如:分层穿衣,徒步开始时先穿得少一些,然后根据情况增减;戴上帽子和手套,防止热量丧失和手指冻伤等;衣物等避免和雪、水接触以免潮湿,失去保暖作用;行走、登山和休息时应尽量避开雪崩危坡等。

(4)学习掌握一些登山攀援技术(攀登冰陡坡技术、攀登岩石峭壁技术、下降技术)、保护技术和结绳技术等。

（5）了解高原地域可能会发生的意外事故，掌握应对的措施和自救的方法。

## 二、高原急救

高原环境是人类生存的最严酷环境之一，尤其高原上的雪山海拔高、地势险、天气恶劣，出现高原病、冻伤的风险大，积雪、寒冰和陡峭的地形等更增加高原生产活动的危险。当发生意外危害处于困境或险境时，应该注意以下几点：

（1）了解所处自然环境的特点，特别是海拔高度、温度、风、冰雪等影响行动的环境状况。

（2）了解自己或同伴的健康状态，是否受伤及伤情如何，尤其注意生存困境带来的精神创伤和压力对自救或等待营救的影响。

（3）充分利用所携带的设备和必要的急救用品情况，对救援设施尽力利用。

（4）在发生意外伤害时，如果环境不危及生命，一般不要随便搬动伤员。

（5）发生意外后，向救援等有关部门报告后，不能单独留下伤病员。

（6）根据伤病情对伤病员进行分类抢救，处理原则是先重后轻、先急后缓、先近后远。

（7）对高原肺水肿、高原脑水肿、心跳停止、骨折、外伤、出血等各类疾病或损伤，按原则进行现场处置，然后根据环境和伤病情评估，决定是否等待救援机构救治或自行组织人力转移至海拔较低处或附近的医疗单位急救。

## 三、等待救援

高原地域发生意外，由于伤情严重或其他因素不能行进或移动，必须寻求救援并等待救援。

（1）利用随身携带或临时找到的适合高原环境的通信工具、定位辅助设备及任何可能的方法，告知自己或队友的位置，以便救援者搜寻。

（2）等待救援期间，避免机体活动能力的再损伤，同时要意志坚强，坚信生存的希望。

（3）选择远离危险的场地作为避身所。用能找到的东西搭建一个可以睡觉的平台。如果可能，可生火融雪或取暖。将随身装备放在避身所，用于大雪或雪崩时挖掘出路。

（4）减少能量和热量的消耗。首先，避免过度劳动，减少汗液流失带走的热量；其次，穿好防风和防水的衣物，并保持干燥；用帽子、面罩或围巾把头口鼻围好，减少热量的传导流失或通过呼吸丢失。不要用体温去融雪；也不要呼热气到手上取暖。

（5）密切注意救援迹象。

### 四、高山遇险时的行进

高原地域发生意外时，如果身体能够移动，应尽量向下行进到对生存和救援更有利的地方，有时即使下降几十米到几百米的高度就能挽救生命。在行进时应当注意：

（1）对行进路线作出合理的规划。

（2）高海拔地区空气稀薄，应控制行进速度，避免引发急性高原病。

（3）高原地区寒冷、风大，容易导致体温过低或发生冻疮，极度寒冷可引发低温凝血症，行进时要注意保暖。

（4）调整着装，行动时避免过热，停下来时避免体温过低，避免出汗过多后受凉。

（5）行进中可以利用手杖测试雪的深度、质量以及看不见的陡坡等。

（6）不要忽略采集干燥引火物、易燃物和燃料的机会。

（7）较长时间休息时，要搭建临时避身所，避免身体直接接触冰冷的地面。

（8）高原天气变化大，要密切注意天气状况，随时准备调整计划。

## 第二节　高原常见自然灾害脱险与求生方法

高原铁路沿线复杂的地质环境，使得高原自然灾害频发。本节主要介绍野外作业时常见的自然灾害及其脱险求生方法。

### 一、雪　　崩

雪崩常常发生于山地，也可发生于特大雪暴中。山坡积雪量达到一定程度后，其内聚力抗拒不了重力拉引时，雪体便变得极不稳定，此时只要有轻微的扰动，如大风、踩踏，甚至一句高声喊叫，就可能触发雪崩。

### (一)危害及发生规律

雪崩灾害具有突发性、区域性和季节规律的特点,其发生是有规律可循的。大多数的雪崩都发生在冬春季节大量降雪的时候,尤其是暴风雪爆发前后。这个季节的雪非常松软,内聚粘合力较小,一旦一小块遭到破坏,其余的部分就会像一盘散沙一样,产生连锁反应而飞速下滑,其前沿会形成冲击力极大的气浪,严重的雪崩运移速度可近3倍于12级台风,将所过之处的一切扫荡净尽,破坏力极大。

雪崩的严重程度取决于积雪的体积、温度、山坡走向和坡度。最严重的雪崩往往产生于倾斜度在25°~50°之间的山坡。

### (二)防护与逃生

(1)做好卫生学勘察。选择工地和驻地时要避开容易发生雪崩的地带,如有季风积雪的高山背风面、35°~50°的斜坡面和山谷较深陡处、长期积存着大量的干雪背阴坡面。

(2)下雪期间或雪后,远离陡斜的坡面和雪堆等危险区;规划行动路线时,应尽可能走山脊线,尽量绕开雪崩区,如必须横穿雪崩危险带,则要以最快的速度通过,且步伐要轻、声音要小,减少震动引起雪崩的危险,同时要安排专人观察并做到及时报警,通过时人与人之间要用色彩鲜艳的主绳联结,每人系上鲜艳的雪崩飘带。后面的人要沿着开路人的足迹轻轻快速通过。在雪山附近发生恶劣天气时即可视为雪崩警报,此时应停止一切行进活动。

(3)掌握雪崩遇险逃生知识。遭遇雪崩时,首先需保持镇静,立刻抛弃背包等随身重物,立即向雪流方向侧边跑,如已不能跑出,则应快速抓住周围固定物体或躲在坚硬岩体后,以防身体被雪流裹挟带走。如放眼周围已无可依靠物时,则迅速前倾身体,双手捂住口鼻,避免因雪粒的冲击引起窒息。如果被裹挟带走,需以游泳姿势划动双腿双臂,力求浮在雪流表面。在雪流快停止时用力将身体顶出去,争取让自己的一只手伸出雪面以便救援人员发现。

雪流停止时,将两臂交叉于胸前,以手护面部,力求在面前留一些空间。一旦被埋之后,要保持安静以保留能量等待救援。不宜长时间大声呼救,可用随身物品敲打发出呼救信号。

### (三)救  援

(1)道路被埋时,首先要打通救援通路。根据实际需求采取封闭或限行的交通管制措施。车辆通过雪崩区域时,应在专职人员、部门的监护下,以车队形式,从雪崩路径前端一侧行驶;有关人员熟悉雪崩危害,携带必要装备,能够负责紧急救援。

(2)道路清理主要采用机械清除。常用的除雪机械有推土机、犁式除雪机、旋转式除雪机和除雪平地机等。

(3)搜寻雪崩被困者,最有效的办法是利用目击者以及没有被埋的同伴的特征叙述,并借助生命探测仪、搜救犬、直升机等手段进行拉网式搜救。

雪崩事故救援流程如图9-1所示。

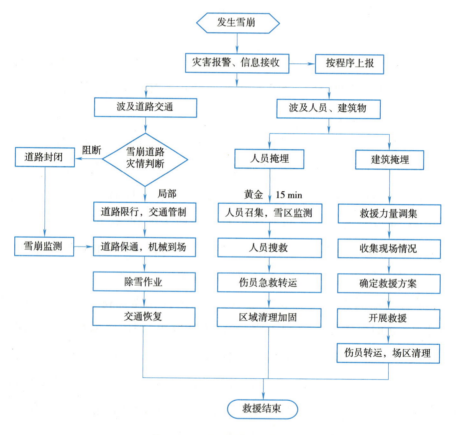

图 9-1 雪崩事故救援流程

## 二、泥石流

藏东高山峡谷区和藏南高原湖盆谷区地质灾害活动十分频繁,以泥石流、滑坡、崩塌为主,总体特征呈群发性,发生频率高,危害严重,在高强度降水和高温条件下均会发生。

### (一)危害及发生规律

泥石流是山区沟谷中,由暴雨、水雪融水等水源激发的,含有大量的泥沙、石块的特殊洪流。泥石流具有瞬时性、突发性,大量泥沙石块能在极短的时间内沿着陡峻的山沟而下。在很短时间内将大量泥沙、石块冲出沟外,漫流堆积,破坏沿途的房屋、道路及其他工程设施,摧毁沿途农作物、林木及耕地,人们可能因躲避不及而大量伤亡。泥石流灾害发生后,会导致河流堵塞,灾情严重时供水、供电、交通、通信、医疗等公共服务系统都会陷入瘫痪。

### (二)防 护

(1)项目部及参建人员要选择平整的高地作为驻地,避开山谷和河沟底部,以及有滚石和大量堆积物的山坡下面。不要在滑坡体及滑坡体两侧、前缘等地带建房,也不要在已出现地裂缝的潜在地面塌陷区建房。

(2)暴雨季节不在沟底做长时间停留。雨季穿越沟谷时,注意观察周围环境,特别留意是否听到远处山谷传来异常声响,如听到要高度警惕,这很可能是泥石流将至的征兆。一旦遭遇大雨,要迅速转移到安全的高地,不要在谷底过多停留。

(3)发生泥石流时,要向泥石流前进方向的两侧山坡跑,越高越快越好,切不可顺着泥石流沟向上游或向下游跑,更不要停留在凹坡处。同时,要注意避开河道弯曲的凹岸或地方狭小高度又低的凹岸,不要躲在陡峻山体下。

遇到泥石流高速整体滑动无法逃离时,可原地不动或抱住大树等物。

遇到山石崩塌时,要选择正确的撤离路线,可躲避在结实的障碍物下,或者蹲在地坎、地沟里,还要注意保护好头部,不要顺着滚石方向往山下跑。

### (三)救 援

泥石流的发生往往造成的灾害严重,救援行动要由政府组织并动员社会力量共同参与。

## 三、地 震

西藏林芝、米林、拉萨、昌都等地区是我国地壳活动最强烈、地震频繁发生的地区,对于铁路工程建设的影响极大。

### (一)危 害

地震又称地动,是地壳快速释放能量过程中造成的振动,其间产生地震波的一种自然现象。地球上板块与板块之间相互挤压碰撞,造成板块边沿及板块内部产生错动和破裂,是引起地震的主要原因。破坏性地震是一种严重危害人类生命安全和财产安全的自然灾害。强烈的震动使建筑物倒塌,造成人员伤亡和财产损失。地震引发的次生灾害(如有毒化学品的泄露、火灾、泥石流、滑坡等)同样危害巨大。

### (二)防护与自救

1. 注意地震先兆

通常来说地震是有先兆的。强烈地震发生前,都会出现动物、气象、地下水及地形等宏观异常效应。如发现野外泉点水量突然增加或断流,泉水变色、变浑或散发异味,鸟或昆虫惊飞,冬眠蛇出洞,老鼠白天活动不怕人或出现动物的大规模非正常群体迁移等,都要引起警觉并互相提示同伴。不少地震在震前瞬间会出现地声、地光等异常现象,都需引起我们的警惕。

2. 争取先期逃离

住平房的人若发现较早,短暂时间内跑到室外是完全可能的,逃出时谨防断电线。若正处在门边、窗边,且窗外无其他危险建筑,可立即逃到院子中间空地上。平房区电线零落,地震时火灾发生率特别高,尤其需要防范。

客厅是居室内四通八达没有堆积物的地方。地震时,应把客厅当成安全的转移地带。逃生用具应放在客厅明显处,方便各个房间的人拿起就跑。地震是有一定规律的,一次震动袭来,先是纵波上下动,后是横波左右晃,短的一二十秒,长的持续一两分钟,之后便会有短暂的平静期。

3. 利用周围条件,及时躲避险境

来不及跑到室外的,在室内要就近躲避。坚持"蹲下、掩护、抓牢"原则:避震时身体应蹲下,身体尽量蜷曲,降低重心,同时抓住桌腿等牢固的物体。如在卧室里,地震后房屋倒塌有时会在室内形成三角空间,这些地方是人们得以幸存的相对安全地点,可称其为避震空间,它包括床沿下(千万别钻床底下)、坚固家具下、内墙墙根、墙角等开间小的地方。卫生间的墙多是承重墙,房顶坠落物少,相对更安全。同时,水源也很重要,守着水源是卫生间的一大优势。室内坠物最危险,地震发生时要尽量利用身边物品,如棉被、枕头等保护住头部。

4. 发挥顽强精神,巧妙离开险境

如不幸被压埋,在精神上要有强烈的求生欲望以及压倒一切困难的气概,此刻保持冷静最重要。

如被压埋在废墟下,应注意用毛巾、衣服等遮挡物捂住口鼻。此时尽量试探性地活动,让四肢挣脱,然后缓缓清除压埋在头部的各种物体,再把胸部周围掏出一些空间,以便让氧气进入维持呼吸,此时应观察周围环境,条件允许可用砖头等硬物支撑可能塌落的重物。如周围空间较大可供人活动,则最好朝着有光线和空气流动的地方移动以便离开险境。

被压埋后,要想方设法寻找水和食物。在此危险境地下要能"饥不择食",以保持体力。等待外面救援期间不宜长时间大声呼喊,在听到外面有人靠近时要冷静观察自身所处环境,设法使外界听到(如敲击物品)。

(三)救　　援

地震往往对社会经济和人民生命财产带来重大损失。地震救援要动员全社会的力量,由中央或地方政府统一领导,组织实施。

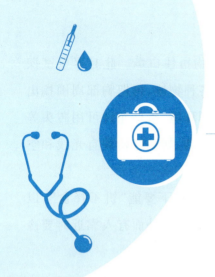

# 第十章
# 高原现场常用急救技术

现场急救主要依靠具有初步现场急救知识和技能的参建人员来完成。最初目击者首先给伤病员进行必要的初步救治,如徒手心肺复苏、清除呼吸道异物等,待医务人员到达后协助进一步治疗。非医护人员与专业医护人员的救护结合,对伤病员进行有效的基础生命支持和基础创伤生命支持,可大大提高急诊伤病员的存活率和治愈率。因此,专业医护人员有必要对广大参建人员开展急救知识和技能培训,以提高现场急救的成功率。本章简要介绍现场常用急救技术以供急救知识和技能培训参考。

## 第一节  心肺复苏术

### 一、基本概念

心肺复苏(Cardio Pulmonary Resuscitation,CPR):全称是心肺脑复苏(Cardio-Pulmonary Cerebral Resuscitation,CPCR),是挽救心搏骤停、呼吸骤停患者的急救技术,即通过胸外按压和人工呼吸的方法形成暂时的人工血液循环和呼吸运动,以维持患者心、脑等重要器官的存活,提高抢救成功率。

院外心搏骤停(Out-Hospital Cardiac Arrest,OHCA):指发生在社区、公共场所等医疗机构以外的心搏骤停。构建社会大急救体系是挽救此类患者的关键。

院内心搏骤停(In-Hospital Cardiac Arrest,IHCA):指发生在医疗机构内的心搏骤停。构建医疗机构内综合高效的急救系统是挽救此类患者的关键。

生存链(Chain of Survival,CS):指将抢救心搏骤停的关键要素按照发生的时间顺序串联在一起,形成一个环环相扣的"生命的链条",称为生存链。成人院外生存链包括:启动应急反应系统、高质量 CPR、除颤、高级生命支持、自主循环恢复后治疗、康复。成人院内生存链包括:及早识别与预防、启动应急反应系统、高质量 CPR、除颤、自主循环恢复后治疗、康复。

120 电话指导心肺复苏(Telecommunicator Cardiopulmonary Resuscitation,T-CPR):指 120 的调度人员通过手机等远程通信设备与呼救者密切合作,以期及早识别心搏骤停患者并指导呼救者实施有效 CPR。

第一响应人(First Responder):指在现场利用所学的救护知识、技能在第一时间救助患者的人。

自动体外除颤器(Automated External Defibrillator,AED):指一种安全、便携、易操作的急救设备,可自动检测导致心搏骤停的异常心脏节律,如心室颤动等,并实施电击,从而使心搏恢复,挽救生命。

按压通气比(Compressions Breaths Ratio,CBR):在现场心肺复苏中,胸外按压和人工呼吸交替进行,两者频率的对应关系。

胸外按压时间占比(Chest Compression Fraction,CCF):指胸外按压持续时间在整个心肺复苏中所占的比例。CCF = 胸部按压时间/心肺复苏时间×100%。

## 二、成人复苏

1. 通用流程

(1)环境评估:在现场救助患者时,首要的工作是评估现场是否有潜在的危险。包括对施救现场安全的判断、做好个人的防护、判断患者是个体还是群体、了解事故的原因和受伤机制、特殊现场需要呼叫多部门联动。

(2)检查意识:轻拍患者双肩,大声呼唤,如无反应则考虑意识丧失。

(3)呼叫招援:立即呼叫现场人员援助,启动急救系统,拿来抢救设备。

(4)检查呼吸脉搏:从患者口鼻部扫视至胸腹部,观察有无呼吸动作;同时用 2~3 根手指指端触摸患者颈部一侧颈动脉搏动。在 5~10 s 之内,如发现患者呼吸脉搏同时消失,则需要完整的心肺复苏抢救;如有脉搏无呼吸,则需要持续给予人工呼吸。部分患者表现为缓慢不规则的濒死叹息样呼吸,此种呼吸被视为无效呼吸。

（5）胸外按压：胸外按压是心肺复苏抢救最重要的技术。在心肺复苏抢救时CCF应不低于60%，良好的团队配合可达到80%。

（6）开放气道：昏迷患者仰卧位时由于舌根下坠会阻塞气道，此时应用手法开放气道。

（7）人工呼吸：心搏先停止的患者应首先胸外按压，呼吸先停止的患者通常先开放气道给予人工呼吸。

（8）持续复苏：复苏必须不间断地持续进行。在置入高级气道之前CPR按照30:2进行；置入高级气道之后，按压通气分开进行。如有可能，应尽快使用手动除颤器或AED评估心律考虑电击，并实施其他高级生命支持措施。

2. 技术要点

（1）胸外按压。

①医患体位。患者应仰卧在坚实的平面上。如在软床或沙发上，应迅速将其移至地面或在其背部垫上硬板。施救者位于患者的一侧，身体尽量紧贴患者，保证按压手臂垂直。如必须将患者抬上担架移动时，医务人员可骑跨在患者腹部上方实施按压。在狭窄空间，有时也可在患者头侧实施按压。

②实施方法。按压部位是胸骨下半部。为成人患者胸外按压时施救者以髋关节为轴，腰部挺直，双上肢夹紧伸直，双手掌根重叠，贴腕翘指，垂直向下按压。标准体型患者的掌根着力点为两乳头连线中点与身体正中线交点。

③技术要求。按压频率：100~120次/min（15~18 s进行30次按压）。

按压深度：成人至少5 cm，不要超过6 cm。每次按压时应确保施救者垂直按压患者的胸骨。最初几次按压时，应从浅入深，充分感知肋骨弹性和承受能力后，尽可能达到标准深度。

完全回弹：确保每次按压后胸部完全回弹。在放松时，按压者掌根皮肤与患者胸部保持接触，但手臂不倚靠在患者胸壁上。

减少中断：按压中断时间应控制在10 s之内。

轮换按压：为确保按压质量，每5个循环（约2 min）或在感到疲劳时提前交换按压，交换时间应小于5 s。

④注意事项。由于多种原因，肋骨骨折是实施有效胸外按压难以完全避免的并发症。医务人员应严格按照技术要求操作，减少肋骨骨折的发生。

（2）开放气道。

①体位与适应证。患者为仰卧位。施救者可在患者身体一侧或头侧实施。仰头提颏法适用于没有颈椎损伤的患者。颈椎损伤患者首选创伤推颌法。因此方法难度高，如不能有效通气，则仍可使用仰头提颏法。

②实施方法。

仰头提颏法：一手下压患者前额，另一手中指、食指置于患者下颌角与下颏中间的骨性部位，向上抬起，使头部后仰，注意不要压迫颈部软组织。

创伤推颌法：施救者双手置于患者头部两侧脸颊位置，拇指压在颧骨上，食指和中指放在下颌角处，用力向上方托举下颌，使舌根上提，开放气道。推举下颌时，保持头颈位置在一条直线上。

③技术要求。气道开放有效性衡量的唯一标准是能够保障患者有效通气。一般情况下，仰头提颏法应使下颌骨与地平线成90°。

④注意事项。每次通气前，都要确保充分开放气道，否则通气压力会增加胃内容物返流的概率。颈椎损伤患者头部过度后仰会造成继发性神经损伤，因此应快速评估颈椎受伤风险，但不能延误复苏。

（3）人工呼吸。

①医患体位。患者为仰卧位。急救者可在患者身体一侧或头侧。

②实施方法。

口对口通气：捏住患者鼻部，用嘴将患者的嘴封住，使之不漏气，再给予持续1 s的吹气，可见患者胸部有起伏即可。通气时急救者保持正常呼吸不需要深吸气。

口对面罩通气：将面罩扣在口鼻上，用拇指和食指压紧面罩边缘，另一只手压紧面罩下缘并提起下颌以开放气道。正常吸气后通过面罩上方管道通气。

呼吸球囊通气：施救者位于患者头侧，一只手用E-C手法开放气道并固定面罩。另一手挤压气囊进行通气。

口对鼻和口对瘘口通气：经过严格培训，有气道管理经验的医护人员可在紧急时刻用这些方法通气。

③技术要求。每次通气时间为1 s，通气量约400~600 mL，可见胸廓起伏。

④注意事项。通常情况下通气时应暂停按压。切勿过度通气。通气应平缓，避免造成胃内容物返流。

3. 特殊情况

（1）溺水复苏：溺水生存链包括五个关键的环节：预防、识别、提供漂浮物、脱离水面、现场急救。基础生命支持应遵循 A-B-C-D 顺序，即开放气道、人工通气、胸外按压、早期除颤。上岸后立即清理口鼻中的泥沙和水草，以开放气道。不应实施各种方法的控水措施，包括倒置躯体或腹部冲击（Heimlich 手法）。如没有呼吸或仅有濒死呼吸应尽快给予 2~5 次人工通气，然后按照 30:2 的比例持续复苏。

（2）气道异物梗阻窒息：应立即使用腹部冲击法进行抢救。如抢救过程中患者意识丧失，则改为标准的心肺复苏。每次开放气道时都要常规检查口腔中是否有异物，如有尽快去除。

（3）低体温：按照标准 BLS 路径并同时尽可能对患者进行体外复温。

（4）哮喘：由于心搏骤停的哮喘患者的内源性呼吸末正压（PEEPi）可能相当严重，建议采取降低潮气量、降低通气频率和延长呼气时间的通气方案。

（5）咳嗽复苏法：当室颤和无脉搏性室速发作早期，患者仍有意识时，患者主动实施频率为每 1~3 s 的用力咳嗽，可短时间增加胸腔压力，维持大动脉血压，产生流向大脑的血流。此方法仅适用在医院的监护室或导管室等医疗监护下实施，患者事先被培训掌握正确的方法。当心电示波明确是室颤或无脉性室速而电击不能马上实施时，医生可嘱病人用此方法。咳嗽复苏法严禁教授给公众在社会上自行使用。

（6）机械 CPR 装置：经过培训的专业人员可使用主动加压—减压按压装置进行复苏。在对施救人员进行高质量人工按压可能有挑战性或有危险的特定场合（如施救人员有限、长时间 CPR、低体温心搏骤停期间、在移动的救护车中、在造影室、PCI 期间、准备体外膜肺氧合期间），可以考虑使用自动心肺复苏仪。注意在装配和拆除设备时，施救人员必须严格限制中断 CPR 的时间。

（7）体外复苏（即体外膜肺氧合）：不是常规技术。在条件允许下如果常规 CPR 努力失败，可考虑实施。

（8）心前区叩击：只有在心电监护明确是室颤但不能及时电击时可尝试 1 次，随即转为标准复苏。不建议盲目叩击。

## 第二节　电除颤/转复术

### 一、除　　颤

电除颤是终止心室颤动的最有效方法。

1. 适应证

心室纤颤(Ventricular Fibrillation,VF)、无脉性室性心动过速(Pulseless Ventricular Tachycardia,PVT)

2. 体位

患者仰卧于坚硬的平面上,裸露胸前皮肤,施救者位于患者一侧。

3. 除颤器

包括自动体外除颤器(Automated External Defibrillator,AED)和除颤监护仪,除颤器到达应优先使用。

4. 操作方法

(1)AED操作步骤。

①开机。

②贴电极片:解开患者胸部衣服,并保证患者胸部干燥,电极片分别贴在患者胸骨右缘、锁骨正下方和左乳头外侧位置。

③除颤:按照语音提示操作,等待AED分析心律(分析心律时应避免接触患者),分析完毕后,AED将会发出是否进行除颤的建议,提醒并确认所有人均没有接触患者后,按下"放电"键,进行除颤,除颤完成立即进行胸外按压和人工呼吸,2 min后,再检查评估,必要时再次除颤。

(2)除颤监护仪。

①打开除颤监护仪,拿下除颤手柄,或连接除颤电极片;

②电极板涂抹导电膏,放置位置:患者胸骨右缘、锁骨正下方和左乳头外侧位置;

③选择能量:采用双向波首次点击可选择150~200 J,逐渐递增。

④除颤器充电;

⑤确定两电极正确安放在胸部,确定无周围人员直接或间接和患者接触;

⑥同时按压两个"放电"按钮进行电击。

**5. 注意事项**

①如果一次除颤后没有终止心室颤动,应立即进行心肺复苏,约 2 min 复苏后再次检查心律,如必要,给予电击,而不应连续多次电击尝试除颤。

②涂擦导电糊时,禁止两个电极板相互涂擦,涂擦应均匀,防止灼伤皮肤。

③保持皮肤清洁干燥,避免皮肤表面形成开放电通路,避免灼伤皮肤。

④安有永久性心脏起搏器或 ICD 的患者,电极板放置应避开起搏器或 ICD 植入部位至少 10 cm。

⑤除颤时,操作者与周围人员不要接触患者或与患者连接的物品,尤其是金属物品。

⑥除颤仪用后应保持清洁,擦净电极板上的导电糊,防止生锈影响导电功能。

⑦保持除颤仪处于完好备用状态,定点放置,定期检查其性能,及时充电。

## 二、电 复 律

电复律是指在严重快速型心律失常时,用外加较强的脉冲电流通过心肌,使心肌各部分在瞬间同时除极,以终止异位心律,使之转变为窦性心律的一种治疗方法,属于心脏电治疗的范畴。电复律分为同步电复律和非同步电复律,这里只叙述同步电复律。

**1. 适应证**

(1)持续性心房颤动主要适用于:

①心房颤动病史小于 1 年者,既往窦性心律,心率 >60 次/min;

②心房颤动后心力衰竭或心绞痛恶化不易控制者;

③心房颤动伴心室率较快,且药物控制不佳者;

④原发病已得到控制,心房颤动仍持续存在者,例如甲状腺功能亢进(甲亢)患者,甲亢通过手术和(或)药物已经控制;

⑤风湿性心脏病瓣膜置换或修复 3~6 个月以上,先天性心脏病修补术后 2~3 个月以上仍有心房颤动者。

(2)心房扑动。

(3)除心室颤动(扑动)以外的急性快速异位心律失常。

**2. 禁忌证**

(1)洋地黄中毒或低血钾导致的心律失常。

(2)病情危急且不稳定,例如严重心功能不全或风湿活动,严重电解质紊乱和酸碱失衡。

(3)室上性心律失常伴高度或完全性房室传导阻滞,即使转为窦性心律也不能改善血流动力学状态。

(4)心房颤动反复发作并且不能耐受长期抗心律失常药物(如奎尼丁或胺碘酮)者。

(5)在药物维持下,复律后不能维持有复发的心房颤动或其他心律失常者。

(6)阵发性心动过速频繁发作者,不宜多次反复电复律。

(7)病态窦房结伴发的快-慢综合征。

(8)引起心律失常的直接病因(如甲亢等)未控制者,心房颤动时间大于1年,心脏(尤其左心房)显著扩大,或曾经发生过体循环栓塞者。

3. 操作方法

(1)准备。择期电转复之前,应检查电解质,肝、肾功能,纠正低血钾、低血镁或酸中毒。心房颤动者应确保达到足够的抗凝效果。术前禁食 6 h,术后 24~48 h 停用洋地黄类制剂。准备好静脉通路,氧气、气管插管、心脏起搏器等抢救措施。

(2)体位。患者仰卧于硬板床上,充分暴露其前胸,移走其他异物尤其是金属(如项链)等。

(3)麻醉。除非患者已处于麻醉状态或心室颤动时意识已丧失无须麻醉外,一般均需快速、安全和有效的麻醉。目前最常使用的是地西泮 10~20 mg 直接静脉注射。

(4)电极准备及放置。电极板上均匀涂以导电糊,或裹以湿盐水纱布,电极板常用位置如下。

①前侧位:将心底部电极板置于胸骨右缘第 2、3 肋间,即右锁骨内侧段的正下方,心尖部电极放在左胸外下方,位于第 5 肋间左锁骨中线与腋前线之间。两个电极板的距离不小于 10 cm。电极板要紧贴皮肤,并有一定压力。准备放电时,操作人员及其他人员不应再接触患者、病床及与患者相连接的仪器,患者的身体不接触金属床边。

②前后位:一块电极板放在背部左侧肩胛下区,另一块放在心尖区。应用较少。

(5)能量选择。电能的高低主要依据心律失常的类型及病情:

①心房颤动:100~150 J;②心房扑动:50~100 J;③室上性心动过速:100~

150 J;④室性心动过速:100~200 J。

（6）操作步骤:①拨动旋钮设置所需能量;②充电（其中心尖电极上带有充电按钮）;③充电完成时仪器发出连续蜂鸣音,双手同时按下两个电极上的"放电"按钮,完成电复律。

4. 注意事项

（1）电复律后密切观察患者生命体征直至患者完全清醒,心律稳定。

（2）维持窦性心律,依据病人情况酌情选用抗心律失常药物以防止快速心律失常复发。

（3）密切观察并积极处理可能出现的并发症。

## 第三节 经皮起搏

### 一、概 念

是通过人工心脏起搏器发放的脉冲电流刺激心脏,代替心脏的起搏点,引起心脏搏动的一种治疗和诊断方法。

### 二、适 应 证

各种原因引起的房室传导阻滞、严重的窦性心动过缓、心室停搏阿斯综合征发作等。

### 三、操作方法

（1）脱去患者上衣,如有必要可擦干患者胸部皮肤。

（2）粘贴电极片,确保所有的电极片与患者皮肤有良好的接触且电极片之间不能相互接触。

（3）将多功能电极片连接到心电电缆。

（4）调整心电幅度,选择心电导联,以便获得清晰的心电波形。

（5）确认R波的检测和捕捉,一个心型的图标会随着R波的检测面而在屏幕上闪烁。

（6）选择起搏功能,将旋钮扭至起搏挡。

(7)设置起搏频率:将起搏频率设置为比患者基础心率高 10~20 ppm,如果没有基础心率,使用 100 ppm。

(8)设置起搏输出电流:如果除颤器刚刚开机,起搏输出电流设置为 0 mA。然后增加起搏输出电流功率,直至刺激有效,输出电流值会显示在屏幕上。

(9)理想的输出电流是能够保持捕捉状态的最小值。典型的阈值电流值为 40~80 mA,通常选择捕捉起搏阈值以上的 10%。

## 四、注意事项

(1)起搏后应密切注意心电图,若有心律失常,要及时处理。

(2)防止电极脱位。

## 第四节 胸膜腔穿刺术

胸膜腔穿刺术的目的是明确胸腔内有无气体、气体的压力、液体、液体的性质,通过抽液或抽气减轻对肺的压迫,也可穿刺给药。

### 一、适应证

院前急救胸膜腔穿刺适用于大量胸腔积液、积气引起的呼吸循环障碍,通过穿刺抽液、抽气减轻肺组织压迫,缓解症状。

### 二、禁忌证

无绝对禁忌证。穿刺部位有炎症、肿瘤,严重肺结核、大咯血为相对禁忌证;有出血倾向者慎用。

### 三、操作方法

(1)体位。胸腔抽液时患者为坐位,面向椅背,两前臂置于椅背上,前额伏于前臂上。不能起床者可半坐卧位,患侧前臂上举抱于枕部。胸腔抽气患者靠坐于床或椅,双臂上抬,双手抱于枕部。

(2)穿刺点。胸腔抽液选在叩诊实音最明显部位,常取肩胛线或腋后线第 7~8 肋间;或腋中线第 6~7 肋间或腋前线第 5 肋间。

(3)穿刺部位常规消毒,戴无菌手套,铺洞巾。用1%~2%利多卡因溶液2~3 mL,沿穿刺点肋间的肋骨上沿进针,自胸壁至胸膜壁层进行浸润麻醉,并刺入胸膜腔,回抽见气体或胸水,退出针头,记录刺入深度。

(4)术者以左手食指与中指固定穿刺部位皮肤,右手将穿刺针的三通活塞转到与胸腔关闭处,再将穿刺针在麻醉处缓缓刺入,当针尖抵抗感突然消失时,转动三通活塞使其与胸腔相通,进行抽液抽气。助手用止血钳协助固定穿刺针,以防刺入过深。

(5)抽液(气)完毕拔出穿刺针,覆盖无菌纱布,用胶布固定。

(6)张力性气胸或严重的交通性气胸,为快速减压和转送途中安全,可用粗针头穿刺排气,在针头放置一个单向活瓣或缚一个带裂口的橡皮指套,形成单向阀门达到持续排气的效果。

### 四、注意事项

(1)操作前向患者说明穿刺目的,消除顾虑。

(2)操作中密切观察患者的反应,如出现头晕、面色苍白、出汗、心悸、胸部压迫感或剧痛、昏厥等胸膜过敏反应;或出现连续性咳嗽、气短、咳泡沫痰等症状,立即停止抽液,对症处理。一次抽液、抽气不可过多过快,首次抽液不超过600 mL,首次抽气量不超过800~1 000 mL;行胸腔排气减压时,注意排气针头的固定。

## 第五节 氧 疗

### 一、适应证

(1)呼吸困难、发绀、缺氧、心力衰竭、昏迷、休克及其他危急患者。

(2)根据不同疾病选择合理的氧疗目标。有二氧化碳潴留风险的患者,$SpO_2$推荐目标为88%~93%,对于无二氧化碳潴留风险的患者,$SpO_2$推荐目标为94%~98%。

### 二、用品

车载氧气筒或氧气袋、面罩、氧气导管、胶布。

### 三、操作方法

1. 鼻导管法

将氧气管前端涂上液体石蜡或润滑油,然后插入鼻孔,深度相当于鼻孔至鼻咽部的距离,用胶布于鼻孔外将氧气导管固定。鼻导管是临床常用的吸氧装置,鼻导管吸入氧浓度与氧流量有关。但鼻导管吸氧无法充分湿化,超过 5 L/min 的流速时患者难以耐受。

2. 鼻塞法

适用于较长时间用氧者。拭净鼻腔,将鼻塞塞入一侧或两侧鼻孔,鼻塞大小以恰能塞严鼻孔为宜。

3. 面罩法

包括普通面罩、储氧面罩和文丘里面罩法。

### 四、注意事项

(1)加强监护。随时监测患者的病情改变,特别注意给氧前后 $SpO_2$ 指标的变化,及时调整氧流量,达到合理氧疗,防止二氧化碳潴留加重。

(2)保持呼吸道通畅,加强氧气湿化。

(3)筒内氧气切勿用尽,以防杂质进入,每日定时检查救护车上氧气筒是否漏气,以免发生意外。

## 第六节　机械通气技术

机械通气经过多年来医学理论的发展及呼吸机技术的进步,已经成为涉及气体交换、呼吸做功、肺损伤、胸腔内器官压力及容积环境、循环功能等可产生多方面影响的重要干预措施,并主要通过提高氧输送、肺脏保护、改善内环境等途径成为重要治疗手段。机械通气可纠正急性呼吸性酸中毒、低氧血症,缓解呼吸肌疲劳,防止肺不张,稳定胸壁,为使用镇静和肌松剂保驾。机械通气可以根据是否建立人工气道分为"有创"或"无创",呼吸机具有的不同呼吸模式而使通气有众多的选择,不同的疾病对机械通气提出了具有特异性的要求。使用前,要先确认患者有机械通气的指征,判断是否有机械通气的相对禁忌证。检查呼吸机是否处于功能状态。

## 一、适 应 证

1. 预防性通气治疗

预防性通气治疗能减少呼吸功和氧耗量,从而减轻心肺功能负荷。

指征如下。

(1)发生呼吸衰竭高度危险性的患者:①长时间休克;②严重的颅外伤;③严重的COPD患者腹部手术后;④术后严重的败血症;⑤重大创伤后发生严重衰竭的患者。

(2)减轻心血管系统负荷:①心脏术后;②心脏功能降低或冠状动脉供血不足者进行大手术后。

2. 治疗性通气治疗

出现呼吸衰竭表现,如呼吸困难、呼吸浅速、发绀、咳痰无力、呼吸将停止或已停止、意识障碍、循环功能不全时;不能维持有效的自主呼吸;近期内也不能恢复有效自主呼吸,呼吸功能已受严重影响,可应用机械通气。

(1)呼吸道疾病所致的呼吸衰竭。

①慢性阻塞性肺疾病(Chronic Obstructive Pulmonary Disease,COPD):急性恶化所致呼吸衰竭,有缺氧和二氧化碳潴留症状,发绀、烦躁不安、神志恍惚和嗜睡等。但这类患者常能耐受缺氧和二氧化碳潴留,一般先保守治疗,如控制感染,改善通气。不急于机械通气治疗。如保守治疗无效,呼吸衰竭加重,pH<7.2~7.25;呼吸频率>30~40次/min,$PaCO_2$上升快,$PaO_2$<45 mmHg,出现呼吸抑制、严重神志障碍时可应用机械通气(无创通气或常规机械通气)。

②继发于严重创伤、休克、严重感染、中毒等之后出现的ARDS。呼吸衰竭早期表现为低氧血症。如$FiO_2$为0.6,$PaO_2$<60 mmHg时,可考虑机械通气治疗。

③严重胸部外伤后合并呼吸衰竭,肺部手术后出现急性呼吸功能不全时。

④急性肺充血或肺水肿经保守治疗无效者,可试用机械通气治疗。如急性心肌梗死或充血性心力衰竭合并呼吸衰竭。此类呼吸衰竭主要为低氧血症,可应用机械通气促进氧合作用,并减少肺水肿。采用PSV模式以减轻对循环系统的影响。

(2)肺外原因所致的呼吸衰竭。

①中枢神经系统疾病引起的呼吸中枢功能不全,进而导致急性呼吸衰竭,如

颅内高压、脑炎、脑外伤、脑血管意外、药物中毒、镇静剂或麻醉剂过量等。

②神经肌肉疾患所致的呼吸衰竭:如重症肌无力、格林-巴利综合征等,由于神经传导功能受损,从而影响了呼吸机的活动,导致通气不足、缺氧和二氧化碳潴留。当最大吸气压力<24 cm $H_2O$ 或肺活量<15 mL/kg,呼吸频率>30~40次/min,可行机械通气。

③心脏骤停复苏后,为预防发生呼吸功能障碍,可短期应用呼吸机。

## 二、禁忌证

(1)巨大肺大泡或肺囊肿,若行机械通气治疗,可使肺大泡或肺囊肿内压力升高,有发生破裂及发生气胸的可能。

(2)张力性气胸伴有/不伴有纵隔气肿,没有进行适当引流时。

(3)大咯血发生窒息及呼吸衰竭,因气道被血块堵塞,正压通气可把血块压入小气道。此时应先吸净气管内的血块,使气道通畅后再行机械通气治疗。

(4)活动性肺结核出现播散时。

## 三、操作方法

1. 准备工作

(1)检查呼吸机性能是否正常,电源电压与呼吸机电压是否一致,确保附件完全,电量充足,电源线完好。

(2)检查车载氧气瓶压力是否足够。

(3)备好心电监护仪、简易呼吸器及吸痰器。

2. 操作过程

(1)了解病情,向患者家属交代转院途中有可能发生的各种意外,家属理解后签字。

(2)连接呼吸机管道及模肺,有自检系统的呼吸机进行自检。

(3)选择合适的呼吸模式。常用的有:

①辅助/控制通气(Assist/Control Mode,A/C):适用于无自主呼吸或自主呼吸微弱的患者。

②同步间歇指令通气(Synchronized Intermittent Mandatory Ventilation,SIMV):主要用于气道早期萎陷及撤离呼吸机的过渡措施。

③持续气道正压通气(Continue Positive Airway Pressure,CPAP):用于肺不张及睡眠呼吸暂停综合征。

④SPONT自主呼吸通气:患者呼吸时的潮气量、呼吸频率、呼吸比均由患者自己控制。用于呼吸驱动力不稳定的患者安全通气。

注:Sigh叹息模式:在A/C期间每隔100次,供给一次至少1.5倍的潮气量;适用于长期需要机械通气的患者。P为压力控制模式。V为容量控制模式。

(4)常用参数。

①呼吸频率:12~20次/min。

②潮气量:成人一般5~15 mL/kg。

③吸呼比:存在自主呼吸的患者,一般设置为1:1.5~2。无自主呼吸的患者可适当延长吸气时间。

④给氧浓度($FiO_2$):一般要求吸入氧浓度低于50%~60%;但对于氧合严重障碍的患者,可适当提高氧浓度,使动脉血氧饱和度大于90%。

⑤呼气末正压(Positive End Expiratory Pressure,PEEP):用于急性呼吸窘迫综合征及肺水肿。从低水平3~5 cm $H_2O$开始应用,逐渐增加至合适水平。常用的PEEP值为5~15 cm $H_2O$。

(5)常用报警参数选择:报警设置与病人实际值太接近,就会造成呼吸机经常性报警;而报警范围设置太大,就会失去报警的意义。因呼吸机机型不同,报警的设置也不一样。但一般都应有:

①气道压力上下限报警:高(低)于平均气道压5~10 cm $H_2O$;

②潮气量上下限报警:高(低)于设定或目标潮气量10%~15%;

③呼吸暂停间隔时间报警:一般为0~0.6 s,不大于1 s;

④呼吸频率上下限报警:高根据病人实际情况,低12次/min;

⑤分钟通气量上下限报警:高(低)于设定或目标分钟通气量10%~15%。

(6)调试呼吸机的送气是否正常,确定无漏气,然后将呼吸机送气管道末端与患者面罩或气管导管紧密连接好,呼吸机开始工作。

(7)持续监测患者生命体征,根据具体情况适当调整呼吸机参数。

①观察要点:患者病情、意识、生命体征、呼吸道通畅程度、排痰情况及血氧饱和度;设备仪器运行情况;人机同步性及患者合作程度等。

②指导要点：告知患者或家属使用车载呼吸机的目的、方法，可能出现的不适及注意事项，取得患者和家属的配合；指导患者正确使用肢体语言进行交流；指导患者进行呼吸功能锻炼及有效排痰。

### 四、注意事项

（1）院前救治因患者在现场、途中停留时间较短，故应用车载呼吸机的主要目的是保证急危重症患者生命体征平稳，而并非呼吸机治疗。

（2）转院前应检查呼吸机管路连接情况，避免破损、漏气，保持呼气口通畅，使用过程中检查呼吸机管道及接头是否漏气。

（3）如突然出现呼吸机报警，应首先观察患者情况，如神志、面色、监护心率、血压、血氧饱和度等，其次再寻找报警原因，解决故障。如气道低压报警提示管路漏气、脱连接；气道高压报警提示患者痰堵、气道痉挛、管路折叠堵塞等；内置电池电量不足是否需要外接电源等。

（4）当发生呼吸机报警时，如果不能立即明确报警原因或虽已明确报警原因却难以一时排除时，均应立即使患者脱离呼吸机，进行气囊给氧，气囊尾部应通过导管与氧气瓶相连，以保证人工通气氧浓度。

### 五、转运传染病病人时呼吸机使用注意事项

传染病患者进行呼吸机转运时，需注意患者与患者间、患者与医务工作者间的交叉感染问题。

1. 机型选择

传染病患者特别是高危传染病患者，由于疾病的高度传染性，建议使用气动电控型呼吸机完成患者转运。

（1）气动电控型呼吸机在纯氧（$FiO_2 = 100\%$）通气时，设备输出的气体全部来源于氧气瓶内或墙壁氧带内的压缩氧气，无空气混入，有效地将可能漂浮于诊室、救护车、机舱等密闭空间内的污染空气隔绝于设备之外，保障患者所接纳的气体为洁净的气体。

（2）电动电控（涡轮或微型空压机）型呼吸机，是采用低压氧源配合涡轮空气增压进行供气的呼吸机，在设备进气口会产生负压，将污染气体吸入设备，造成设

备污染,最终可能导致交叉感染的发生;采用高压氧源(氧瓶等)供气的涡轮机,当调节部分参数如呼气末正压(PEEP)时,也可能会导致设备污染进而造成交叉感染。

由于气动电控型呼吸机的整机气密性要优于电动电控型呼吸机,所以等量氧气下,气动电控型呼吸机的使用时间更长,其可有效避免医务工作者频繁更换氧瓶。

综上所述,建议以气动电控型呼吸机为主完成患者转运。

2. 专业认证

由于医疗转运环境的特殊性,建议选择有专业认证的转运呼吸机而非普通家用或床旁医用呼吸机完成患者转运。

专业认证名称及认证方向为 MIL STD 810G:环境工程相关事项及实验室测试认证;IP 54:防尘防水级别认证;EN 1789:医疗车辆及其设备/道路救护车(车载设备碰撞跌落测试)认证。

3. 氧源选择

由于设备使用时间为氧气总量与呼吸机分钟通气量的比值,所以建议优先选择满瓶(氧源压力≥100 bar 或 10 MPa)氧瓶使用,进而避免因氧瓶初始压力不足造成设备使用时间的减少和增加医务人员更换氧瓶的次数。

4. 呼吸管路(患者呼气相)隔离

由于患者呼出气体需要经由管路(呼气阀)排出,所以为避免污染气体直接排入环境中从而造成交叉感染,建议在患者呼出端放置细菌过滤装置,污染物滤过率要尽可能高(滤过率 99.99%)。一般情况下,飞沫传播的范围为以患者为中心的 1 m 范围内,而机械通气过程中由于管路内高速高压气流的存在,此范围会相应地扩大,所以置入细菌过滤器装置以避免交叉感染的发生尤为重要。

5. 呼吸机进气口隔离

目前较为高端的设备可选择安装进气口过滤器,如果医疗机构条件允许,优先建议使用此类能够安装细菌过滤器的高端转运呼吸机;如果条件不允许,也建议任意时刻不要开启设备空氧混合功能,以避免空气中的污染物进入设备内部。如果开启设备空氧混合功能,需在管道前端加装细菌过滤器。

### 6. 进气口过滤器

受感染的患者会产生含有潜在病原体的气溶胶。如果这些有传染性的微生物能在设备内部的干燥条件下存活至下次使用,并且在混合型气体的运行状态下,通过更新的空气气流重新进入呼吸气流,那么理论上可以导致下一名患者受到感染。因此,也需要为急救呼吸机配备上滤过率为 99.99% 的卫生级吸入端过滤器。

### 7. 耗材/洗消

优先建议对高危患者使用一次性呼吸管路。使用可循环使用管路,需依据相关洗消要求对管路进行洗消。

## 第七节 创伤救护技术(止血、包扎、外伤固定术)

创伤是指机械性致伤因素作用于人体所造成的组织结构完整性的破坏和功能障碍。针对创伤现场如何进行有效的救治是十分重要的环节,不仅能避免二次损伤,也能挽救趋于濒死的生命。院前医务人员在对创伤伤患进行快速评估的基础上,常用到止血、包扎、固定、搬运四项技术,它们是院前技术中重要的一部分。

### 一、止 血

#### (一)概 念

出血止血技术一般在现场评估中进行,在有大量出血外伤情况下,应将最初的 ABC(气道 Airway、呼吸 Breathing、循环 Circulation)评估方法改为 CABC,控制出血(Control Bleeding)成为首要步骤。评估循环包括出血止血、检查桡动脉状态(细弱、频率快慢、是否规律)、皮肤颜色、温湿度、毛细血管充盈时间等。根据断裂的血管类型将出血分为毛细血管出血、静脉出血和动脉出血。根据伤口类型可分为外出血和内出血。引起内出血的原因较为复杂,在这里主要讨论外出血的现场急救措施。

#### (二)止血物品

(1)敷料类:无菌纱布、绷带、三角巾、特殊止血绷带等。

(2)器具:充气式止血带、旋压式止血带、交界区止血带等。

### (三)操作方法

(1)直接压迫止血法:此方法为最常用的止血方法,在外伤出血时应首先采用。施救者用手(有保护措施)直接压在伤口的出血部位上,直至出血停止或减少。

(2)指压动脉止血法:施救者用手指把出血部位近心端的动脉血管压在临近的骨骼上,压迫血管阻断血流,此法快速有效,较适用于头面部、颌部及四肢的出血。

常用的指压止血法:①头顶部、前额部、颞部出血:一手固定头部,一手垂直压迫耳屏上方 1～2 cm 处颞浅动脉搏动点。②前臂出血:将伤肢抬起外展外旋。另一手拇指向肱骨处压迫肱二头肌内侧肱动脉搏动点。③手部出血:双手拇指分别向尺桡骨方向压迫腕横纹上方两侧的尺桡动脉搏动点。④手指止血:拇指和食指压迫指根处两侧偏掌侧指动脉处。⑤下肢出血:施救者 1 抬高伤肢,施救者 2 双掌跟部压迫股动脉搏动处。⑥足部出血:一拇指压迫足背中点近踝处足背动脉搏动点,另一拇指压迫内踝下凹陷处的胫后动脉搏动点。

(3)加压包扎止血法:适用于四肢、头颈、躯干等体表血管伤时的出血法。可用无菌纱布或洁净敷料覆盖伤口,再用绷带加压包扎。力量以能止血而肢体远端仍有血液循环为度(详见包扎部分内容)。

(4)填塞止血:适用于伤口较大较深或较大动静脉严重出血时。用相对无菌的棉垫、纱布等填塞在伤口内,再用绷带或三角巾加压包扎。也可用于鼻腔出血时紧急止血(耳鼻漏禁用)。

(5)关节屈曲加垫止血法:适用于无关节损伤的肘、膝以下部位的出血。用厚棉垫、厚纱布、毛巾等卷成卷,放置肘窝、腘窝处,使关节尽力屈曲,再用敷料固定。

(6)止血带止血法:适用于直接压迫和加压包扎方法不能奏效的四肢大血管出血或肢体离断伤。有旋压式止血带、充气式止血带、交界区止血带等,如无可选用橡皮管、绷带、宽布条、三角巾等替代。

①充气式止血带止血法:可将血压表袖带绕于手臂处,充气即可。止血带的压力上肢约为 250～300 mmHg,下肢约为 400～500 mmHg,不可过大,以刚达到远端动脉搏动消失、阻断动脉出血为度。优点:压迫面积大,受压迫组织损伤小且压力易控制。

②旋压式止血带止血法：旋压式止血带一般包括主带、收紧带、自粘带、绞棒固定夹和绞棒。将主带套在需要结扎的部位（加衬垫），旋转绞棒至远端动脉搏动消失或出血停止，固定夹固定绞棒，然后将收紧带环绕绞棒并黏附于自粘带上。也可以单手操作或自我包扎。

现场如无旋压式止血带，可用绷带或宽布条等代替。

③布带拧紧止血法：就地取材用三角巾、宽布条、领带等做成带状，在手臂处围绕一圈后，打活结，迅速用短棒、木棒、筷子等硬物插入活结一侧止血带下，旋转拧紧直至出血停止。再将短棒、木棒、筷子等另一端套入活结内，拉紧活结即可。

（7）药物止血法：严重出血无法靠压迫止血并且无法使用止血带时，可以使用止血药。止血药可以通过促进凝血块的形成减慢出血或止血。止血药的类型（敷料、粉末、纱布等）依产品类型的不同而异。应将止血药直接用于伤口出血点，这样才能将止血药的效用发挥到最佳。

使用止血药时最少要压迫 4 min 或压迫至出血停止。出血停止后，最好用纱布进行填塞加压包扎。

(四) 注意事项

（1）若伤口表面有异物（如碎玻璃或泥沙等），可在出血止住后用清洁水冲洗，必要时清除异物，消毒皮肤后包扎；如异物为匕首等锐器，切勿试图拔除，可在异物两旁用敷料固定，防止其移动造成更大的伤害。

（2）指压动脉止血法：①动脉被压迫后，远端血供中断，可能会造成缺血坏死；②压迫时由于要以临近骨骼为受力点，故应避免神经损伤及骨折；③指压止血法是一种临时性的止血方法，建议勿要超过 10 min，避免长时间压迫。应及时根据情况换用其他止血方法。

（3）填塞止血法：颅脑开放性损伤、胸部开放性损伤和腹部开放性损伤禁用。

（4）止血带止血法。

①止血带一般结扎在距离伤口近心端 5 cm 左右的完好部位，为避免损伤神经及达到最好的止血效果，建议上臂大出血应扎在上臂上 1/3；前臂或手外伤大出血应扎在上臂下 1/3；下肢大出血应扎在股骨中下 1/3 交界处。

②止血带部位用敷料衬垫,防止皮肤损伤。不宜用铁丝、电线等无弹性的细锐物品代替。

③止血带松紧度理论上讲以触摸不到远端动脉搏动即为有效,而对于现场急救情况下建议以观察伤口无活动性出血为宜。

④显著标明止血带的部位、时间和操作者。

⑤结扎肢体长时间会出现远端组织坏死,故建议冬天每隔 40 min,夏天每隔 1 h 左右要放松 1~2 min(视局部出血情况而定),然后再扎起来,3 次后结扎部位要略向上移动。

⑥可在采取其他有效的止血方法后解除止血带,但对于不可挽救的残肢或明显坏死的肢体截除前勿解除。

(5)出血致休克患者,在及时快速止血的同时,还应:①将患者置于休克体位。②吸氧。③心电监护、脉搏血氧监测和二氧化碳监测。④合适的液体复苏方案。必要时尽早使用氨甲环酸等止血药。⑤采用安全、迅速的方式快速转运。⑥保暖。持续评估,密切观察。

## 二、包 扎

### (一)概 念

包扎是外伤现场应急处理的重要措施之一。及时正确的包扎,可以达到压迫止血、减少感染、保护伤口、减少疼痛,以及固定敷料和夹板等目的;相反,错误的包扎可导致出血增加、加重感染、造成新的伤害、遗留后遗症等不良后果。

### (二)包扎的材料

(1)医疗绷带,包括①非弹性非自粘绷带:如纱布绷带;②弹性非自粘绷带:更适合现场外伤出血的急救处理,由于其有弹性,因此对于关节处、弯曲处的出血可随其弹性加压止血;③弹性自粘绷带:不仅适合现场外伤出血而且更加适合现场外伤骨折的夹板固定,使夹板的固定更加牢固。

(2)三角巾。

(3)其他:如无以上材料,可用床单、毛巾、围巾、领带等相对洁净的物品代替。

### (三)操作方法

1. 绷带包扎法

(1)非弹性非自粘绷带包扎法。①环形包扎法:绷带起始端斜放于伤口处,做一到两周缠绕后,将第一周斜出的一角反折,继续绕周,将斜角压住,一周压一周缠绕,适用于腕、踝、颈、额部等粗细相等的部位。②螺旋反折包扎:先环形包扎固定起始段,然后螺旋缠绕,每周缠绕时将绷带反折一次。反折时一手拇指按住绷带正中,另一手反折向后缠绕、拉紧。应避开伤口或骨隆起处。此法适用于小腿、前臂粗细不等的部位。③"8"字形包扎:在关节上下将绷带由下向上缠绕,再由上向下成"8"字来回缠绕。多用于关节处。④回反包扎:先做环形包扎,再将绷带反复来回折返,由中央向两边,直至伤口全部包扎后再进行环形包扎压住所有反折处。多用于头部及断肢残端。

(2)弹性非自粘绷带包扎法。①螺旋包扎:先环形包扎固定后,再斜向上依次缠绕,要求压住2/3,留1/3,适用于上下肢部位。②人眼包扎:以关节突起处为起点固定敷料,依次向上向下缠绕,形成"眼睛"及"眼皮",适用于关节处的出血。③人字包扎:先在腕部做一圈环形缠绕以固定,然后斜向上拉到远端第一指(趾)关节处缠绕一圈余下的四指(趾),覆盖住一部分敷料,而后再斜向下拉下来覆盖住另一部分敷料,一次缠绕,要求后一圈压住前一圈2/3,留1/3。适用于手、脚心、背的轻微出血。

2. 三角巾包扎法

三角巾可用于全身各部位损伤的包扎和固定。几种常用的包扎方法包括头部帽式包扎法,拳击式包扎法,膝、肘带式包扎法,腹部包扎法,腹部内脏脱出或异物刺入包扎法,大手挂和小手挂。

(1)头部帽式包扎法:将三角巾底边折边齐眉,中点对鼻梁,顶角向后盖住头部,两底角经过耳郭上方往后压住顶角,在枕骨粗隆下交叉反折向前,在前额打结;将后面顶角拉平压迫伤口后,将多余部分整理后塞入交叉处。

(2)拳击式包扎法:患者手中握一厚敷料,将三角巾折成条状,覆盖掌骨关节和第二指关节,绕向线段在中指及无名指指缝处交叉返回,两端在手腕处再次交叉折返,经手背两侧再返回原处,各压三指,绕过腕部手背打结。

(3)膝、肘带式包扎法:将三角巾折成条状,将条带中部斜放于伤部,两端分别压住上下两个边,包绕肢体一周打结。

(4)腹部包扎法:将三角巾底边向上顶角向下,两底角绕到腰后打结,顶角由腿间拉向后面与底角连接处打结固定。

（5）腹部内脏脱出或异物刺入包扎法：用大块敷料覆盖内脏，用三角巾围成环形圈或用消毒腕、盆等，使其容纳在内，后再按腹部包扎法进行。针对异物刺入应用棉垫或代替品固定异物显露部位的周围，避免摇动。

（6）大手挂：将伤肢屈曲呈80°~85°，三角巾展开于臂与胸之间，顶角与肘部方向一致。上端底角从未受伤的肩部绕过颈后到伤肢的肩前，将另一端底角向上覆盖手和前臂，然后在锁骨上的凹陷处打结。顶角收口塞入三角巾内。用于手腕、手臂、肘部上肢中间部分的悬吊。

（7）小手挂：将伤肢屈曲呈角30°（手指向肩）斜放在胸前，将三角巾全幅张开，覆盖臂胸。顶角与肘部方向一致，先将顶角塞入肘后夹紧，再将底边从手部起塞入臂内，下端绕过背部肩胛骨下角处在健侧锁骨上窝处打结，挂住手臂。用于手及肩部上肢两头部分的悬吊。

### （四）注意事项

（1）包扎动作要"轻""快""准""牢"，避免碰触伤口，以免增加伤员疼痛、出血和感染。

（2）对充分暴露的伤口，尽可能先用无菌敷料覆盖伤口，再进行包扎。

（3）包扎的松紧度要适当，以防滑脱或压迫神经血管，影响远端血液循环和运动、感觉功能。

（4）打结位置应在肢体外侧，避免压迫伤口或内侧血管和神经。

（5）打结处放置衬垫，避免直接置于身体上。

（6）四肢包扎时，要露出指（趾）末端，以便随时观察肢端血液循环。

（7）上肢外伤包扎后应用大、小手挂悬吊，下肢包扎后注意将伤肢抬高，减轻肿胀。

## 三、固　　定

### （一）概　　念

限制受伤部位的活动度，避免再伤，便于转运，减轻在搬运与运送中增加伤者的痛苦。

### （二）评　　估

（1）首先评估和处理大出血、气道、呼吸、循环，抢救生命先于固定肢体。

(2)注意受伤的机制,以便于预测可能出现的骨折位置和并发症,如高处坠落足部落地引起的足部创伤常伴随脊柱损伤,任何膝部的损伤往往提示髋关节也有损伤。

(3)骨盆骨折、双下肢骨折,需要高度警惕休克的发生,并马上采取相应措施。

(4)快速创伤检查及进一步评估中全面检查,寻找有无畸形、挫伤、擦伤、穿透伤、烧伤、软组织伤、撕裂伤、肿胀。探寻不稳定性骨折和骨擦音。若无明显的畸形和疼痛,检查关节是否有疼痛或反常活动。记录并检查 PMS(末梢循环 Pulse、运动功能 Motor Function、感觉功能 Sensory)。

### (三)固定的材料

(1)各种材质夹板:硬质材料,包括木质夹板、抽气夹板、铝制夹板等;软质材料,包括三角巾、绷带、毛巾、充气夹板等。

(2)特殊工具:颈托、解救套、头部固定器、骨盆固定器、牵引夹板等。

(3)非医疗器材:现场无专业夹板,可用木棍、树枝等固定,伤者躯干或健肢也可当作夹板使用。

### (四)操作方法

**1. 颈托**

颈托可分为不可调性一体颈托、不可调性分体颈托和可调性颈托等。

(1)适应证:有高能量损伤(如车祸、高处坠落伤)的受伤机制,怀疑颈椎损伤或不排除颈椎损伤时使用。

(2)操作方法(以可调式颈托为例):术者将一手四指并拢,拇指向掌心张开、与并拢的四指呈90°;将拇指抵在伤者下颌下方,四指并拢,观察伤者肩部斜方肌最高点与哪个手指相对应,此手指与患者下颌骨间的高度即为伤者颈部长度,注意测量时宁短勿长;将颈托双侧的固定卡扣打开,按测量的长度调整卡扣;将颈托向内卷曲塑形,以适应颈部弧度;将颈托的中间部位对着伤者肩部斜方肌最高点;将颈托呈"V"字形贴紧伤者下颌及颈部,贴好粘带,颈托中点与胸骨对齐,注意松紧适度。

**2. 铝制夹板**

(1)适应证:肢体骨折、损伤的支撑、固定和保护。

(2)禁忌证:患处皮肤肿破溃疡,注意固定过紧会导致组织损伤。

(3)操作方法:以铝质夹板固定足踝扭伤固定为例,首先测量所需夹板长度。

其次塑型,将铝制夹板塑成 U 型,然后从脚心兜过,两侧固定在小腿两侧,用毛巾等物做固定前的衬垫,最后用三角巾或绷带固定夹板。

3. 真空夹板

(1)适应证:四肢骨折的临时固定。

(2)结构与特点:真空夹板是一种筒状双层塑料膜。需要用气筒抽气后固定肢体。

(3)操作方法:以上肢固定为例。①套膜,先将塑料膜套在需要固定的肢体外,摆好肢体的功能位(下肢伸直,上肢屈曲)。②抽气,用气筒向进气阀抽气,抽气后夹板变硬而起到固定的作用。

4. 骨盆固定带

(1)适应证:骨盆骨折的固定,稳定骨盆,减少出血。

(2)操作方法:根据病人的臀围选择合适型号的骨盆固定带;伤者平卧在地上,救护员将骨盆固定带内面朝上放在患者骨盆的正下方,使骨盆固定带的长轴处于股骨大转子的平行正下方(收缩力应用在股骨大转子水平处);将骨盆固定带一侧的黑色带子穿过卡扣;两名操作者分别平行牵拉固定带的两端,慢慢增加压力,直到听到卡扣发出"咔哒"声后粘紧带子;双下肢屈曲,双膝下及双膝之间放置软垫,在踝部和膝部用宽带捆扎固定,无骨盆固定带时可用床单等替代。

(五)上下肢外固定的方法

1. 上肢固定

(1)无固定器具的固定方法:①上臂、前臂骨折,先在骨折处用敷料或纱布包裹伤处,用大手挂将上肢悬吊,并将三角巾折成宽带将悬吊的上肢捆绑固定在身体上;②上臂、前臂骨折伴肘关节脱位,将三条三角巾折成宽带将伤肢捆绑固定在躯干上。要求依次捆绑伤侧腕部、骨折端上部、骨折端下部、避开肘关节(平躺时宽带可从腰下与地面的空间处穿过);③肩部(锁骨骨折)、手部骨折,先在骨折处用敷料或纱布包裹伤处,用小手挂将伤肢悬吊,并将三角巾折成宽带将悬吊的伤肢捆绑固定在身体上。

(2)器具固定:①木质夹板固定法:夹板长度为伤肢应超过 2 个关节,下肢尽量超过 3 个关节。将夹板放在肢体外侧,避开伤口,用绷带进行有效固定。上臂、前臂骨折用大手挂和宽带固定身体;肩、手部骨折用小手挂和宽带固定身体。肘关节脱位不能活动的原位固定于身体上。②铝制夹板固定法:将铝制夹板塑型,根据肢体长度可适当剪裁,置于伤肢的外侧,用三角巾或绷带妥善固定。注意:手部骨折可将铝制板裁剪固定后,再用小手挂和宽带固定伤肢。③非医疗器材固定法:根据骨折部位的情况选择合理的物品代替夹板进行外固定。比如:木棒、伞、树枝等。

2. 下肢固定

(1)无固定器具:让伤者平躺,将骨折处用敷料或纱布覆盖保护,将三条三角巾或绷带折成宽带、一条三角巾折成窄带形式,依次从踝、膝下穿过,并将带子放置踝下、骨折上端、骨折下端、膝关节处。用棉垫等柔软物品填塞两腿空隙之间和衬垫。用牵拉法将两腿并拢,用8字包扎法先绑紧足踝窄带,然后再绑紧膝部和骨折上下的宽带。在未受伤的一侧打结。

(2)器具固定:根据跨关节原则,将伤肢用夹板固定,其余操作方法与无固定材料固定法一致。

牵引夹板适用于股骨中断骨折,可对抗大腿肌肉痉挛收缩。使用时应加衬垫,防止骨盆周围软组织过度受压。

(3)非医疗器材固定法:同上肢固定一致。

(六)头颈部及脊柱固定(详见搬运部分)

(七)注意事项

(1)如骨折伴有出血,应先止血、包扎,然后固定。

(2)怀疑脊椎骨折、骨盆骨折、下肢骨折,应尽可能就地固定。

(3)现场尽量勿要复位,以防止损伤扩大;但如有肢体缺血或运动、感觉异常,可施加轻微合适的力量牵引复位,以便恢复远端血供。如能很快到达医院,最好原位固定。

(4)应用固定器材固定时勿要直接与皮肤接触,一定要用软垫等物品衬垫好或填充,尤其是突出部分。

(5)固定前后应检查肢体远端循环及运动、感觉情况,防止因固定、填充物阻断或影响血流。如受到影响,要松解重新固定。

(6)开放性骨折尽量不要将外露的骨折端复回到体内,转运途中用湿润的无菌纱布覆盖断端。

（7）外固定材料的选用原则：硬、直、跨关节（长度应超过需要固定肢体两端的上下两个关节，或受伤关节两端的上下长骨。大腿受伤需要固定时应超过3个关节，夹板长度至腋下）。

（8）对可疑骨折也需夹板固定；关节的脱位、扭伤、拉伤按骨折的固定处理。

（9）紧急情况下，可以迅速转运的患者，肢体的骨折可用长脊板予以临时固定，转运途中再固定肢体；若患者病情稳定，可在转运之前处理。

（10）固定操作中或结束后，要检查并记录PMS。

## 第八节　伤员搬运技术

### 一、概　　念

搬运是使伤患迅速脱离危险区，尽快获得专业治疗，防止损伤加重、减轻伤残的一项重要院前急救技术。在把患者从现场转移到担架、救护车、医疗机构的全过程都需要正确的搬运技能。

### 二、评估要点

（1）创伤患者在搬运前依照评估流程进行评估，根据检查出的伤情选择适宜的搬运技术。

（2）对于有脊髓受伤机制或者昏迷的创伤患者，在搬运前需对其脊髓功能进行评估。

（3）所有昏迷的创伤患者如果怀疑脊髓损伤，都应妥善固定。有意识、能够合作的患者可通过询问新出现的疼痛、麻木、感觉异常，以及活动能力等症状来评估潜在的脊髓损伤。脊髓损伤需要特定的固定和搬运技术。

（4）一般分为紧急搬运和非紧急搬运。具体采用何种方法，要根据现场环境、伤病者的伤势及状况，还要考虑现场可供使用的人手和物质、运送的距离及沿途情况。如现场有潜在危险，或环境不适合及时施救，急救人员须尽快将伤者转移至安全地方施救，此种情况下就称为"紧急搬运"；经急救后将伤者搬至救护车与医院等地，则称为"非紧急搬运"。

(5)非紧急搬运时,对于昏迷、可能的脊柱伤,或是有脊柱损伤机制的患者需要多个救援人员,需要翻转时保持头、颈椎、肩和骨盆在一条直线上。搬运时保持患者身体纵轴移动,最大程度减少脊柱的活动。将患者中立位固定在脊柱固定板上是脊柱运动限制的最佳方式,如有必要,需要上颈托。

(6)保持长脊板上患者的气道通畅。呕吐或气道不畅时,将患者和长脊板翻向一侧。

(7)长脊板主要作为一种将患者从现场转移到担架床和救护车上的解救装置,上救护车后,为避免压疮的产生和患者的不适可考虑移除。

### 三、操作方法

分为徒手搬运和器械搬运。

1. 徒手搬运

适用于紧急抢救或短距离运送,不适用于怀疑脊柱受伤的伤者。

(1)单人搬运法:

①扶行法:清醒而能够步行的伤者;

②背负法:清醒及可站立,但不能行走、体重较轻的伤者;

③手抱法:体重较轻的伤者;

④爬行法、毯拖法、拖运法:急救员无足够能力将伤者搬抬时使用。

(2)双人搬运法:

①双人扶腋法:清醒、上肢没有受伤的伤病者;

②扶持法:没有骨折的伤病者,无论清醒程度;

③双手座:清醒但软弱无力的伤病者;

④四手座:清醒及能合作的伤病者。

(3)水平搬抬法:至少需要3~4人,一人用手托住病人的头部、肩部,两人用手托住腰部、臀部、膝部、腿部,三人同时将伤者抬起,轻轻放在担架上或从担架移到病床上。

2. 器械搬运

适用于长距离运送,对意识不清、脊柱受伤或肢体骨折的伤者尤为重要。

(1)医用轮椅:适用于非脊柱、下肢骨折、意识清醒的伤患。

（2）可折叠楼梯轮椅：适用于楼梯、山坡、隧道等情况下的伤患转运。

（3）帆布担架：脊柱损伤禁用。

（4）铲式担架：适用于骨盆骨折、双下肢骨折等危重患者、不宜翻动的创伤伤患。

（5）脊柱板：用于脊柱损伤患者的现场搬运，配有颈托、基板、头部固定器、头部约束带、肢体约束带等。

（6）其他器械搬运还包括急救搬运毯、负压真空担架和吊篮担架。

3. 脊柱伤的搬运方法

（1）颈椎保护，上颈托。

（2）施救者1用头锁固定颈部，使头部与身体形成中立位。

（3）施救者2术者和施救者1先后用头胸锁、头肩锁稳定伤患，然后施救者2和施救者3抓住伤者肩、髋、腰、膝，由施救者1发令，三人同时将伤者翻向健侧呈90°。

（4）将脊柱板放置在伤者身体下，三人同时翻转伤者置于脊柱板上；头肩锁、头胸锁、头锁依次交换后，为患者上头部固定器和约束带。

（5）四人站、跪在四边，准备抬起脊柱板搬运伤员。

（6）抬担架的人脚步协调，行动一致，平稳前进。

## 四、注意事项

（1）现场评估和判断伤情，做好伤患现场的救护，先救命后治伤；先急救，妥善处理后才能搬动。

（2）在人员、器材未准备完好前，切忌随意搬动。

（3）脊柱运动限制原则：

①脊柱运动限制只应用于有临床指征，或在评估后可能有脊柱损伤和具有高风险损伤机制的患者。

②固定脊柱必须将患者置于（解剖）中立位，可根据需要使用衬垫来保持。

③固定带应固定在稳定的骨骼上。避免约束在颈部、肚脐和膝盖等位置。

④患者处于脊柱运动限制下，有气道损害的风险，需要急救人员在旁监护。

（4）注意伤情变化，并及时处理，防止搬运途中发生坠落、摔伤等意外。

（5）搬运者动作协调一致，由一人统一发号施令。

# 第四篇
# 职业卫生和职业病

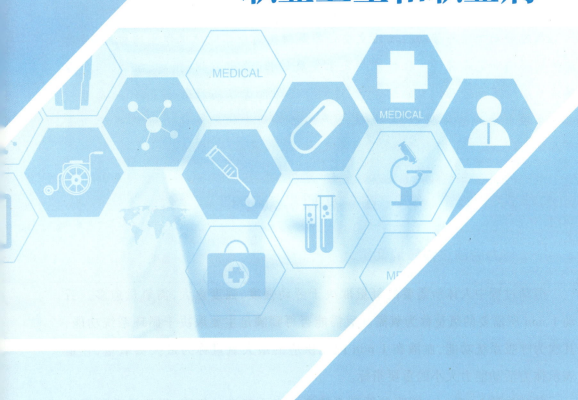

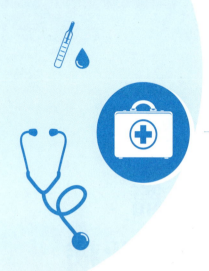

# 第十一章
# 高原劳动生理与劳动强度

高原劳动生理与劳动强度的主要任务是研究高原环境对机体生理机能、劳动能力的影响和高原劳动生理性疾病发生发展过程，找出监测、预防、控制、保护劳动者生理健康和劳动能力的切合点，达到促进劳动者在高原条件下，保持良好的劳动生理水平和精神状态，最大限度地保护劳动者的劳动能力和提高劳动生产率。

## 第一节　高原劳动生理

### 一、体力劳动过程氧消耗量

劳动过程中人体所需要的氧量取决于劳动强度，强度愈大，需氧量愈多。劳动 1 min 所需要的氧量称为氧需。氧需能否得到满足主要取决于循环系统功能，其次为呼吸系统功能，血液在 1 min 内能供应的最大氧量称为最大摄氧量，它是表示体力活动能力大小的重要指标。

劳动初始 2~3 min，呼吸和循环系统活动尚不能满足氧需，机体活动所需能量是在缺氧条件下产生的，氧需和供氧量之差形成氧债。其后，呼吸循环系统活动逐渐加强，在一般劳动状态下，氧量供应能够得到满足，即进入稳定状态，这种劳动作业能持续较长时间。在较重体力劳动状态下，尤其氧需超过最大摄氧量时，机体供氧量不可能达到稳定状态，氧债持续增加，机体贮能物质迅速消耗，劳动作业就不能持久。作业停止后一段时间内，机体需要继续消耗较安静时更多的氧量以偿还氧债。

劳动作业时氧和能的消耗量,脑力劳动不会超过基础代谢的 10%,而体力劳动则可达到基础代谢的 10~25 倍。因此,可用能耗量或心率来划分体力劳动强度。中等强度作业时,氧需不会超过最大摄氧量,处于稳定状态下进行作业,一般铁路劳动作业多属此类,见表 11-1。大强度作业时,氧需超过了最大摄氧量,即在氧债大量蓄积条件下进行的作业,一般只能持续数 10 min,如重件手工锻打、爬坡搬运重物等。极大强度作业是在无氧条件下进行的,此时氧债几乎等于氧需,如在短跑和游泳比赛时,这种剧烈活动一般持续不超过 2 min。

表 11-1 体力劳动强度与氧耗量生理指标关系

| 指标 | 劳动强度 | | | | | |
|---|---|---|---|---|---|---|
| | 很轻 | 轻 | 中 | 重 | 很重 | 极重 |
| 氧耗量(L/min) | <0.5 | 0.5~ | 1.0~ | 1.5~ | 2.0~ | 2.5~ |
| 能耗量(kcal/min) | <10.46 | 10.46~ | 20.92~ | 31.38~ | 41.84~ | 52.30~ |
| 心率(Beats/min) | — | 75~ | 100~ | 125~ | 150~ | 175~ |

注:1. 轻、中、重、很重、极重劳动的氧耗量分别相当于最大摄氧量的 <25%、25%~、50%~、≥75%、接近最大摄氧量。
2. 消耗 1 L 氧约等于产生 5 kcal 能量。

## 二、体力劳动时机体的调节与适应

在劳动过程中,机体通过神经-体液调节系统实现能量供应和各器官系统之间的协调,以适应体力劳动需要。其主要调节适应性变动如下:

1. 心血管系统

(1)心率。作业开始 30~40 s 心率迅速增加,经 4~5 min 达到与劳动强度相应的稳定水平,心排出量增加。当心率增加未超过其安静心率 40 次时,表明能胜任该项作业。作业停止后,心率可在 15 s 内迅速减低,然后缓慢降到原水平。恢复期长短随劳动强度、工作条件和健康状况而定,此可作为心血管系统能否适应作业的标志。

(2)血压。作业时收缩压上升,高强度作业可使血压上升 60~80 mmHg,但舒张压不变或稍上升,致使脉压变大,当脉压逐渐增大维持不变时,表明作业可持续有效进行。持续进行紧张劳动,脉压可因收缩压下降或舒张压上升而变小,当脉压小于其最大值的一半时,表明疲劳和糖原储备接近耗尽。作业停止后血压迅速下降,5 min 内恢复正常。

(3)血液。体力劳动时,流入骨骼肌和心脏的血流量增大,脑血流量不变,内脏、皮肤的血流量有所减少,血乳酸可升高 1~3 倍。劳动时血糖浓度很少变动,若作业强度大,持续时间长,则可出现血糖降低,当降至正常含量一半时,表明糖原储备耗尽不能继续作业。

2. 呼吸系统

作业时,呼吸次数随作业强度而增加,大强度劳动可达 30~40 次/min,极大强度劳动时可达 60 次/min。肺通气量可由静息的 6~8 L/min 增至 40~120 L/min 或更高。停止作业后,呼吸节奏恢复较心率、血压快。在稳定状态下进行的作业,肺通气量增加一般与氧需程度相平行,在大强度劳动时肺通气量会稍高于氧需。但总体而言,肺通气量在一定程度上能表示机体的氧需程度,即标志着劳动强度,因此肺通气量测定可作为劳动能力鉴定指标之一。

### 三、高原低氧对劳动能力的影响

平原人进驻高原后,由于机体最大摄氧量降低,从而对劳动能力产生明显影响。目前研究认为,在海拔 1 500 m,最大摄氧量下降 10%;海拔 3 000 m,下降 24.7%;海拔 4 000 m,下降 26.7%;海拔 5 000 m,下降 34.2%。在高海拔地区从事体力劳动,由于受低压低氧环境的影响,加重了人体的生理负荷。海拔愈高,生理负荷愈重,劳动能力下降愈明显。据测算,海拔 1 500 m 以上,每升高 1 000 m,劳动能力下降 10%;海拔 3 000 m,劳动能力下降约 21%;海拔 4 300 m 以上,劳动能力下降 36% 以上。

血氧饱和度是反映机体供氧程度的重要指标,体力劳动时,需氧量显著增加,劳动强度越大,需氧量越多。试验表明,在高原低压低氧环境从事劳动,可增加机体的缺氧程度和生理负荷强度。如在海拔 4 100 m 进行轻度体力劳动时,动脉血氧饱和度下降到 82.7%,比平原相同状态多下降 14.5%,进行重度体力劳动时动脉血氧饱和度下降到 71.8%,比平原多下降 23.0%。图 11-1 为负荷前后不同海拔高度动脉血氧饱和度变化。

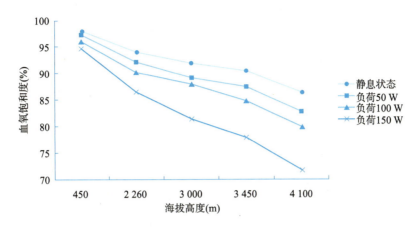

图 11-1　负荷前后不同海拔高度动脉血氧饱和度变化

## 第二节　高原铁路工程劳动强度

在高原从事重体力劳动可加重机体缺氧程度,诱发重型高原反应,导致肺水肿和脑水肿甚至昏迷。心肌对缺氧反应很敏感,除心率增加外,心电图也出现缺氧的表现和右心负荷加重方面的改变,在海拔 2 800～4 500 m 地区居留劳动 3～6 个月,心电轴右偏和右室肥厚检出率增加,在高海拔地区长期从事重体力劳动,极易导致高原心脏病的发生。图 11-2 为劳动强度与高原病的关系。

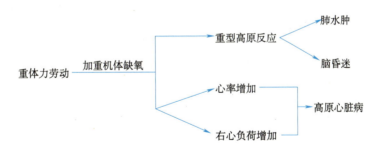

图 11-2　劳动强度与高原病的关系

### 一、高原体力劳动强度分级标准

劳动负荷与心率对照测试表明,在平原从事 50 W(瓦)劳动属于中等劳动强度,而在海拔 3 000 m 从事同等负荷则为次重劳动强度。同样,从事 100 W 劳动时,在平原属于次重劳动强度,而在海拔 3 000 m 时则为重劳动强度,从心率上反映出海拔每上升 1 000 m,劳动强度约增加一个等级。另一方面,能量代谢率随海拔的升高而增加,但换算成标准状态时,能量代谢率在海拔 3 000 m 以下时增加不明显,只有在海拔 3 000 m 以上时才有能量代谢率较为明显的增加,但增加的幅度明显低于非标准状态值。这是由于高海拔地区空气稀薄,体力活动时,虽肺通气量大幅度增加,但实际通气质量却显著降低所致。高原劳动负荷试验心率随海拔高度变化情况见表 11-2。

表 11-2 高原劳动负荷试验心率随海拔高度变化情况(次/min)

| 海拔高度(m) | 50 W | 100 W |
|---|---|---|
| 平原 | 95 | 120 |
| 2 000 ~ | 105 | 125 |
| 3 000 ~ | 117 | 130 |
| 4 000 ~ | 122 | 147 |

从不同海拔不同负荷时实测肺通气量差率的计算结果表明,随海拔升高,差率百分比逐渐增大,在同一海拔不同负荷时差率基本稳定。因此认为在高原如采用标准状况肺通气量换算能量代谢率并不能真实反映高原人体劳动时的生理负荷,而应采用实测肺通气量来换算能量代谢率。为了能客观地反映这种差别,宜采用不同海拔梯度实测肺通气量和标准肺通气量的差率校正标准状态下的能量代谢率,来准确计算高海拔地区的劳动强度指数值。根据青藏铁路建设施工现场劳动强度监测,着重验证了高原体力劳动强度测算方法、高原校正系数、指数评价范围,为科学控制高原铁路施工劳动强度提供了依据。即 $I = 3T + 1.673M(1 + K)$,式中,$I$ 为体力劳动强度指数;$T$ 为劳动时间率;$M$ 为能量代谢率;$K$ 为能量代谢率高原校正系数。经实验测算,$K$ 值在 3 000 m 以上时为 0.56,4 000 m 以上时为 0.72。

## 二、高原铁路施工劳动强度分级

2002 年 6 月至 10 月,在全面了解岗位劳动情况的基础上,对青藏铁路建设现场的线路、桥梁、隧道、铺轨四个工程专业 38 个重点岗位进行体力劳动强度测定,劳动强度指数用高原体力劳动强度校正系数进行了校正,并与内地平原铁路建设相应岗位劳动强度进行比较,发现青藏高原相对劳动强度较之平原呈上升趋势,见表 11-3。经验证,以能量代谢率为主要参数的体力劳动强度分级标准,应用于高海拔地区,按此系数进行校正,符合高原实际情况。

表 11-3　青藏高原铁路与平原铁路施工劳动强度构成比较

| 铁路修建地区 | 专业 | 测定工种数量(个) | 劳动强度级别(%) | | | | |
|---|---|---|---|---|---|---|---|
| | | | Ⅰ | Ⅱ | Ⅲ | Ⅳ | Ⅴ |
| 高原 | 线路 | 14 | 0 | 0 | 28.6 | 28.6 | 42.8 |
| | 隧道 | 8 | 0 | 12.5 | 25.0 | 12.5 | 50.0 |
| | 桥梁 | 6 | 0 | 0 | 33.3 | 16.7 | 50.0 |
| 平原 | 线路 | 29 | 27.6 | 27.6 | 31 | 13.8 | 0 |
| | 隧道 | 12 | 16.8 | 16.8 | 66.7 | 0 | 0 |
| | 桥梁 | 18 | 0 | 27.8 | 72.2 | 0 | 0 |

38 个岗位中有 19 个岗位劳动强度达到Ⅳ级以上,其中达到Ⅴ级的有 13 个,这些岗位的工人是诱发高原心脏病的高危人群,需要实施重点监护,见表 11-4。

表 11-4　青藏铁路施工 38 个重点岗位体力劳动强度测算

| 专业 | 岗位 | 劳动强度指数 | 高原校正劳动强度指数 |
|---|---|---|---|
| 线路 | 浆砌片石 | 20.39(Ⅲ) | 33.10(Ⅴ) |
| | 钻爆工 | 19.37(Ⅱ) | 31.47(Ⅴ) |
| | 电焊工 | 15.12(Ⅱ) | 23.95(Ⅲ) |
| | 钢筋工 | 20.11(Ⅲ) | 32.49(Ⅴ) |
| | 搬运水泥 | 19.69(Ⅱ) | 32.61(Ⅴ) |
| | 装载备料 | 18.47(Ⅱ) | 30.20(Ⅴ) |
| | 搅拌水泥 | 18.06(Ⅱ) | 29.57(Ⅳ) |
| | 挖掘机司机 | 18.70(Ⅱ) | 30.30(Ⅴ) |
| | 推土机司机 | 16.84(Ⅱ) | 27.11(Ⅳ) |
| | 平地机司机 | 16.19(Ⅱ) | 26.10(Ⅳ) |
| | 发电机司机 | 14.93(Ⅰ) | 23.81(Ⅲ) |
| | 压路机司机 | 14.90(Ⅰ) | 23.75(Ⅲ) |
| | 空压机司机 | 12.75(Ⅰ) | 20.17(Ⅲ) |
| | 机械修理 | 16.82(Ⅱ) | 27.44(Ⅳ) |
| 桥梁 | 结构拼装 | 15.40(Ⅱ) | 24.75(Ⅲ) |
| | 模板拼装 | 16.35(Ⅱ) | 26.27(Ⅳ) |
| | 罐车司机 | 14.53(Ⅰ) | 23.00(Ⅲ) |
| | 混凝土搅拌 | 19.95(Ⅱ) | 32.35(Ⅴ) |
| | 卸料 | 21.10(Ⅲ) | 34.62(Ⅴ) |
| | 混凝土捣固 | 23.01(Ⅲ) | 37.88(Ⅴ) |

续上表

| 专 业 | 岗 位 | 劳动强度指数 | 高原校正劳动强度指数 |
|---|---|---|---|
| 隧道 | 钻爆 | 29.83(Ⅳ) | 50.09(Ⅴ) |
|  | 装渣 | 17.10(Ⅱ) | 27.88(Ⅳ) |
|  | 出渣 | 13.83(Ⅰ) | 21.93(Ⅲ) |
|  | 喷射混凝土 | 20.92(Ⅲ) | 34.71(Ⅴ) |
|  | 铺设防水板 | 18.80(Ⅱ) | 30.93(Ⅴ) |
|  | 模板衬砌 | 20.60(Ⅲ) | 34.01(Ⅴ) |
|  | 电瓶车司机 | 15.33(Ⅱ) | 24.88(Ⅲ) |
|  | 电瓶车充电 | 11.99(Ⅰ) | 19.08(Ⅱ) |
| 铺轨 | 铺架机司机 | 10.41(Ⅰ) | 13.16(Ⅰ) |
|  | 架梁机司机 | 14.01(Ⅰ) | 22.41(Ⅲ) |
|  | 起重机司机 | 13.86(Ⅰ) | 22.24(Ⅲ) |
|  | 内燃机司机 | 9.80(Ⅰ) | 15.62(Ⅱ) |
|  | 电焊工 | 12.56(Ⅰ) | 20.43(Ⅲ) |
|  | 倒装桥梁工 | 12.13(Ⅰ) | 19.50(Ⅱ) |
|  | 桥台工 | 10.03(Ⅰ) | 15.90(Ⅱ) |
|  | 线路钉铆工 | 9.24(Ⅰ) | 14.96(Ⅰ) |
|  | 鱼尾板工 | 6.50(Ⅰ) | 10.44(Ⅰ) |
|  | 线路卡子工 | 14.99(Ⅰ) | 15.79(Ⅱ) |

### 三、高原铁路工程劳动作息时间标准

按国家标准规定,每天 8 h 为一个工作日,每个工作日能量消耗 6 278 kJ 作为卫生学限度。高原地区由于劳动能力下降,其劳动定额、劳动时间也应相应地降低,不同海拔高度劳动作息时间可参照表 11-5 执行。而海拔 4 000 m 以上,桥梁、线路、站场等野外作业每个劳动日以 5~6 h 为宜,隧道洞内作业工时不应超过 4 h。

表 11-5 不同海拔高度工作日时间

| 海拔<br>(m) | 劳动能力下降<br>(%) | 工作日时间<br>(h) | 净劳动时间<br>(h) | 工作日能量消耗<br>(kJ/日) |
|---|---|---|---|---|
| 平原 | 0 | 8 | 6.7 | ≤6 278 |
| 2 000~ | 10 | 7 | 5.0 | ≤5 493 |
| 3 000~ | 29 | 6 | 4.0 | ≤4 708 |
| 4 000~ | 39 | 5 | 3.0 | ≤3 923 |

根据青藏铁路施工 38 个岗位工种纯劳动时间和劳动时间率统计,其中铺轨专业工时控制最好,其他专业均存在超劳现象,见表 11-6。因此,建议桥梁、线路等非隧道内施工作业,且劳动强度中等的岗位每日工时不超过 6 h(360 min)/日工时限度,隧道专业岗位或劳动强度重度以上的岗位不超过 4 h(240 min)/日工时限度。

表 11-6 青藏铁路建设施工各专业日纯劳动时间和劳动时间率

| 专 业 | 劳动时间(min) | | | 劳动时间率(%) |
|---|---|---|---|---|
| | 最长 | 最短 | 平均 | |
| 桥梁 | 447 | 370 | 412 | 85.8 |
| 线路 | 465 | 270 | 400 | 83.3 |
| 隧道 | 412 | 270 | 325 | 67.7 |
| 铺轨 | 376 | 164 | 265 | 55.2 |

### 四、高原体力劳动卫生学限度

(1)血氧饱和度指标。在高原低压低氧环境中,易导致机体供氧不足,而血氧饱和度是反映机体是否缺氧和缺氧程度的重要指标。基于海平面的人体动脉血氧饱和度平均为 98%;如果动脉血氧饱和度下降到 85%,可出现明显呼吸性缺氧症,脑力集中能力减退,肌肉精细协调能力下降;如果动脉血氧饱和度下降到 75%,可能发生智力判断错误,出现肌肉功能障碍;如果动脉血氧饱和度下降到 60%,可能发生中枢神经系统进行性抑制而出现意识丧失。因此,保证正常运动的安全最低限度,动脉血氧饱和度不应低于 75%;从卫生学角度考虑,在高原地区从事体力劳动时的动脉血氧饱和度不应低于 85%。

(2)心率指标。在高原环境中从事体力劳动,人体对缺氧的反应早期主要表现为心率增加,比在平原地区进行相同劳动时心率要快,一般可用心率的变化来大致确认劳动强度。在海拔 5 000 m 以下高原环境中,可承担的单项劳动强度以心率不超过 150 次/min 为安全限度,以劳动时心率不超过 120 次/min 符合卫生学要求。

### 五、高原铁路施工体力劳动强度控制

①掌握施工季节,每年施工集中安排在 4 至 11 月,工期不超过 8 个月。12 月

至次年3月进入海拔3 000 m以下基地休整、恢复体力，工地安排少量留守人员，留守人员最长不超过1年。②控制劳动时间，隧道作业劳动日控制在4 h，桥梁、线路、铺轨作业控制在6 h以内。规范劳动组织，缩短一次持续劳动时间，增加劳动、工休的交替次数。③大范围采用机械化作业降低劳动强度，保持体力劳动强度在中等强度以下。④改善劳动环境，加强个人劳动防护，洞内作业加强供氧通风，实行湿式作业，建立隧道施工粉尘、有害气体和氧分压检测制度，保证粉尘、有害气体浓度不超过国家卫生标准。⑤坚持严格的轮休、轮换制度，连续高原工作3个月以上者，到低海拔地区休息2~3周。冬休期间组织职工前往沿海等富氧地区疗养，将人体生理指标调节至正常状态。规定连续高原工作3年以上者，接近或确诊为高原红细胞增多症者、肺动脉高压者须进行轮换。通过大范围地增加机械化施工作业面，严格执行每日工作隧道内4 h，桥梁、线路、站场5~6 h工时制度，可有效降低体力劳动强度。

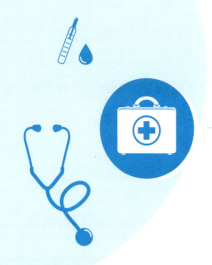

# 第十二章
# 职业病危害因素与职业病

高原铁路建设施工环境可能存在的职业病危害因素除高原低氧外,还有粉尘、毒物、噪声、振动,以及其他物理因素等。在高原低氧环境下,人体呼吸加快加深,肺通气量较平原明显增加,尤其在从事体力劳动时更加显著,作业场所粉尘在肺部沉积的几率相应增加。研究表明,青海省高原煤矿工尘肺平均发病工龄较平原提前约5年,尘肺Ⅰ期晋升Ⅱ期年限平均缩短4年,尘肺死亡率较平原高1倍以上。高原作业场所毒物经呼吸道吸收的量也增加,同时心率和心输出量较平原地区明显增加,加速了毒物在体内的吸收和分布。肝脏是毒物代谢转化的主要器官,高原缺氧对肝脏代谢有较大的影响,特别是蛋白质和酶的代谢,多涉及氧化作用。在缺氧、蛋白质缺乏以及体力下降等因素作用下,肝微粒体酶活性降低,影响毒物在体内的解毒过程,从而使人体对毒物的敏感性增强。高原人体红细胞增多、血黏度增加、肾血管收缩和肾血流减少等因素,可影响肾脏的过滤功能,导致毒物的排泄发生改变。动物实验表明,许多毒物毒性与缺氧有协同作用,随海拔升高毒性增大。

## 第一节 铁路工程职业病危害因素分类

高原铁路建设施工工艺主要由桥梁、隧道、路基、铺轨等站前工程,以及通信、信号、电力、电气化、站房等站后工程所组成。铁路工程职业病危害因素分析表明,在工程施工过程和劳动环境中存在多种职业病危害因素。

## 一、工程施工过程

铁路工程建设，在桥梁、隧道、线路、铺轨和站场施工过程中，可能产生的主要职业病危害因素如下。

1. 粉尘

主要产生矽尘、水泥粉尘、电焊烟尘、金属粉尘、煤尘等。

2. 毒物

主要有一氧化碳、一氧化氮、二氧化氮、二氧化硫、氨、TNT、石油沥青烟、锰及其化合物、臭氧、苯、甲苯、二甲苯、乙苯、乙酸乙酯、乙酸丁酯等。

3. 物理因素

主要有噪声、手传振动、全身振动、工频电场、电焊弧光、高温等。

## 二、高原地理环境因素

高原铁路工程中高海拔地势形成的低气压低氧环境可引发职业性高原病；高寒低温条件易促发冻伤，引起感冒诱发急性高原病。高原环境紫外线辐射强烈，野外露天作业易引起光敏性皮炎、眼炎。高原铁路地质结构复杂，隧道线路可能穿越地热高温层，施工中也可能会遇到瓦斯、二氧化硫、硫化氢等窒息性、有毒的气体，以及放射性氡及其子体。

# 第二节　粉尘与尘肺病

在铁路工程施工过程中，长期吸入生产性粉尘，可引起以肺组织纤维化为主的尘肺病。高原铁路桥梁、隧道、线路、铺轨和站场施工作业中，主要接触的粉尘有矽尘、水泥尘、电焊烟尘等，可能引发矽肺、水泥尘肺、电焊工尘肺。生产性粉尘根据其理化性质、进入人体的量和作用部位，还可引起不同的病变，如粉尘沉着症、粉尘支气管炎、粉尘肺炎、肺部肿瘤，以及粉尘鼻炎、咽炎、皮炎等。

## 一、矽尘与矽肺

游离二氧化硅含量超过10%粉尘，俗称"矽尘"。高原铁路施工，在隧道、桥梁、路基、站房等施工作业过程，大量接触各种岩石粉尘，游离二氧化硅含量从低到高均有可能。在生产过程中因长期吸入含大量游离二氧化硅粉尘而引起的以肺纤维化为主的疾病称矽肺。矽肺是尘肺中危害最严重的一种疾病。

矽肺是一种慢性疾病,多在接触矽尘10~20年后才发病。但在铁路施工中,持续吸入高浓度高游离二氧化硅含量的粉尘,经1~2年即可有个别人发病,称为"速发型矽肺"。有些工人接触一段时间较高浓度的砂尘后,脱离作业时虽未发病,但过若干年后,病变表现出来,称为"晚发性矽肺"。矽肺又是一种进行性的疾病,一经发生,即使调离接尘作业,仍可继续发展。

矽肺患者可能长期无明显临床症状,而在X线胸片上则可呈现典型改变。随着病程的发展,尤其是发生合并症时,症状才趋明显。最常见的症状是气短胸闷、胸痛、咳嗽、咳痰。症状轻重与X线胸片改变程度并不完全平行。X线影像是矽肺病理变化的重要表现,肺纹理可见增多、增粗、毛糙等,肺门影可见增大,密度增高等,肺区出现小阴影、大阴影,可出现胸膜改变、肺气肿影像。

诊断矽肺必须以确切的接触矽尘职业史及现场劳动条件为前提,以质量合格的后前位X线胸片检查为依据,根据国家尘肺X线诊断标准,并综合考虑受检人员的系列胸片、工作单位尘肺发病情况及临床表现,才能做出诊断和分期。

矽肺目前尚无根治疗法。对于确诊矽肺患者,应首先调离接尘作业,并根据病情轻重程度,采取相应措施。对矽肺的治疗以综合治疗为主,主要是对症治疗和防治并发症,以减轻病痛,延缓病情发展、延长寿命。此外,还应加强营养,坚持体育锻炼,适当休息,并在医务人员指导下进行康复活动。

## 二、电焊烟尘与电焊工尘肺

电焊工尘肺是电焊作业工人长期吸入高浓度的电焊烟尘而引起的以肺组织慢性纤维增生损害为主的一种尘肺。电焊烟尘对健康的危害主要是引起呼吸系统黏膜刺激、炎症、尘肺和中毒作用。发病工龄多在15~20年,但在通风不良、电焊烟尘浓度较高的环境中工作,3~5年也可发病。患者临床症状轻微,主要表现为胸闷胸痛、咳嗽、气短等。在X线胸片已有改变时,仍可无明显自觉症状和体征。早期肺功能检查基本正常,并发肺气肿等病变时,肺功能才相应降低。并发症有慢性支气管炎、肺气肿、肺结核、肺炎和肺部肿瘤。

电焊工尘肺诊断、治疗与矽肺基本相同。电焊工尘肺X线胸片表现早期以"s"型不规则形小阴影为主,多分布于两肺中、下肺野区。圆形小阴影出现较晚,以"p"型影为主,在两肺中下肺野区分布,密集程度低。随病情发展,密集度逐渐增加,个别晚期病例出现大阴影。晚期可出现胸膜的肥厚粘连,脱离作业后,很少有进展。

### 三、高原铁路工程建设尘肺病防制

#### (一)技术措施

预防尘肺的技术措施就是用技术手段消除或控制生产过程中的粉尘。通过改革工艺过程、革新生产设备,减少工人暴露粉尘或降低接触浓度达到卫生标准,是防止粉尘危害的根本途径。

1. 湿式作业

这是经济易行的防尘措施。在隧道施工中采取湿式作业,能极大地降低隧道工作面粉尘浓度,降低尘肺病的发病率。

2. 通风除尘

能产生粉尘的设备应尽可能密闭,并加设局部抽出式机械通风装置,防止粉尘外溢。在高原铁路施工中,所有产生粉尘作业的设备及场所,均应设置通风除尘系统,以降低粉尘浓度。

#### (二)卫生保健措施

1. 个体防护卫生

一般来说,防尘个人用品只是辅助防护措施,但在条件受限,粉尘浓度暂不能降到容许浓度以下的作业地带,佩戴防尘用具就成为重要的防护措施。在高原隧道作业中,粉尘浓度往往超过国家卫生标准限值,特别需要进行个体防护用品及用具的补充防护,尽量降低尘肺病的发生。加强营养,进行体育锻炼,对增强体质、提高抵抗力,具有一定意义。此外,应注意个人卫生,勤换工作服,勤洗澡,以保持皮肤清洁。

2. 健康监护体检

有下列疾病者不得从事粉尘作业:活动性结核病;严重的上呼吸道和支气管疾病,如萎缩性鼻炎、鼻腔肿瘤、支气管哮喘、支气管扩张及慢性支气管炎等;显著影响肺功能的肺或胸膜病变,如弥漫性肺纤维化、肺气肿、严重的胸膜肥厚与粘连;严重的心血管系统疾病。

为及时发现尘肺患者,应定期健康检查。检查间隔视作业场所空气中粉尘浓度及粉尘的理化性质而定。接触矽尘作业人员,粉尘作业Ⅰ级,2年1次;粉尘作业Ⅱ级及以上,1年1次。凡发现工人有不宜从事粉尘作业的疾病时,应及时调离。

已经脱离粉尘作业的工人,接触矽尘工龄在10年以下者,随访10年;接触矽尘工龄超过10年者,随访21年;随访周期原则为每3年1次。若接触矽尘工龄在5年(含5年)以下者,且接尘浓度达到国家卫生标准可以不随访。

## 第三节 毒物与职业中毒

在生产过程中形成或存在的毒物称生产性毒物,劳动者因接触生产性毒物而使机体产生一定程度的健康损害,出现相应的疾病状态称职业中毒。在高原铁路作业中,桥梁、隧道、路基、站房等各阶段施工中,可能接触一氧化碳、氮氧化物、苯系物等,引发职业性中毒。

### 一、生产性毒物吸收途径及分布代谢

生产过程中毒物主要经呼吸道吸收进入人体,其次为经皮侵入,由消化道摄入在职业卫生中意义不大。毒物被吸收后随血液循环分布到全身。毒物在体内分布的情况主要取决于其进入细胞的能力及其与组织的亲和力。毒物在体内的生物转化可概括为氧化、还原、水解和结合(或合成)4类反应。体内毒物可以原形或代谢物的形式被排出。可通过呼吸道、尿液、粪便、唾液、乳汁等途径排出。毒物或其代谢产物在接触期间,如不能迅速完全排出则可在体内逐渐积累,称为毒物的蓄积。影响毒物对机体毒作用的因素主要有毒物的特性、剂量、浓度和接触时间、毒物的联合作用、个体的感受性。

### 二、职业中毒

职业中毒可分为急性、亚急性和慢性中毒三种。毒物一次或短时间内大量进入人体可引起急性中毒。小量毒物长期进入人体,可引起慢性中毒。毒物的急、慢性中毒,不仅在症状出现的快慢和病变程度上不同,在临床表现上也有质的差异。

### (一)主要临床表现

由于毒物本身的毒性及毒作用特点,职业中毒可累及神经系统、呼吸系统、血液系统、消化系统、泌尿系统、循环系统、生殖系统、皮肤、眼耳鼻喉口腔等全身各个系统及器官,产生各种临床症状和体征。

### (二)职业中毒的诊断

职业中毒的诊断应依据职业史、现场劳动卫生调查、相应的临床表现和必要的实验室检查,并排除非职业性疾病的可能性,综合分析后做出合理判断。

### (三)职业中毒的急救和治疗原则

职业中毒的治疗可分为病因治疗、对症治疗和支持治疗3类。病因治疗的目的是尽可能消除或减少致病因素,并针对毒物致病的发病机制进行处理。对症治疗是缓解毒物引起的主要症状,促使人体功能恢复。支持治疗可改善患者的全身状况,使患者早日恢复健康。

1. 急性职业中毒

(1)现场急救。立即将患者搬离中毒环境,尽快将其移至上风向或空气新鲜的场所,保持呼吸道通畅。若患者衣服皮肤已被毒物污染,须脱去污染的衣物,用清水彻底冲洗污染处皮肤(冬天用温水)。如遇水能发生化学反应的物质,应先用干布抹去污染物后,再用水冲洗。在救治中应做好对中毒者的保护,注重心、肺、脑、眼等的现场急救。若发现呼吸、循环出现障碍,应及时进行复苏急救,具体措施与内科急救原则相同。

(2)阻止毒物继续吸收。患者到达医院后,如发现现场清洗不够彻底,应进一步清洗。对气体或蒸汽吸入中毒者,可给予吸氧。经口中毒者,应立即采用引吐、洗胃、导泻等措施。

(3)解毒和排毒。对中毒患者应尽早使用解毒、排毒药物,一旦毒物造成组织严重器质性损害时,其疗效有时会明显降低。常用的特效络合剂和解毒剂主要有依地酸二钠钙、二巯基丙醇、二巯基丁二酸钠等,用于治疗金属类毒物铅、汞、砷、锰中毒等。高铁血红蛋白还原剂,常用的有美蓝(亚甲蓝),用于治疗急性苯胺、硝基苯类中毒。氰化物中毒解毒剂,如亚硝酸钠-硫代硫酸钠,用于救治氰化物等急性中毒。有机磷农药中毒解毒剂,主要有氯磷定、解磷定、阿托品等。氟乙酰胺中毒解毒剂,常用的有乙酰胺等。

(4)对症治疗。由于针对病因的特效解毒、排毒剂的种类有限,对症治疗在职业中毒的治疗中极为重要,其目的在于保护体内重要器官的功能,解除病痛,促使患者早日康复。

急性职业中毒治疗原则与内科处理类同。在急性职业中毒事件中,院前救护极为重要。有时因现场处理不及时,基层医护人员对毒物的作用认识不充分或缺乏救援药品等原因,常导致延误救治的时间和机会。

2. 慢性职业中毒

早期常为轻度可逆性功能性改变,继续接触则可演变成严重的器质性病变,故应及早诊断和处理。

中毒患者应脱离毒物接触,运用有关的特效解毒剂,常用金属络合剂等。应针对慢性中毒的常见症状如类神经症、精神症状、周围神经病变、白细胞降低、接触性皮炎等进行相应的对症治疗。此外,适当的营养和休息也有助于患者的康复。慢性中毒经治疗后,需对患者进行劳动能力和伤残程度鉴定,并作合理的工作安排。

### 三、一氧化碳中毒

一氧化碳为无色、无气味、无臭、无刺激性的气体。相对分子质量28.01,微溶于水,易溶于氨水,易燃、易爆,在空气中燃烧呈蓝色火焰。

急性一氧化碳中毒,在隧道施工中比较常见,是高原施工中最多见的急性职业中毒之一,来源于含碳物质的不完全燃烧,如汽油、柴油发动机的尾气等。

一氧化碳主要经呼吸道吸入引起急性中毒、急性一氧化碳中毒迟发脑病(神经精神后发症)和慢性损害。急性中毒,起病急、潜伏期短,主要表现为急性脑缺氧所致的中枢神经损伤。中毒程度与血中碳氧血红蛋白(HbCO)浓度有关。轻度中毒以脑缺氧反应为主要表现,表现为头痛、头晕、失眠、耳鸣、眼花、视物模糊并可有恶心、呕吐、心悸、胸闷和四肢无力、步态不稳等症状。中度中毒可有意识模糊、嗜睡、短暂昏厥。重度中毒因脑水肿而迅速进入深度昏迷或去大脑皮质状态,昏迷可持续十几个小时,甚至几天。急性一氧化碳中毒迟发脑病,经2~60天的假愈期后,又出现严重的神经精神和意识障碍症状。例如,痴呆、谵妄或去大脑皮质状态等,重者生活不能自理,甚至死亡。后遗症可直接由急性期延续而来,有神经衰弱、震颤麻痹、偏闪、偏盲、失语、吞咽困难、智力障碍、中毒性精神病或去大脑强直。

根据吸入较高浓度一氧化碳的接触史和急性发生的中枢神经损害的症状和体征,结合血中碳氧血红蛋白及时测定的结果,现场卫生学调查及空气中一氧化碳浓度测定资料,并排除其他病因后,可诊断为急性一氧化碳中毒。现场劳动卫生调查资料及一氧化碳浓度及时测定结果,对诊断具有参考意义。

治疗原则是迅速将患者移离中毒现场至通风处,松开衣领,注意保暖,密切观察意识状态。轻度中毒者,可给予氧气吸入及对症治疗。中度及重度中毒者应积极给予高压氧治疗。重度中毒者视病情应给予消除脑水肿、促进脑血液循环、维持呼吸循环功能及镇静等对症及支持治疗。对迟发脑病者,可给予高压氧、糖皮质激素、血管扩张剂或抗帕金森病药物与其他对症与支持治疗。轻度中毒者经治愈后仍可从事原工作。中度中毒者经治疗恢复后,应暂时脱离一氧化碳作业并定期复查,观察 2 个月如无迟发脑病出现,仍可从事原工作。重度中毒及出现迟发脑病者,虽经治疗恢复,皆应调离一氧化碳作业。

日常工作中要加强预防一氧化碳中毒的卫生宣传,普及自救、互救知识。认真执行安全生产制度和操作规程。产生一氧化碳的工作场所,必须具有良好的通风设备。加强对空气中一氧化碳的监测,设立一氧化碳报警器。严格执行职业卫生标准规定,非高原一氧化碳的 8 h 时间加权平均容许浓度(PC-TWA)为 20 mg/m$^3$;高原海拔 3 000 m 的最高容许浓度为 15 mg/m$^3$。加强个人防护,进入高浓度一氧化碳环境工作时,要佩戴特制的一氧化碳防毒面具,两人同时工作,以便监护和互助。

### 四、氮氧化物中毒

氮氧化物是氮和氧化合物的总称,主要有氧化亚氮(俗称笑气)、氧化氮、二氧化氮、三氧化二氮、四氧化二氮及五氧化二氮等。除二氧化氮外,其他氮氧化物均不稳定,遇光、湿热变成二氧化氮和一氧化氮,而一氧化氮又变为二氧化氮。因此,生产中所接触的氮氧化物主要是二氧化氮,系红棕色气体,在 21.2 ℃ 以下为黄色液体,较难溶于水,具有刺激性气味。

隧道施工爆破中大量接触的氮氧化物,是炮烟的主要成分,在工程的电焊、气焊、亚弧焊、气割及电弧发光等作业时均有机会接触。因其溶解度低,主要进入呼吸道深部的细支气管及肺泡,形成硝酸和亚硝酸,刺激肺部引起肺水肿。肺水肿的发生常有一定的潜伏期(一般 4~12 h),接触初期由于症状轻易被忽视,因此应做密切观察,防止肺水肿的发生。慢性影响可致神经衰弱综合征和慢性上呼吸道和支气管炎症。

根据吸入氮氧化物气体的职业史、临床症状、体征、胸部 X 线检查,进行综合分析,参考现场劳动卫生学调查结果,排除其他原因所致的呼吸系统疾病,方可诊断。有密切接触史者应列为观察对象。

发生急性中毒,应迅速将中毒病人救离现场,静卧保暖,立即给予氧气吸入及对症处理等。对密切接触者应观察 24~72 h,注意病情变化并给予适当治疗。积极防治肺水肿,应早期、足量给予糖皮质激素,给予二甲基硅油消泡气雾剂,保持呼吸道通畅,必要时行气管切开术,正压给氧。为防治迟发性阻塞性毛细支气管炎和急性呼吸窘迫综合征,根据病情可延长糖皮质激素用药时间。

加强安全教育,普及现场抢救知识。放炮后,持续每小时一次监测氮氧化物浓度,合格后才能进入。除此之外,还应加强隧道作业通风排毒。

### 五、锰 中 毒

锰为灰白色金属,硬度大于铁,脆性强,有 11 种氧化价态,其氧化物中以二氧化锰最为稳定,可与其他金属形成合金。锰在工程中,高锰焊条电焊作业时大量接触。

锰大多导致慢性中毒,多由长期接触较高浓度的锰引起,主要表现为锥体外系神经障碍。长期吸入锰烟(一般 2 年以上)可产生慢性锰中毒效应。早期表现为神经衰弱症状,可以表现为失眠、紧张等。继而可出现异常精神症状,如易激动、步态不稳、行走困难、肢体僵直、语言不清和强迫行为。持续接触可出现面具脸、前冲或后退步伐、细小震颤等帕金森病类症状。锰性脑病主要表现为严重的选择性下丘脑内核及大脑皮质损伤。

以锥体外系损害为主的临床表现,参考作业环境调查、现场空气中锰浓度测定等资料,进行综合分析,排除其他疾病如震颤麻痹、肝豆状核变性等,方可诊断。

慢性锰中毒患者即使停止锰接触后仍然恢复缓慢,然而脱离接触是非常必要的。由于神经细胞的损害,可能会出现不可逆的效应。金属络合剂没有显著的疗效,可对症治疗。

从事接触锰作业的工人应在通风良好的条件下作业,改革生产工艺、加强卫生防护。锰作业工人每年应坚持健康检查,如多项指标反复超过正常值,可结合接触者的体征考虑调离锰作业,如发现有异常精神症状,如易激怒、行走困难、语言不清和强迫行为,以及更为严重的神经精神症状应及时调离锰作业。

## 六、苯 中 毒

苯常温常压下为无色透明、带有特殊芳香味的油状易燃液体。苯易挥发,微溶于水,与氯仿、乙醚、丙酮、二硫化碳、四氧化碳等互溶。苯用途广泛,高原施工主要作为溶剂稀释剂用于油漆、喷漆等,常见于隧道防水、站后工程等。商品级芳香烃类溶剂常混有苯,如二甲苯中苯可达15%。

生产过程中苯以蒸气形态经呼吸道进入人体;液态苯可经皮肤吸收,但量小。短时间吸入高浓度的苯蒸气可引起急性中毒。主要表现为中枢神经系统的麻醉作用,轻者出现兴奋、欣快感、步态不稳、头痛、呕吐、轻度意识模糊、黏膜刺激症状等;重者意识模糊加重、昏迷或者抽搐,甚至中枢麻痹而死亡。轻度、重度苯中毒都可引起自主神经功能紊乱。

长期接触低浓度苯可引起慢性中毒,主要表现为神经系统和造血系统受损,以头晕发生率最高,其次为出血倾向,一般无广泛出血。神经系统表现为头痛、头昏、多梦、失眠、记忆力减退等类神经症,少数有心动过缓或过速、皮肤划痕反应呈阳性等自主神经功能紊乱表现;还可有肢端感觉障碍,出现痛、触觉减退、肢体麻木,亦可致周围神经病。造血系统以白细胞减少和血小板减少最常见。严重中毒者红细胞计数、血红蛋白、白细胞、血小板、网织红细胞都明显减少,骨髓造血系统明显受损,甚至出现再生障碍性贫血、骨髓增生异常综合征,可转化为白血病。苯为确认的人类致癌物,已明确苯可引起各种类型白血病。苯还可损害生殖系统,对免疫系统也有影响,还可导致皮肤损害。

根据短期大量或长期的职业接触史,以麻醉作用或造血系统损害为主的临床表现,结合现场职业卫生学调查和实验室检测指标,排除其他疾病所引起的中枢神经系统功能和血象改变,可诊断急性或慢性苯中毒。

急性中毒治疗原则与一般麻醉性气体中毒的急救相同。迅速将中毒患者移至空气新鲜处,保持患者呼吸道通畅;立即脱去被苯污染的衣服,用肥皂水清洗被污染的皮肤,注意保暖。急性期应卧床静息,并接受对症、支持治疗。慢性中毒治疗原则,无特效解毒药,治疗根据造血系统损害所致血液疾病对症处理。

苯中毒防护,要采用综合性的预防措施,以无毒或低毒物代替苯。如喷漆改用无苯稀料。改革工艺是控制苯危害的关键措施,对喷漆作业改进喷涂方法,如采用静电喷漆、自动化淋漆、浸漆等。通风排毒,使用苯的操作在排毒风罩内进行,使空气苯浓度保持或低于国家卫生标准。排出的气体要回收处理,以防污染周围环境。加强卫生保健措施,对苯作业现场进行定期的劳动卫生调查和空气苯浓度的测定。对防护设备加强管理,注意维修及更新。对企业管理人员和工人要加强职业健康教育,增强自我保健意识和个人防护。进行上岗前体检、定期体检及离岗时体检。

### 七、高原铁路工程建设职业中毒防制

职业中毒的预防应遵循三级预防原则,采取综合防控措施。由于其病因是职业环境中的生产性毒物,故必须从根本上消除、控制或尽可能减少毒物对劳动者的侵害。具体防控措施按其作用可分为以下5个方面:

#### (一)根除毒物

从生产工艺流程中消除有毒物质,可用无毒或低毒物质代替有毒或高毒物质,如在施工中改用二甲苯代替苯作为溶剂或稀释剂的油漆等。但是,此种替代物须不影响产品质量,目前尚难完全做到。

#### (二)降低作业场所空气中毒物浓度

减少人体接触毒物水平,以保证接触者无明显健康损害是预防职业中毒的关键。其重点是使空气毒物浓度降至职业卫生标准。对生产有毒物质的作业,原则上应尽可能采取密闭生产,消除毒物逸散的条件。生产中采用先进技术和工艺,应用遥控或程序控制,最大限度减少操作者接触毒物的机会,如自动电焊代替手工电焊等。

在有毒物质生产过程中如密闭不严或条件不许可密闭,毒物逸入作业场所空气,应采用局部通风排毒系统将毒物排出,此为预防职业中毒的一项重要辅助措施,其中最常用的为局部抽出式通风。局部通风排毒装置的结构和式样常用的有排毒柜、排毒罩及槽边吸风等。毒物须经净化处理后方可排出,最好能回收综合利用。在隧道作业放炮后,要切实做好通风工作,待氮氧化物浓度符合国家标准后,方可进入掌子面作业。

#### (三)个体防护

个体防护在预防职业中毒中虽不是根本性的措施,但在狭小空间内作业,作

业场所空气中毒物浓度经治理仍超过国家标准情况下,个体防护是重要辅助措施。个体防护用品包括防护帽、防护眼镜、防护面罩、呼吸防护器、防护服、防护鞋、皮肤防护用品等。选择个人防护用品应注意其防护特性和效能,并经常保持良好维护,才能发挥效用。

在有毒物质作业场所,还应设置必要的卫生设施如盥洗设备、淋浴室及存衣室和个人专用衣箱。对能经皮吸收或局部作用危害大的毒物还应配备清洗皮肤和冲洗眼的设施,如喷淋洗眼装置。

### (四)工艺、建筑布局卫生

生产工序的布局不仅要满足生产需要,而且应符合卫生要求。有毒物逸散的作业区域之间应区分隔离,以免产生叠加影响;在符合工艺设计的前提下,从毒性、浓度和接触人群等几方面考虑,应呈梯度分布。有害物质发生源应布置在下风侧。对容易积存或被吸附的毒物,或能发生有毒粉尘飞扬的厂房,建筑物结构表面应符合卫生要求,防止沾积尘毒及二次飞扬。

### (五)职业卫生管理

管理制度不全、规章制度执行不严、设备维修不及时和违章操作等常是职业中毒发生的原因。应通过从严管理来消除可能引发职业中毒的危险因素。健全的职业卫生服务对防控职业中毒极为重要,应定期监测作业场所空气中毒物浓度;对毒物接触工人实施上岗前和定期体格检查,排除职业禁忌证,及时发现、处理早期健康损害。此外,对毒物接触工人合理实施保健待遇制度,开展体育锻炼以增强体质和提高机体抵抗力。

## 第四节 噪声与噪声聋

在生产环境中因生产活动产生的噪声,是一种接触范围很广的职业性有害因素,故又称职业性噪声。长期接触超过卫生限值的噪声,可以对人体健康产生以听觉器官为主的不良影响。高原施工作业中广泛存在噪声接触,桥梁、隧道、路基、站房施工等各阶段施工中均有超过 80 dB(A)的噪声作业。根据噪声持续时间,职业性噪声可分为连续噪声、间断噪声和脉冲噪声。连续性噪声按照随时间变化程度,又分为稳态噪声和非稳态噪声。

## 一、噪声对人体的影响

### (一)听觉系统

职业性噪声引起听觉器官的损伤变化一般由暂时性听阈位移逐渐发展为永久性听阈位移并发展为噪声性耳聋。在某些生产条件下,如进行爆破,由于防护不当或缺乏必要的防护设备,可因强烈爆炸所产生的冲击波造成急性听觉系统的外伤,引起听力丧失,称为爆震聋。

### (二)其他系统

听觉器官感受噪声后,引起一系列神经系统反应,可出现头痛、头晕、心悸、睡眠障碍和全身乏力等症状,有的表现为记忆力减退和情绪不稳定。长期接触噪声有可能引起血压升高、胃肠功能紊乱、食欲不振、胃液分泌减少、胃紧张度降低、胃蠕动减慢等变化,还可引起免疫功能变化以及女工月经不调等。在车间或隧道等作业场所,由于噪声的影响,掩盖了异常信号或声音,容易发生各种工伤事故。

## 二、噪声对机体作用的影响因素

噪声对机体作用的影响因素主要有噪声的声级和频谱特性、接触时间和接触方式、噪声的性质等,高原低氧、振动、高温、寒冷或有毒物质共同存在时,加大噪声的不良作用,对听觉器官和心血管系统方面的影响更为明显。另外,对机体健康状况及个人敏感性也有影响。在同样条件下,对噪声敏感的个体或患有耳病者会加重噪声的危害程度。有无个体护耳器和是否正确使用也与噪声的损伤有直接关系。

## 三、高原铁路工程建设噪声聋防制

### (一)控制噪声源

根据不同情况采取相应的技术措施控制或消除噪声源,是从根本上解决噪声危害的一种重要方式。采用低声设备代替发出强噪声的设备,如用无声液压代替高噪声的锻压,以焊接代替铆接等,均可收到较好效果。对于噪声源,如电机或空气压缩机,在工艺过程允许时,则应移至车间外或更远的地方,或采取有效的隔声措施。此外,设法提高机器制造的精度和加强维护保养,尽量减少机器部件的撞击和摩擦,减少机器的振动,可明显降低噪声。在进行工作场所设计时,合理配置声源,将噪声不同声级值机器分开隔置,有利于减少噪声危害。

(二)控制噪声的传播

在噪声传播过程中,应用吸声和消声技术,可以获得较好效果。采用吸声材料装饰在车间的内表面,如墙壁或屋顶,或在工作场所内悬挂吸声体,吸收辐射和反射的声能,可使噪声明显减低。具有较好吸声效果的材料有玻璃棉、矿渣棉、棉絮或其他纤维材料。在某些特殊情况下,为了获得较好的吸声效果,需要使用吸声尖劈。消声是降低动力性噪声的主要措施,用于风道和排气管,常用的有阻性消声器和抗性消声器。在某些情况下,还可以利用一定的材料和装置,将声源或需要安静的场所封闭在一个较小的空间中,使其与周围环境隔绝起来,即隔声,如隔声室、隔声罩等。

(三)执行国家职业卫生标准限值

尽管噪声可以对人体产生不良影响,但在生产中要想完全消除噪声,既不经济,也不可能。因此,遵守和执行国家卫生标准,将噪声声级值限制在一定范围之内,是防止噪声危害的重要措施。我国现行的《工作场所有害因素职业接触限值:物理因素》(GBZ 2.2—2007)对于噪声的职业接触限值规定,每周工作5天,每天工作8 h,稳态噪声限值为85 dB(A),非稳态噪声等效声级的限值为85 dB(A);每周工作5天,每天工作不等于8 h,需计算8 h等效声级,噪声限值为85 dB(A);每周工作不是5天,需计算40 h等效声级,限值为85 dB(A)。

(四)个体防护

如果因为各种原因,生产场所的噪声声级值暂时不能得到有效控制,需要在高噪声条件下工作时,佩戴个人防护用品是保护听觉器官的一项有效措施。护耳器最常用的是耳塞,要求符合国家标准《个体防护装备 护听器的通用技术条件》(GB/T 31422—2015),一般由硅胶高弹性聚酯、慢回弹性泡沫塑料等材料制成,根据外耳道形状设计大小不等的各种型号,隔声效果可达20~35 dB。此外,在声级值较大时,应采用耳罩、帽盔等,其隔声效果优于耳塞,可达30~40 dB。在某些特殊环境,需要将耳塞和耳罩合用,以保护劳动者的听力。

(五)健康监护

定期对接触噪声的工人进行职业健康监护,特别是听力检查,观察听力曲线变化情况,以便早期发现听力损失程度,及时采取有效的防护措施。参加噪声作业的工人应进行上岗前体检,取得听力的基础资料,凡有听觉器官疾患、中枢神经系统和心血管系统器质性疾患或自主神经功能失调者,不宜参加强噪声作业。轻度、中度及重度噪声聋患者均应调离噪声工作场所。并需进行劳动能力鉴定,按《劳动能力鉴定 职工工伤与职业病致残等级》(GB/T 16180—2014)处理。对噪声敏感者,即上岗前体检听力正常,在噪声环境下作业 1 年,高频段 3 000 Hz、4 000 Hz、6 000 Hz 任一频率、任一耳听阈值达到 65 dB(HL),应调离噪声工作场所。可适当安排噪声作业工人的工间休息,休息时应离开噪声环境,使听觉疲劳得以恢复。并应经常检测车间噪声情况,监督检查预防措施执行效果。

## 第五节 高温与中暑

高温作业系指工作地点有生产性热源,以本地区夏季室外平均温度为参照基础,工作地点的气温高于室外 2 ℃ 或 2 ℃ 以上的作业。一般也将生产性热源散热量大于 23 W/(m³·h)的车间称为高温车间。我国职业卫生标准规定,高温作业为工作地点平均 WBGT≥25 ℃ 的作业。高温作业中环境和机体存在过度的热负荷和热应激,必须改善劳动条件。高原施工中,可能会遇到高地热施工的环境,存在高温作业,容易引起中暑。高温作业按其气象条件的特点可分为高温、强热辐射作业,高温、高湿作业,夏季露天作业 3 个基本类型。

### 一、高温作业对机体生理功能的影响

高温作业时,机体出现一系列生理功能改变,主要为体温调节水盐代谢、循环系统、消化系统、神经系统、泌尿系统等方面的适应性变化。超过一定限度,则可产生不良影响。

人在热环境下工作一段时间后,可对热负荷产生适应的现象。在高温环境工作数周,机体即可产生热适应,表现为体温和心率下降,出汗量增加而汗液电解质减少。离开高温 1 周后,可脱适应。不能因为适应而放松防暑降温。

### 二、中 暑

中暑是高温环境下由于热平衡和(或)水盐代谢紊乱等引起的一种以中枢神经系统和(或)心血管系统障碍为主要表现的急性热致疾病。按其发病机制可分

为热射病、热痉挛和热衰竭 3 种类型。职业性中暑,按临床症状的轻重,可分为轻症中暑和重症中暑。

### (一)诊　　断

1. 轻症中暑

在高温环境下,出现下列情况之一者,可诊断为轻症中暑。①头昏、胸闷、心悸、面色潮红、皮肤灼热;②有呼吸与循环衰竭的早期症状,大量出汗、面色苍白、血压下降、脉搏细弱而快;③肛温升高达 38.5 ℃ 以上。

2. 重症中暑

在高温环境下,凡出现热射病、热痉挛或热衰竭的主要临床表现之一者,或突然晕倒,皮肤干燥无汗,体温在 40 ℃ 以上者,可诊断为重症中暑。

### (二)治　　疗

轻症中暑,应使患者迅速脱离高温作业环境,到通风良好的阴凉处安静休息,给予含盐清凉饮料。

重症中暑,迅速送患者入医院抢救。治疗原则是降低过高的体温,纠正水、电解质紊乱和促使酸碱平衡,积极防治休克、脑水肿等。

## 三、高原铁路工程建设中暑防制

### (一)技术措施

(1)合理设计工艺流程。改进生产设备和操作方法,是改善高温作业劳动条件的根本措施。工艺设计应使工人远离热源,同时采取必要的隔热降温措施。

(2)隔热。隔热是控制热辐射的重要措施。可以利用水或导热系数小的材料进行隔热,其中尤以水的隔热效果最好,因水的比热大,能最大限度地吸收辐射热。

(3)通风降温。可采用自然通风和机械通风的方式,保证通风换气频率,满足降温需求。

### (二)保健措施

1. 供给饮料和补充营养

高温作业工人应补充与出汗量相等的水分和盐分。供给含盐饮料,一般每人每天供水 3 ~ 5 L,盐 20 g 左右。高温工人膳食总热量应比普通工人高,最好达到 12 600 ~ 13 860 kJ。蛋白质应适当增加,占总热量的 14% ~ 15% 为宜。

2. 个人防护

高温作业工人的工作服,应耐热、导热系数小且透气性好。防止辐射热,可用白帆布或铝箔制的工作服,工作服宜宽大且不妨碍操作。按不同作业的需要,供给工作帽、防护眼镜、面罩、手套、鞋套、护腿等个人防护用品。

3. 加强医疗预防工作

对高温作业工人应进行就业前和入暑前的体格检查。凡有心血管系统器质性疾病、血管舒缩调节功能不全、持久性高血压、溃疡病、活动性肺结核、慢性阻塞性肺疾病、肝、肾疾病,明显的内分泌疾病(如甲状腺功能亢进)、中枢神经系统器质性疾病、过敏性皮肤疤痕患者、重病后恢复期及体弱者,均不宜从事高温作业。防暑降温已有较成熟的经验,关键在于加强领导,改善管理,严格遵照国家有关高温作业卫生标准,搞好防暑降温工作。

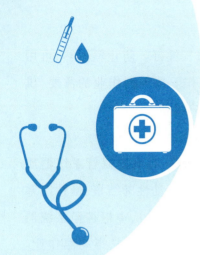

# 第十三章
# 高原铁路隧道工程职业卫生防护

高原铁路特长隧道穿越横断山脉,面临高地应力、高地温、活动断裂层等复杂的地质条件,以及高原低氧环境,导致施工难度大、工程周期长,施工人员众多,职业病危害问题突出,为高原铁路工程职业病危害防控重点方向,也是控制高原铁路建设期高原病、职业病发病率的关键所在。

## 第一节 高原铁路隧道工程职业病危害因素

铁路隧道工程施工方法主要有钻爆法和掘进机法。钻爆法是应用钻孔设备对隧道掌子面打孔,在孔内装炸药进行爆破的施工方式。TBM掘进机法是应用全断面掘进液压推进系统,推动刀盘挤压切削岩石的施工方式,又分为开敞式TBM法和双护盾TBM法。在施工过程中,环境污染严重,容易产生危害。

### 一、高原铁路隧道主要施工技术

#### (一)钻爆法

我国铁路隧道推广采用全电脑凿岩台车和喷锚支护,实现钻爆、支护、装运等机械化作业。钻爆法施工,根据隧道地质环境条件和断面技术要求,又可选用全断面法、台阶法(半断面法)、中隔壁法和双侧壁导坑法等不同的工艺方法。钻爆法施工方式灵活,地质适应性强,但施工用人多,作业环境较差,发生安全事故概率较大。全电脑三臂凿岩台车+挖掘机如图13-1所示。

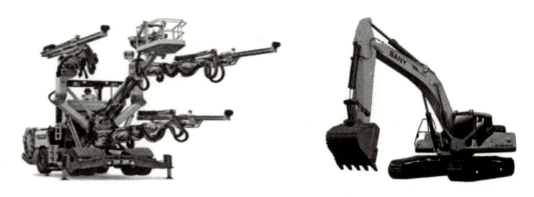

图 13-1　全电脑三臂凿岩台车＋挖掘机

### (二) 掘进机法

隧道掘进机主要包含盾构机、开敞式 TBM 掘进机和悬臂掘进机等大型机械。开敞式 TBM 掘进机是破岩、出渣、支护等工序一体化施工的大型机械装备,比较适合硬岩地层施工,可实现快速全机械化连续掘进,但存在机动灵活性差、地质适应性低等问题,目前还不具备全面推广应用条件。开敞式 TBM 掘进机如图 13-2 所示。

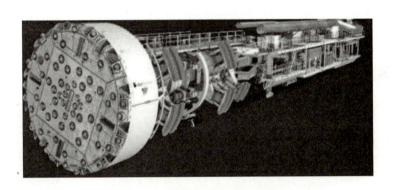

图 13-2　开敞式 TBM 掘进机

悬臂掘进机是集截割岩石、装运出渣、自行走及喷雾降尘等多功能一体的高效连续开挖作业机械装备,比较适合软岩地质的全断面法或台阶法施工。悬臂掘进机采用履带行走,与开敞式 TBM 掘进机法相比灵活性高、造价低,与钻爆法相比机械化程度和软岩掘进速度高,施工成本低,掌子面作业人员少,劳动强度低。其缺点是硬岩掘进能力差,连续掘进作业粉尘排出量较大。悬臂掘进机如图 13-3 所示。

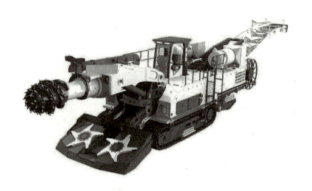

图 13-3　悬臂掘进机

### (三)组合掘进法

我国一些铁路特长隧道施工中应用了钻爆法+TBM组合。采用以TBM为主,钻爆法为辅的施工方案,在隧道正洞长大区段工程条件适宜时,采用TBM施工;在洞口、斜井或不良地质区段采用钻爆法施工。针对艰险山区铁路隧道修建难,采用钻爆法+悬臂掘进机协同作业,可以充分利用其地质适应性强,机械化、智能化程度高的组合优势,取得良好工程效益。目前该项工艺处于工程试验阶段,尚未全面推开。掘钻装一体化掘进机如图13-4所示。

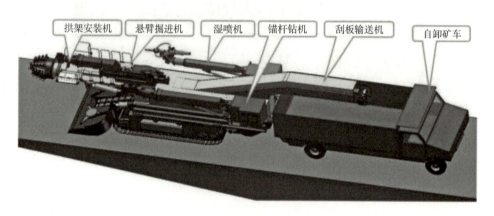

图 13-4　掘钻装一体化掘进机

综上所述,目前国内铁路隧道的成熟开挖技术为钻爆法、TBM和悬臂掘进机法。由于钻爆法施工方式灵活,地质适应性强的独特优势,其技术工艺仍在铁路隧道施工方案中处于主导地位。同时,随着铁路隧道工程关键技术装备的研发升级,以及隧道工程生态保护、抑尘技术、智能信息化等成套技术难题的攻克,组合掘进法将是铁路隧道工程必然发展趋势。

## 二、隧道施工技术主要工艺流程

隧道施工方法的选择是根据环境地质条件、断面大小、隧道长度、工期要求、经济效益及环境保护等因素综合确定,钻爆法因其地质适应性强,仍是目前最常采用的施工方法。

钻爆法目前主要采用的有全断面法工艺和台阶法工艺(半断面法),如图13-5和图13-6所示。

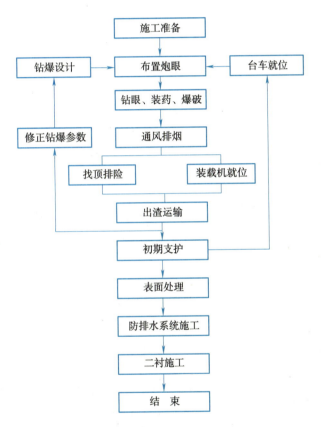

图13-5　全断面法施工工艺流程

## 三、隧道施工主要职业病危害因素

铁路隧道施工作业劳动卫生学调查表明,钻爆法施工隧道作业面污染较严重,主要发生于爆破、出渣、初期支护等工艺环节,主要危害因素为粉尘、毒物和噪声。此外,高原铁路部分隧道还存在地热高温危害因素。

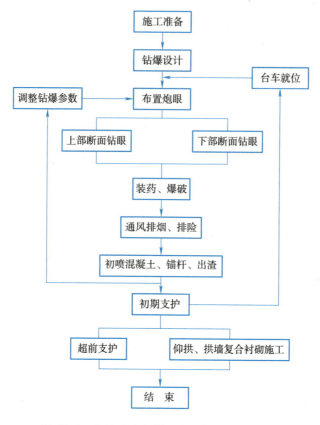

图 13-6　台阶法（半断面法）施工工艺流程

（一）粉　　尘

爆破和出渣作业产生的粉尘主要为含 $SiO_2$ 的岩尘，其他还有部分柴油机排放的烟尘。喷锚作业粉尘污染最为严重，主要为碱性水泥尘。表 13-1 为铁路隧道施工作业粉尘浓度。

表 13-1　铁路隧道施工作业粉尘浓度

| 铁路施工隧道 | 粉尘浓度（mg/m³） | | |
| --- | --- | --- | --- |
| | 爆破作业 | 出渣作业 | 喷锚作业 |
| 军都山隧道 | 12.3～31.5 | 8.4～10.1 | 92.3～113.2 |
| 昆仑山隧道 | 36.1～59.2 | 37.2～68.4 | 100.1～153.1 |

（二）毒　　物

全断面开挖法炸药用量大，一次可达 700 kg 以上。爆破产生的炮烟对作业面污染严重，主要污染物为一氧化碳、一氧化氮、二氧化氮、二氧化硫等。同时，爆破发生的剧烈氧化反应也使掌子面氧含量严重下降，体积浓度可降至 18% 以下。

出渣作业在无轨运输施工隧道,污染物主要来自于扒渣装载机和自卸运输车排放的柴油机尾气,以及隧道内未排净的残留炮烟。主要污染物为一氧化碳、一氧化氮、二氧化硫等。表 13-2 为铁路隧道施工作业有害气体浓度。

表 13-2　铁路隧道施工作业有害气体浓度($mg/m^3$)

| 作业工况 | 铁路隧道 | CO | NO | $NO_2$ | $SO_2$ |
| --- | --- | --- | --- | --- | --- |
| 爆破 | 大瑶山隧道 | 328.9~2 275 | 23.0~69.3 | 3.0~18.8 | 222.0~3 604 |
| | 军都山隧道 | 66.3~347.5 | 3.8~57.7 | 8.6~65.1 | 45.5~881.0 |
| | 昆仑山隧道 | 35.0~61.2 | 8.0~14.7 | 0~0 | — |
| 出渣 | 大瑶山隧道 | 17.7~100.6 | 4.8~14.9 | 0~4.8 | 21.3~31.8 |
| | 军都山隧道 | 91.3~113.8 | 2.1~6.8 | 2.3~6.4 | 31.5~120.1 |
| | 昆仑山隧道 | 5.0~43.8 | 0~13.4 | 0~0 | — |

### (三)噪声

隧道施工噪声主要为凿岩钻眼噪声、各种机械噪声、风机空气动力噪声、电器设备电磁噪声、混凝土打浆搅拌噪声,以及空压机放气脉冲噪声等。施工各工序均有噪声污染,钻眼作业尤为严重。表 13-3 为昆仑山隧道施工噪声监测。

表 13-3　昆仑山隧道施工噪声监测

| 作业工况 | 噪声 dB(A) |
| --- | --- |
| 钻眼 | 110.2~113.0 |
| 出渣 | 54.9~94.5 |
| 喷锚 | 77.0~88.6 |
| 衬砌 | 85.8~86.6 |

### (四)地热高温

高地温隧道施工存在施工环境恶劣、人员健康受损、机械设备效率降低等诸多难题,需要解决施工降温技术问题。

### (五)高原低氧

高原铁路隧道工程低氧问题,较桥梁、线路、铺轨和站场等露天作业更为突出。需要更加重视施工人员低氧引发的高原病问题,低氧与一氧化碳协同作用引发的一氧化碳中毒问题,以及隧道低氧、污染严重促使劳动强度增加问题。

# 第二节　高原隧道施工职业病危害暴露评估

职业病危害暴露评估,指的是有毒有害物质(包括化学品、放射性物质、生物有害物质、物理因素)通过机体吸入、摄入、接触、吸收,影响人体健康发生职业病风险的程度。经典模型为4个步骤,即危害识别、剂量—反应关系、暴露评估、职业病风险,如图13-7所示。

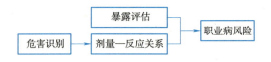

**图 13-7　经典模型的 4 个步骤**

## 一、高原环境低氧暴露评估

### (一)高原反应基准剂量与环境低氧度

青藏铁路运营低氧暴露评估研究表明,环境氧分压与血氧饱和度高度相关,$r=0.93$。同时,血氧饱和度与高原反应症状评分、高原反应率、呼吸频率、脉搏高度相关,$r=0.92\sim0.99$。表明血氧饱和度能很好地反映低氧环境暴露状况,可作为低氧暴露标志指标,高原反应评分和脉搏为低氧生理效应标志指标。高原反应评分 >4,脉搏 >100 次/min,则视为效应指标阳性。引入基准剂量法原理,以高原反应阳性发生率10%或脉搏指标平均上升10次/min的低氧暴露量为基准剂量,确定低氧暴露引发高原反应的基准效应点。

依据回归方程估算基准剂量。当高原反应率为10%时,此时反映低氧暴露剂量指标的血氧饱和度为90%,氧分压为14.4 kPa,相当于海拔高度3 200 m。当脉搏累计增加10%,即增加10次/min时,则血氧饱和度为92%,氧分压为15.8 kPa,相当于海拔高度2 400 m,此时机体低氧生理代偿增强,但尚未出现高原反应症状。因而,可将海拔高度2 500 m,氧分压15.6 kPa,血氧饱和度92%作为低氧暴露生理指标代偿临界点;将海拔高度3 000 m,氧分压14.7 kPa,血氧饱和度91%作为低氧暴露可能引发急性高原反应的基准效应点。据此,以海拔2 500 m环境大气氧分压为低氧1°,按海拔高度每递增500 m低氧递增1°来划分环境低氧度,高原铁路环境低氧度见表13-4。

表 13-4　高原铁路沿线环境低氧度

| 运行区段海拔(m) | 大气氧分压(kPa) | 血氧饱和度(%) | 环境低氧度 |
| --- | --- | --- | --- |
| 2 500 | 15.6 | 93 | 1 |
| 3 000 | 14.7 | 92 | 2 |
| 3 500 | 13.9 | 91 | 3 |
| 4 000 | 13.1 | 88 | 4 |
| 4 500 | 12.1 | 86 | 5 |
| 5 000 | 11.3 | 84 | 6 |

### (二)低氧暴露当量

低氧暴露当量为工作、生活场所环境低氧度与低氧暴露时间乘积,即

$$E_{累积} = \sum_{i=1}^{n} D_i \times T_i$$

式中　$E_{累积}$——低氧累积暴露当量;

　　　$D_i$——第 $i$ 场所环境低氧度;

　　　$T_i$——第 $i$ 场所低氧暴露时间(h)。

式中,环境低氧度以氧分压为基准确定。根据定点监测或个体监测结果,确定环境氧分压水平,根据表 13-4 数据,采用内插法计算环境低氧度。

### (三)隧道作业人员低氧暴露量评估

**1. 低氧暴露当量与急性高原反应**

隧道作业人员低氧暴露当量为隧道作业场所低氧度、生活营地环境低氧度与对应的作业劳动时间(h)、生活休息时间(h)的加权乘积,据此可以计算累积低氧暴露当量。以低氧度 2 为急性高原反应效应基准点,低氧暴露当量与急性高原反应剂量反应关系见表 13-5。当低氧暴露累积当量达到 23/d,急性高原反应发生率可达 10%。当低氧暴露累积当量达到 36/d,可出现中度以上高原反应≤1%。可以将低氧暴露生物接触指标血氧饱和度限值定为 91%,作为低氧暴露可能发生急性高原反应的生物接触指标临界值,确定急性高原反应低氧暴露限值为≤23/d,评估可能发生的高原反应。

表 13-5　低氧暴露当量与急性高原反应剂量反应关系

| 低氧暴露当量/日 | 血氧饱和度(%) | 急性高原反应发生率(%) | 中度以上高原反应发生率(%) |
| --- | --- | --- | --- |
| <23 | ≥93 | <0.5 | 0 |

续上表

| 低氧暴露当量/日 | 血氧饱和度（%） | 急性高原反应发生率（%） | 中度以上高原反应发生率（%） |
|---|---|---|---|
| 23 | 92~91 | ≤10 | <0.5 |
| 36 | 91~88 | 10~15 | ≤1 |
| 46 | 88~86 | 15~20 | 1~5 |
| ≥60 | 86~84 | ≥20 | ≥5 |

2. 长期低氧暴露慢性高原病风险评估

（1）高原红细胞增多症。高原红细胞增多症诊断标准，男性为 Hb≥210 g/L。根据青藏铁路运营客车乘务员长期观察监测表明，在低氧暴露当量<1 000/月，持续 2 年，绝大多数人不会发生高原红细胞增多症。另一项通过海拔 4 000 m 以上铁路工务职工追踪研究表明，当低氧暴露当量≥3 000/月，6 个月后高原红细胞增多症可能的发生率为 1%~2%。因此，保证不发生高原红细胞增多症，据估算低氧暴露当量要≤2 000/月。

（2）高原心脏病。高原铁路持续作业 8 个月工人体检表明，尽管超声心动图出现右心室内径和血流管径升高迹象，但心电图指标与 X 胸片均未发现心脏增大征象，提示心脏尚未出现器质性变化，处于生理代偿的可逆变化范围。根据青藏铁路建设期经验，施工期实行每年 8 个月高原作业，4 个月平原冬休的工时制度，5 年施工期未发生高原心脏病，表明在 8 个月的高原作业中，心脏的结构功能变化仍处于可逆状态，经过 4 个月的平原休整大多可以恢复正常。施工期年低氧暴露当量经估算为 $4.5 \times 24(h) \times 365(d) \times 8/12 = 26\,280/$年。至此可以推断，实行每年 8 个月高原作业，4 个月平原冬休的工时制度，在低氧暴露当量≤24 000/年，持续 2 年，一般不会发生高原心脏病。

## 二、职业病危害因素暴露评估

### （一）暴露评估基本程序

隧道工程作业职业病危害因素暴露评估是遵照一定的技术规程，对隧道施工过程存在的尘、毒、噪声、地热高温等危害因素的暴露浓度或强度进行测量，对暴露行为方式进行评价，应用数学模型定量确定暴露量的过程。包括测量和评估工人暴露于有害因素的量级、方式、频率和暴露时间，最主要的任务是评估暴露量。其基本步骤如图 13-8 所示。

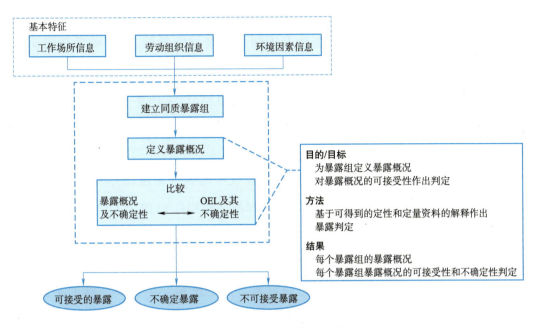

图 13-8 暴露评估基本步骤

### (二)定义暴露概况

描述暴露组的暴露水平及其随时间的变化规律,初步评估暴露分级。

1. 初步暴露评估

(1)主要暴露。预期暴露水平等于或大于职业接触限值的 1/10,个体可能出现不良健康效应,或者暴露将会引发任何与职业病法规相关的具体反应。

(2)次要暴露。预期暴露水平不到职业接触限值的 1/10,个体不可能出现不良健康效应。

2. 暴露水平分级

暴露分级是对暴露水平与相关职业接触限值所作的评估,推荐的有基于监测数据均值与基于监测数据 95% 分位数分布的分级方法,见表 13-6。

表 13-6 作业场所有害因素暴露分级方法

| 暴露水平分级 | 基于监测数据均值 | 基于监测数据分布 |
| --- | --- | --- |
| 4 | > LTA-OEL | 第 95 百分位数 > OEL |
| 3 | 50% ~ 100% LTA-OEL | 0.5 × OEL < 第 95 百分位数 < 1.0 × OEL |
| 2 | 10% ~ 50% LTA-OEL | 0.1 × OEL < 第 95 百分位数 < 0.5 × OEL |
| 1 | < LTA-OEL | 第 95 百分位数 < 0.1 × OEL |

### (三)职业接触限值选择

职业接触限值(OELs)是职业性有害因素的接触限量值,为劳动者在职业活动中长期反复接触,对绝大多数人健康不引起有害作用的容许接触水平,是评估工作场所卫生状况的重要依据。职业接触限值可以有:①国家卫生部门发布的法定职业接触限值;②铁路部门发布的铁道行业权威职业接触限值;③企业发布的内部工作职业接触限值。应递次选择。

化学有害因素职业接触限值包括时间加权平均容许浓度(PC-TWA)、短时间接触容许浓度(PC-STEL)、最高容许浓度(MAC)和超限倍数(EL)。物理因素职业接触限值包括时间加权平均容许限值和最高容许限值。随着职业卫生理念和技术进步,职业接触限值应用已从以往单一的 MAC 转变为采用以 PC-TWA 为主体的组合性职业接触限值,且限值也一再修订更趋严格。但需要注意的是,由于铁路隧道设计和施工技术规范相应的职业卫生标准修订滞后,目前仍沿用以往 MAC 标准,标准限值也未作变动,作为职业卫生防护应选择执行最新卫生标准。表 13-7、表 13-8 和表 13-9 列出了铁路隧道施工作业场所可能出现的各类有害因素的职业接触限值。

表 13-7　铁路隧道施工作业场所空气中粉尘容许浓度

| 序号 | 中文名 | PC-TWA($mg/m^3$) 总尘 | PC-TWA($mg/m^3$) 呼尘 | 备注 |
|---|---|---|---|---|
| 1 | 电焊烟尘 | 4 | — | G2B |
| 2 | 木粉尘 | 3 | — | G1 |
| 3 | 石棉(石棉含量>10%) 粉尘<br>纤维 | 0.8<br>0.8 f/mL | —<br>— | G1<br>— |
| 4 | 水泥粉尘(游离 $SiO_2$ 含量<10%) | 4 | 1.5 | — |
| 5 | 矽尘<br>10%≤游离 $SiO_2$ 含量≤50%<br>50%<游离 $SiO_2$ 含量≤80%<br>游离 $SiO_2$ 含量>80% | 1<br>0.7<br>0.5 | 0.7<br>0.3<br>0.2 | G1(结晶型) |
| 6 | 其他粉尘a | 8 | — | — |

注:a 指游离 $SiO_2$ 低于 10%,不含石棉和有毒物质,而尚未制定容许浓度的粉尘。表中列出的各种粉尘(石棉纤维尘除外),凡游离 $SiO_2$ 高于 10% 者,均按矽尘容许浓度对待。

表 13-8　铁路隧道施工作业场所空气中主要化学物质容许浓度

| 序号 | 中文名 | OELs(mg/m³) | | | 备注 |
|---|---|---|---|---|---|
| | | MAC | PC-TWA | PC-STEL | |
| 1 | 一氧化碳<br>非高原<br>高原<br>海拔 2 000~3 000 m<br>海拔 >3 000 m | —<br><br>20<br>15 | 20<br><br>—<br>— | 30<br><br>—<br>— | — |
| 2 | 二氧化氮 | — | 5 | 10 | |
| 3 | 一氧化氮 | — | 15 | | |
| 4 | 二氧化硫 | — | 5 | 10 | |
| 5 | 氨 | — | 20 | 30 | |
| 6 | 三硝基甲苯 | — | 0.2 | 0.5 | 皮 |
| 7 | 硫化氢 | 10 | — | — | |
| 8 | 甲醛 | 0.5 | — | — | 敏,G1 |
| 9 | 苯 | | 6 | 10 | 皮,G1 |
| 10 | 二氧化碳 | | 9 000 | 18 000 | — |

表 13-9　铁路隧道施工作业场所噪声职业接触限值

| 接触时间 | 接触限值[dB(A)] | 备注 |
|---|---|---|
| 5 d/w,=8 h/d | 85 | 非稳态噪声计算 8 h 等效声级 |
| 5 d/w,≠8 h/d | 85 | 计算 8 h 等效声级 |
| ≠5 d/w | 85 | 计算 40 h 等效声级 |

职业接触限值由暴露水平和平均时间组成,使用中必须注意两者的相互依存关系,应将平均时间和暴露水平作为一个单元来考虑一起应用,如图 13-9 所示。

(四)暴露状况判定

根据暴露概况定义及其选择的职业接触限值,判断每个暴露组的暴露状况是可接受的、不可接受的或不确定的,如图 13-10 所示。

(1)可接受暴露。如果暴露和变异足够低,与暴露相关的职业病危害风险也很低,那么这组暴露状况应认定为可接受的。可接受的暴露无须立即采取控制措施,但应定期监测加以验证,并确保暴露不会失控。

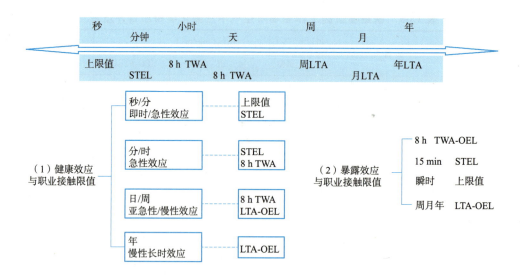

图 13-9　职业接触限值应用与健康效应及暴露时间关系

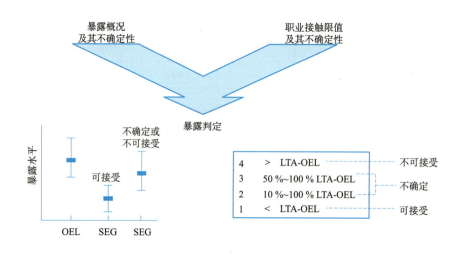

图 13-10　暴露判定

(2) 不可接受暴露。不可接受暴露较容易判断,如果平均暴露水平或暴露上限值超过职业接触限值,呈现出不可接受的职业病危害风险,那么这组暴露状况应认定为不可接受的。此外,如果有证据表明不良健康效应与作业环境因素有关,则这组暴露状况也应判定为不可接受的。不可接受暴露应立即采取控制措施,降低危害水平。

(3) 不确定暴露。当暴露组不能被明确分为可接受的或不可接受的暴露时,这组评估是不确定的。不确定暴露应进一步深入现场采集监测数据,扩大信息收集范围,再次进行评估确定。如果难以再次评估,应按不可接受对待,采取控制措施达到可接受水平。

## 第三节　高原隧道施工职业病危害因素监测

职业病危害因素监测是利用采样设备和检测仪器,依照国家职业卫生标准要求,对生产过程中产生的职业病危害因素进行监测、识别与评价。掌握工作场所中职业病危害因素的性质、强度以及时空分布情况,评估作业环境和劳动条件是否符合职业卫生标准要求,为制定卫生防护对策和措施提供了基础数据和科学依据。

### 一、隧道施工现场监测总体方案

#### (一)监测单元

铁路隧道施工工艺流程,主要以钻眼、爆破、出渣、支护、喷锚、衬砌等工序形成一个作业周期循环,施工各工序劳动组织按专业队或专业工班实施,人员岗位工种相对固定。各工序有害物种类、浓度差异较大,因而不同工班施工人员暴露水平差异较大,区域监测(定点监测)应考虑按工序划分监测单元,设置监测点,主要应设置在施工掌子面、模板台车等处,同时也应考虑如爆破、出渣等工序尘、毒在隧道内污染范围大,可能危害到其他作业工序。

#### (二)监测周期频度

气象环境、氧分压每10天监测1次,粉尘、毒物每月监测1次,噪声每3个月监测1次。监测过程中,按工序监测单元选择代表性采样点,连续采样监测3个循环工序,其中应包含空气中有害物浓度最高的工序时段。

#### (三)监测方式

在职业病危害因素评估中,现场监测主要包括基线监测、符合性监测和诊断性监测等类型,应根据现场实际进行选择确定,如图13-11所示。

### 二、高原低氧环境监测

#### (一)测量指标

海拔高度、气压、氧分压、气温等环境指标,相应暴露工人血氧饱和度、脉搏等生理指标。

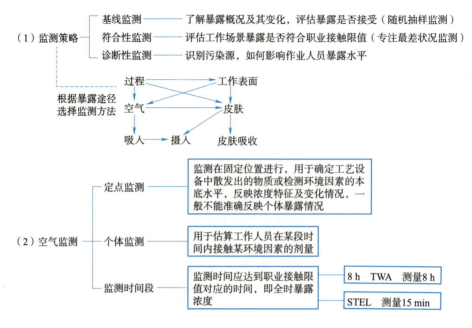

图 13-11 接触监测策略

## （二）监测方式

**1. 隧道作业区**

监测点应主要设置在施工掌子面、模板台车等作业点，同时根据隧道成硐长度在隧道中间位置和接近洞口位置再设置 1~2 个监测点，洞口外大气设对照测点。测定工序如下：

（1）钻爆法施工。打眼、放炮、初支、出渣、支护、喷锚、衬砌、二衬等工序。

（2）TBM 法施工。掘进、支护、出渣工序。

**2. 营地生活区**

主要监测参建人员宿舍、食堂、学习活动室、办公区等休息、生活、活动区域，监测时按早晨、中午、晚间、夜间 4 个时段进行测定。

## 三、粉尘监测

### （一）测量指标

总粉尘、呼吸性粉尘。

### （二）监测方式

隧道施工监测按凿岩、放炮、支护、出渣、喷锚、衬砌等作业类别设采样点，重点监测打眼、放炮、出渣、喷锚作业工序。粉尘样品的采集应当优先采用个体采样方式。

（1）凿岩作业的采样位置，设在距工作面 3~6 m 回风侧。机械装岩作业、打眼与装岩同时作业和掘进机与装岩机同时作业的采样位置，设在距装岩机 4~6 m 的回风侧；人工装岩在距装岩工约 1.5 m 的下风侧。

（2）隧道内各工序作业的采样位置，设在距产尘点 3~6 m 的回风侧；多台凿岩机同时作业的采样位置，设在通风条件较差的一台处。电耙作业的采样位置，设在距工人操作地点约 1.5 m 处。

（3）出渣作业的采样位置，设在下风侧约 3 m 处。

（4）喷浆、打锚杆作业的采样位置，设在距工人操作地点下风侧 5~10 m 处。

职业接触限值为时间加权平均容许浓度的粉尘采样，按工序监测单元选择代表性采样点，采样时间尽可能覆盖整个工作班，连续采样监测 3 个循环工序。采用定点短时间方式采样的，应当在粉尘浓度不同时段分别进行采样，且同一采样点至少采集 3 个不同时段的样品。无论采用何种方式采样，均应包含空气中粉尘浓度最高的工序时段。

### 四、化学毒物监测

（一）测量指标

主要监测指标为 CO、NO、$NO_2$、$SO_2$，其次为 $O_2$、$NH_3$、HCHO、$CO_2$、TNT 等。

（二）监测方式

主要监测爆破、出渣工序。依据隧道成硐长度、风机、风管位置，工人作业点、休息处所，在掌子面、模板台车等位置沿隧道长度设置 5~8 个监测点。

（1）爆破工序。放炮后 2 min 进入监测点，掌子面、模板台车测点采集炮烟初始高峰浓度，各监测点每 1~5 min 一次动态采集气样，持续监测 60~90 min。以 CO、$NO_x$ 为标志物，观察炮烟在隧道内动态变化、移动规律，通风系统排烟效果，掌子面等作业区放炮后 20 min 有害气体浓度能否达到卫生标准，以及爆破对隧道掌子面氧含量下降的影响。

（2）出渣工序。装载机车运渣后，各监测点每 15~30 min 一次动态采集气样,持续监测 2~4 h。观察主要污染物对隧道作业区及整个隧道面的污染程度。

### 五、噪声监测

#### (一)测量指标

A 计权声级、等效连续 A 声级,噪声强度超标时应作频谱分析。

#### (二)监测方式

1. 监测工序

(1)钻爆法。打眼、放炮、初支、出渣、支护、喷锚、衬砌、二衬等工序。

(2)TBM 法。掘进、支护、出渣。

(3)钢筋加工。电焊作业。

(4)拌合站。搅拌作业、原料上料。

2. 监测方法

根据作业人员数量、工作路线、工作方式、停留时间等设置测量点,测量应在正常生产情况下进行。工作场所风速超过 3 m/s 时,传声器应戴风罩,并应尽量避免电磁场的干扰。

(1)工作场所声场分布均匀[测量范围内 A 声级差别 <3 dB(A)],选择 3 个监测点,取平均值。

(2)工作场所声场分布不均匀时,应将其划分若干声级区,同一声级区内声级差 <3 dB(A)。每个区域内选择 2 个监测点,取平均值。

(3)流动作业工况。在流动作业的范围内,对流动工作地点分别进行测量,计算等效声级。

(4)脉冲噪声测量时,应测量脉冲噪声的峰值和工作日内脉冲次数。

### 六、地热高温监测

高地温隧道施工环境恶劣,可能导致作业人员高温中暑。

#### (一)测量指标

WBGT 指数、接触时间率、体力劳动强度等。

## (二)监测方式

1. 监测仪器

WBGT 指数测定仪、干球温度计、自然湿球温度计、黑球温度计、风速仪、定向辐射热计等。

2. 监测方法

高地温隧道监测点应主要设置在施工掌子面、模板台车等作业点,同时根据隧道成硐长度在隧道中间位置和接近洞口位置再设置 1~2 个监测点,洞口外大气设对照监测点。测定工序如下:

(1)钻爆法施工。打眼、放炮、初支、出渣、支护、喷锚、衬砌、二衬等工序。

(2)TBM 法施工。掘进、支护、出渣工序。

3. 卫生要求

(1)接触时间率 100%,体力劳动强度为 Ⅳ 级,WBGT 指数限值为 25 ℃;劳动强度分级每下降一级,WBGT 指数限值增加 1~2 ℃;接触时间率每减少 25%,WBGT 限值指数增加 1~2 ℃,见表 13-10。

(2)本地区室外通风设计温度≥30 ℃ 的地区,表 13-10 中规定的 WBGT 指数相应增加 1 ℃。

表 13-10 工作场所不同体力劳动强度 WBGT 限值(℃)

| 接触时间率 | 体力劳动强度 | | | |
| --- | --- | --- | --- | --- |
| | Ⅰ | Ⅱ | Ⅲ | Ⅳ |
| 100% | 30 | 28 | 26 | 25 |
| 75% | 31 | 29 | 28 | 26 |
| 50% | 32 | 30 | 29 | 28 |
| 25% | 33 | 32 | 31 | 30 |

## 七、照度监测

### (一)监测方式

监测打钻、出渣、二衬作业工序。采用中心布点法,将照度测量区域划分成矩形网格(图 13-12),网格宜为正方形,应在矩形网格中心点测量照度,测量点应垂直于地面 1.5 m。

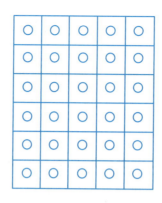

图 13-12　矩形网格

中心布点法的平均照度按下式计算。

$$E_{av} = \frac{1}{M \cdot N} \sum E_i$$

式中　$E_{av}$——平均照度,单位为勒克斯(lx);

$E_i$——在第 $i$ 个测点上的照度,单位为勒克斯(lx);

$M$——纵向测点数;

$N$——横向测点数。

(二)照度评价标准(表 13-11)

表 13-11　照度评价标准

| 施工作业地段 | 最低平均亮度(lx) |
| --- | --- |
| 施工作业面 | 30 |
| 开挖地段 | 10 |
| 运输巷道 | 6 |
| 特殊作业地段或不安全因素较多地段 | 15 |
| 成洞地段 | 4 |
| 竖井内 | 8 |

## 第四节　高原隧道施工职业病防护设施

职业病防护设施是指能降低消除工作场所职业病危害因素浓度或强度,预防和减少职业病危害对劳动者的健康损害,保护劳动者健康的设备、设施、装置的总称。高原隧道施工过程的职业病防护设施主要有通风、防尘、排毒、供氧和降温等。

## 一、高原隧道施工通风技术

隧道施工通风应能提供洞内各项作业所需的最小风量。每人供应新鲜空气，一般地区不应小于 3 $m^3/min$，高海拔地区不应小于 4 $m^3/min$。采用内燃机械作业时，1 kW 供风量不应小于 3 $m^3/min$。

### (一) 自然通风

自然通风不需要通风设备，利用新鲜风流的扩散作用与工作面的空气掺混，逐渐使洞内的污浊空气排出，从而达到通风换气的目的。自然通风只在极短的隧道掘进中有效，且换气时间长，一般不宜采用。

### (二) 机械通风

隧道独头掘进超过 150 m 时，应采用机械通风。使用通风机和管道的机械通风是隧道施工中最普遍的通风方法，机械通风系统的基本布置形式有压入式、抽出式(压出式)和混合式三种。通风方式宜采用压入式或混合式通风，有条件的宜采用巷道式通风。

风管主要有软风管和硬风管两种，从技术和经济角度上讲，软风管要优于硬风管，应优先采用高强、低阻、阻燃的软风管。目前在施工通风中，一般以软风管为主，硬风管为辅。

风管的直径应根据巷道断面、通风量和风管长度综合考虑确定。由于摩擦阻力与风管直径的五次方成反比，所以对于长大隧道在净空允许的情况下，应尽可能采用大直径的风管以减小阻力。风管内的风速一般控制在 10~15 m/s，当风管阻力太大时，可采用风机串联解决，一般情况下宜采用集中串联，当风压过大风管可能胀破时，采用间隔串联。

1. 压入式

通风机或局部扇风机把新鲜空气经风管压入工作面，污浊空气沿隧洞流出。新鲜风流从风管出口流出以后，由于空气的径向运动，在风流边界上与炮烟等污浊气体相互掺混，发生动量交换，使风速逐渐降低，而射流断面逐渐扩大。风流到一定距离后就反向流出工作面。

从风管口到风流反向点的距离称为有效射程($l$)。有效射程以外的炮烟及废气呈涡流状态，不能迅速排出。有效射程按下式计算：

$$l = (4 \sim 5)\sqrt{A}$$

式中　$l$——有效射程(m);

　　　$A$——隧道的断面积($m^2$)。

在通风过程中炮烟随风流排出,当隧洞出口处的炮烟浓度下降到容许浓度,此时隧道内各处的炮烟浓度均已降到容许浓度以下时,即认为排烟过程结束。

压入式通风的优点是有效射程大,冲淡和排出炮烟的作用比较强;工作面回风不通过风机和通风管,对设备污染小,在有瓦斯涌出的工作面采用这种方式比较安全,可以用柔性风管,工作面的污浊空气沿隧洞流出,沿途就一并带走隧洞内的粉尘及有毒、有害气体,对改善工作面的环境更有利。

压入式通风的缺点是长距离掘进排出炮烟需要的风量大,通风排烟时间较长,回风流污染整条隧洞。在应用压入式通风时须注意以下两点。

(1)通风机安装位置应与洞口保持一定距离,一般应大于 30 m。

(2)风管出口应与工作面保持一定距离,对于小断面、小风量、小直径风管,该距离应控制在 15 m 以内;对于大断面、大风量、大直径风管,该距离可控制在 45~60 m 以内。

2. 抽出式(压出式)

通风机或局部扇风机经风管把工作面的污浊空气抽出,新鲜风流沿隧洞流入。抽出式通风一般采用硬质风管。风流进入风管或风机,随着离风管口距离的增加风速急剧下降,故吸风的有效作用范围很小。在掘进机通风中,由于隧道周壁的限制以及风管吸入的空气只能单向供给,风流沿隧道流入工作面,然后反向进入风管。风流的 15% 有效作用范围称为有效吸程($l$),按下式计算。有效吸程以外的炮烟呈涡流状态,排除困难。

$$l = 1.5\sqrt{A}$$

式中　$l$——有效吸程(m);

　　　$A$——隧道的断面积($m^2$)。

在通风过程中,炮烟及有害气体逐渐经风管抽走,当炮烟抛掷区内的炮烟浓度降到容许浓度时,即认为排烟过程结束。抽出式通风的回风流不经过隧道,故排烟时间或排烟所需的风量与隧道长度无关,只与炮烟抛掷区的体积有关。炮烟抛掷区是指放炮后炮烟弥漫的区域。炮烟抛掷区的长度用下式计算:

$$L = 15 + G/5$$

式中　$L$——炮烟抛掷长度(m)；

$G$——同时爆破的炸药量(kg)。

抽出式(压出式)通风的优点是在有效吸程内排烟效果好,排除炮烟所需的风量小,回风流不污染隧道。但抽出式(压出式)通风的有效吸程很短,只有当风管口离工作面很近时才能获得满意的结果。当风机或风管距工作面很近时,往往造成工作面设备布置困难,在全断面钻爆法开挖时,有通风设备被爆破飞石击坏的可能,因而许多工地将风机或风管吸风口远离工作面,效果常不理想。

3. 混合式通风

混合式通风系统,抽出式在柔性风管系统中作压出式布置,风机的功率较大,是主风机。压入式风机是辅助风机,它的作用是利用有效射程长的特点,把炮烟搅混均匀并排离工作面,然后由抽出式风机吸走。这种方式综合了前两种方式的优点,适合于大断面长距离隧道通风,在机械化作业时更为有利。采用喷锚支护的隧道,喷浆地点的粉尘浓度很高,采用混合式通风,降尘效果十分明显。

在大型隧道施工中可采用单机混合式通风,爆破后风机先压入式工作,把炮烟搅匀并排至风管口附近,然后风机反转,将炮烟沿风管抽出,待装渣时,风机又作压入式运行。为了避免循环风,混合式通风系统中压入式风机进风口距抽出式风管吸风口的重合距离不得小于10 m。两风管重合段内隧道平均风速不得小于该隧道的最低允许风速。吸风口距工作面的距离应大于炮烟抛掷长度,一般为30~50 m以上。压入式风管口距工作面的距离应不大于风流的有效射程。

(三)利用辅助坑道通风

在开挖长隧道时,为了缩短通风距离,常利用平行导坑、斜井、竖井、钻孔等作为辅助通风坑道,系统布置方式有以下两种。

1. 双巷通风

在两条平行隧道之间,每隔一段距离用联络横洞贯通,然后在两边工作面采用压入式通风。压入式风机安装在进风隧洞内,污浊空气沿另一条平行隧洞流出。为避免循环风,必须在靠近洞口一端的联络眼打好密闭。

2. 混合式通风

在隧洞进风流中安装压入式风机向工作面送入新鲜空气,在斜井、竖井或钻孔中安装抽出式风机,使污浊空气沿斜井、竖井或钻孔流出。当隧洞与地面的高差较大时,有时也可以利用自然风压,不用抽出式风机。但由于自然风压随季节和地面气候变化较大,因此大多数情况下必须安装抽出式风机,且其风量应大于压入式风机的风量。这实际上是一种混合式通风系统。

## 二、高原隧道施工供氧技术

高原铁路隧道工程职业卫生的核心问题是低氧,采取安全、可靠、经济、科学、有效的措施进行供氧,为隧道施工人员提供方便及时的吸氧条件,是保证健康和生命安全,提高工作效率的关键。目前制供氧设备已被广泛应用于高原隧道施工中。传统制氧方法有变压吸附法、深冷法、液氧法、薄膜法、水电解法、化学法等,经试验应用比较,变压吸附法技术成熟,浓度适中(93%),规模灵活(0.1~4 000 $m^3/h$),能耗低[约 0.4~0.5(kW·h)/$m^3$],投资约为深冷法的1/2,适宜高原隧道施工现场采用。

### (一)高原隧道施工传统供氧方式

1. 隧道掌子面弥散供氧

隧道掌子面是隧道施工的主要工作区,隧道开挖过程中施工人员主要集中在该区域。而掌子面处于隧道通风的死角,通风效果差,并且由于爆破、设备、人员的耗氧,造成该区域氧气含量比洞内其他地方更低。若将氧气输送到该区域,就能有效地解决施工人员的缺氧问题。

隧道掌子面弥散供氧是将氧气以弥散方式分布在施工掌子面附近,增加该工作区域的氧气浓度。弥散供氧系统主要由输氧管道、阀门、弥散供氧装置等部分组成,其工作原理如图 13-13 和图 13-14 所示。弥散供氧装置由两组对称组装的氧气分布器及其连接软管组成,氧气分布器一侧分布了数个小孔,氧气以射流雾化的方式从小孔中喷出,并与其他小孔出来的射流相互扰动,形成氧帘。两组氧气分布器相向布置,使两组氧帘构成浓度较高的局部富氧区域。氧气分布器的高度可调,以适应掌子面施工高度的变化;两组氧气分布器之间的距离可调,以确保不同施工状态下施工人员就近呼吸氧浓度较高的气体。随着隧道施工的进行,弥散供氧装置可以向前跟进。隧道掌子面弥散供氧后,实际测量表明,掌子面附近施工区域的氧分压提高了 2~3 kPa,相当于海拔高度下降了 1 200 m。

采用弥散供氧方法对隧道施工掌子面局部供氧,虽然总氧气消耗量与个人携氧供氧方法相比较大,但比全富氧方法用氧量少得多。而且该供氧方法在不增加工人劳动强度情况下能有效解决缺氧问题,减轻劳动负担,提高工作效率,同时投入小、经济实用,尤其适合高海拔隧道环境应用。

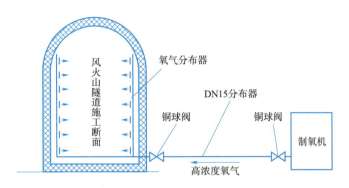

图 13-13　隧道掌子面弥散供氧原理

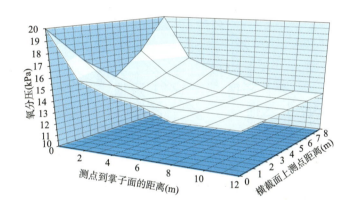

图 13-14　隧道掌子面附近区域氧分压分布

2. 隧道氧吧车供氧

隧道施工人员在施工间隙必须轮换休息。为了迅速恢复参建人员的体力和精力,需要在洞内创造良好的休息场所。该休息场所必须具有氧气供应装置和持续供氧能力,以满足参建人员随时吸氧的需要,并能够随着隧道掌子面的延伸不断跟进。青藏铁路隧道施工期研究开发了隧道氧吧车,它由轻轨车架、氧吧车厢、氧气供应装置和输氧机等部分组成。

氧吧车内装有 12 个输氧回路,配置有流量显示和控制设备。设置 12 个座位和 12 个供氧支管,可同时供 10～12 人吸氧和休息。氧吧车内部结构如图 13-15 所示。氧气供应装置由输氧总管和供氧支管组成。供氧支管上设置调节阀、流量计以及吸氧管连接口等装置,流量可调,使用方便,如图 13-16 所示。

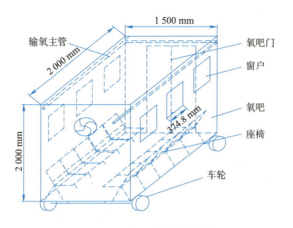

图 13-15　氧吧车内部结构

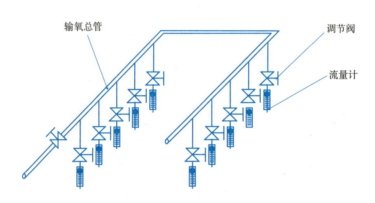

图 13-16　氧吧车内氧气供应装置

### (二) 高原隧道施工供氧新技术

传统的施工隧道供氧技术较好地解决了参建人员吸氧需求,但也存在一些需要解决的问题。如隧道掌子面弥散供氧,为保持掌子面空气较高的氧浓度,不能加强通风将作业区内存留的粉尘、$CO$、$NO_x$ 有效排出。隧道氧吧车供氧,随着隧道长度增加,氧气管道需不断加长,管道压力损耗大,使用不方便。

**1. 隧道纵深富氧循环系统**

隧道纵深富氧循环系统是将掌子面弥散供氧添加到隧道压出式通风系统中,形成局部富氧循环系统。即在现有隧道通风系统的基础上增加一路氧气管路,通入高浓度氧,提高通风系统中的氧气含量,使供给的新风氧气含量达到 23% ~ 25%。在对作业区弥散供氧的同时用富氧空气进行通风循环,向掌子面供给新鲜、洁净的富氧空气,能有效将粉尘、有害气体排出,同时解决作业场所富氧和通风排毒降尘问题,如图 13-17 所示。

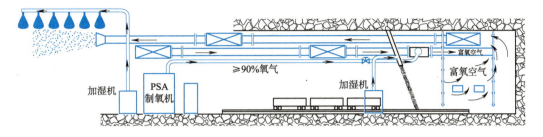

图 13-17 隧道纵深富氧循环系统

2. 微压富氧舱

微压富氧舱（图 13-18）是在氧吧车的基础上建立一个相对密闭的舱室，内部形成相对独立的小环境，通过向舱内输送新鲜、清洁的空气提高舱内压力，同时输送高纯度氧气来提高舱内氧分压，从而降低舱内等效海拔。微压富氧舱解决了氧吧车采用鼻吸管和面罩吸氧的束缚，增强了舒适性。缺氧人员也可以通过舱内吸氧终端直接吸氧，快速缓解缺氧症状。

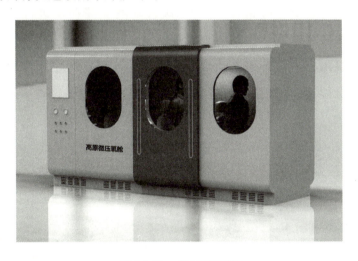

图 13-18 微压富氧舱

3. 液氧呼吸器

液氧呼吸器（图 13-19）由小型低温储罐、汽化器、安全装置、防尘防毒面罩等组成，低温储罐内的液氧经汽化后成气态氧，送入面罩中为作业人员供氧。液氧呼吸器体积小、重量轻，工作压力低，无须电驱动，方便随身携带。以 2 L/min 流量供氧，可持续使用 7 h，可以满足隧道施工人员一个工作日的需求量，可用于不在隧道富氧区域作业的隧道施工人员。

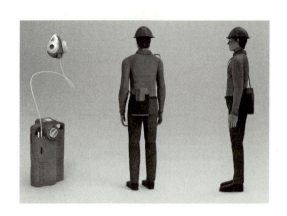

图 13-19 液氧呼吸器

4. 液氧气站(图 13-20)

变压吸附制氧设备安置在隧道口,需要较长管路输送氧气,压力损耗大。氧气站采用储存液氧方式可无须机房,液氧气化后可获得 99.5% 的高纯度氧气。液氧一级储存基地可建立在隧道口,可对二级移动液氧储存器进行分装,也可通过气化装置直接供应气态氧。移动液氧储存器分装后送达隧道作业区附近,通过气化后实现隧道纵深富氧循环系统供氧,也可对微压富氧舱进行供氧,并对液氧呼吸器进行液氧分装,保障液氧及时供应。

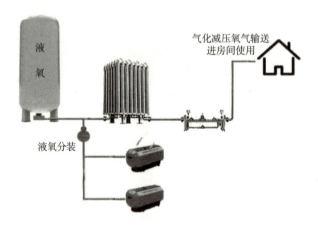

图 13-20 液氧气站

(三)隧道供氧安全性指标

在平原正常情况下,环境空气的氧气体积含量为 20.95%。当空气中氧气体积含量低于 19.5% 时,则视为低氧。在低氧大气中,氧气被二氧化碳或其他气体所取代。当大气中氧浓度高于 23.5% 时视为富氧,并随氧气浓度的升高,起火燃烧或爆炸的可能性增强。在低氧和富氧的环境中工作,人的安全和健康都会受到影响,其平原安全临界值为 19.5%≤空气中氧浓度≤23.5%。在高原环境条件下,大气压和氧分压降低,以氧浓度衡量的富氧安全标准应参照平原标准换算提高,依据 GB/T 35414—2017《高原地区室内空间弥散供氧(氧调)要求》的规定,安全富氧条件见表 13-12。

表 13-12 高原地区弥散供氧安全富氧允许最大氧气浓度

| 海拔高度<br>(m) | 大气压力 | | 允许最大氧气浓度<br>(%) |
|---|---|---|---|
| | (mmHg) | (kPa) | |
| 3 000 | 525.8 | 70.1 | 25.7 |
| 3 500 | 493.2 | 65.8 | 26.3 |
| 4 000 | 462.2 | 61.6 | 26.8 |
| 4 500 | 432.9 | 57.7 | 27.5 |
| 5 000 | 405.2 | 54.0 | 28.1 |
| 5 500 | 378.7 | 50.5 | 28.7 |

### 三、高原隧道施工防尘除烟技术

高原隧道施工应采用综合防尘除烟措施。通风的风速,全断面开挖不应小于 0.15 m/s,分部开挖的坑道不应小于 0.25 m/s,但均不应大于 6 m/s。钻眼作业应采用湿式凿岩,用高压水冲洗孔眼使岩粉变成浆液流出。放炮后必须进行喷雾、洒水,清除爆破、出渣所产生的粉尘。喷混凝土采用湿喷工艺,内燃机械应有尾气净化装置,作业人员按规定佩戴防尘滤毒口罩。粉尘浓度高且通风无法有效排除的作业面,应设置局部除尘器。

### 四、高地温隧道施工降温技术

高地温隧道施工环境恶劣,可能导致参建人员高温中暑,降低生产效率。研究表明,采取通风、制冷站、冰块和洒水等多项降温措施,能有效将隧道内空气温度从 50 ℃ 降至 28 ℃ 左右,满足隧道内安全施工要求。

(一)通风降温

在高地温隧道施工中,通过增大通风量可以有效降低隧道内空气含热量,是一种有效的降温措施。施工中遇到高地温状况,可增设横洞或在横洞口、正洞口设置大风量的通风设备,向掌子面送风,在地温不太高、热害不严重的情况下,加大隧道通风量可有效降低作业区的温度。

(二)制冷站降温

设置制冷站作为冷源构成洞内空调系统,可对隧道内空气进行冷却降温。一般由制冷站、空气冷却器、冷却水装置、载冷剂管道、冷却水管道、高低压换热器等部分组成。

(三)冰块降温

由于隧道内空间狭小,制冷站及其冷却系统只能设置在洞外,再通过管道将冷气通入洞内,对于掌子面等局部小范围的降温需求是很不经济的。因而可以通过制冷站制出冰砖,在掌子面适宜地点放置冰砖和小型风机,将冷气直接吹送到掌子面,如图 13-21 所示。

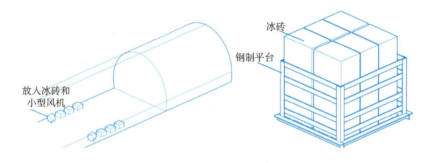

图 13-21　隧道冰块降温示意图

(四)洒水降温

当高地温隧道围岩温度不是很高时,可以采取洒水降温措施,对围岩壁面喷射一定量的冷水,降低掌子面及开挖段的温度,同时还能起到降低隧道内粉尘浓度的作用。可以在隧道洞口设置蓄水池,将隧道附近河湖水引入备用。

## 第五节　高原隧道施工通风供氧设施效果评价

### 一、施工隧道通风排毒效果测试评价

隧道钻爆法施工,爆破工序炮烟、出渣工序内燃机械尾气,污染整个隧道,对参建人员身体健康和施工进度影响较大。施工通风能否有效排烟、消除有害气体

污染是评价隧道通风系统实际应用效果的重要方面和主要方式。测试评价包括爆破炮烟和出渣污染的排除效果。

(一)测试内容

CO、$NO_x$、$O_2$、气温、气湿、气压、风速。

(二)测试方法

根据隧道开挖长度设置 5~8 个采样点,重点应在掌子面、第一模板台车(架)、第二模板台(车)架、隧道成硐长度中部、隧道内距洞口 150~200 m 处设置采样点。正常测试隧道内和大气环境气象条件。

(1)爆破作业。各监测点以性质稳定、浓度较高的 CO 为主要指标,辅以 $NO_x$、$O_2$ 指标,放炮后 2 min 内进入采样点,前 20 min,每隔 1 min 采样测试一次,捕捉炮烟峰值污染浓度、动态变化以及作业面 $O_2$ 浓度下降状况。同时记录风机开启通风时间点,测定正常通风状态下出风口风量。20 min 后,每隔 5 min 采样测试一次,持续 90~100 min,观察炮烟移动消散状态。

(2)出渣作业。装载机车运渣后,各监测点每 15~30 min 一次动态采集气样,持续监测 2~4 h。观察主要污染物对隧道作业区及整个隧道面的污染程度。

(三)通风效果评价

(1)爆破作业。风机开启后正常通风 20 min,隧道掌子面、模板台车(架)等作业面空气中 CO、$NO_x$ 应达到卫生标准,$O_2$ 按体积分数计≥20%,气温≤28 ℃。

(2)出渣作业。出渣作业一般持续 4~6 h,作业时间较长,隧道内 CO、$NO_x$ 时间加权平均浓度应符合相应 PC-TWA 标准,$CO_2$≤0.5%,$O_2$ 按体积分数计≥20%,气温≤28 ℃。

## 二、隧道施工通风所需风量计算评估

隧道施工通风所需风量须从 4 个方面进行考虑并分别计算,取其中的最大值,即施工人员所需风量、爆破散烟所需风量、洞内最小风速所需风量、冲淡柴油机械产生的有害气体所需风量。

(一)施工人员所需风量

$$V_P = U_P m K$$

式中 $V_P$——施工人员所需风量($m^3/min$);

$U_p$——洞内每人所需新鲜空气量,一般按需 3 m³/min 计;

$m$——洞内同时工作的最多人数;

$K$——风量备用系数,取 1.1~1.15。

### (二)爆破散烟所需风量

按纯稀释炮烟的理论计算风量

$$V_l = 5QB/t$$

式中　$V_l$——爆破散烟计算风量(m³/min);

$Q$——同时爆破的炸药量(kg);

$B$——炸药爆破时所构成的折合一氧化碳体积(L),一般采用 40 L/kg;

$t$——通风时间(min)。

### (三)按通风方式计算风量

1. 压入式通风

$$V_y = 21.4/t \sqrt{QSL}$$

式中　$V_y$——压入式通风计算风量(m³/min);

$S$——隧洞的断面面积(m²);

$L$——隧洞的长度(m)。其余符号代表意义同前,从开挖面至稀释炮烟到安全浓度的距离 $L'$ 可按下式计算

$$L' = 400Q/B$$

计算 $V_y$ 时,当 $L < L'$,取用 $L'$;反之取用 $L$。

2. 混合式压入通风

$$V_{hy} = 7.8/t \sqrt{QS^2 L_y^2}$$

式中　$V_{hy}$——混合式压入通风计算风量(m³/min);

$L_y$——压风管口至工作面距离(m),一般为 30 m 左右。其余符号代表意义同前。

### (四)洞内最小风速所需风量

$$V_d \geqslant 60 U_{min} S_{max}$$

式中　$V_d$——保证洞内最小风速所需风量(m³/min);

$U_{min}$——洞内允许最小风速,大断面隧洞掘进不小于 0.15 m/s;小断面隧洞和导洞掘进不小于 0.25 m/s;

$S_{max}$——隧洞最大断面积($m^2$)。

**(五)冲淡柴油机械产生的有害气体所需风量**

1. 按单位功率需风量指标计算

$$V_g = U_o N$$

式中 $V_g$——使用柴油机械时的通风量($m^3$/min);

$U_o$——单位功率需风量指标,一般为 2.8~8.1 $m^3$/(kW·min);

$N$——同时在洞内工作的柴油机械的实际使用总额定功率(kW)。

2. 按平均功率耗油量计算

$$V_g = U_1 U_2 N/60$$

式中 $U_1$——消耗 1 kg 柴油需供给的风量,一般为 500~2 000 $m^3$/kg;

$U_2$——柴油机械耗油率,一般为 0.223~0.3 kg/(kW·h);

$N$——同时在洞内工作的各种柴油机械的实际使用总功率(kW),可按额定功率的 60% 选取。

**(六)通风机的工作风量**

$$V_m = (1 + PL/100)V$$

式中 $V_m$——风机工作风量($m^3$/min);

$V$——通风所需风量($m^3$/min);

$L$——风管长度(m);

$P$——100 m 风管漏风量,不大于 2%。

**(七)通风机的工作风压**

$$h_m = h_{ky} + h_p$$

式中 $h_m$——风机工作风压(Pa);

$h_{ky}$——沿程风压损失(Pa),$h_{ky} = \mu L$;

$L$——风管总长(m);

$\mu$——每米风管沿程损失;

$h_p$——局部风压损失(Pa),包括进出口、转弯段、渐变段、突变段等局部风压损失,可按沿程风压损失的 20%~30% 计。

### 三、管道通风系统风速与风量检测评估

在连接风机的直管段上,选取距管口大于或等于 6D($D$ 为风管的直径)且与

下游方向变向、变径等干扰源的距离大于 $3D$ 处作为测定断面。在此断面上开设互成 $90°$ 或 $60°$ 的测孔,在孔口接上短管,并装上丝堵。如果条件受限不能满足上述要求时,应尽可能选择气流稳定的断面,并在测定时适当增加测点数量和测量频次。

采用对数线性规则确定圆形断面上的测点位置。以断面直径上布置 10 个点为例,测点位置如图 13-22 所示,在相互垂直的两条直径上共有 20 个测点。根据测定准确度的不同,分别选取 4、6、8、10 个测点进行测量,测点数量越多测定的结果越精确。如果要取得更为精确的测定结果,可以采用在测定断面互成 $60°$ 角直径上选点的方式。对于不同直径的管道,测点距管道内壁的距离可依据表 13-13 中数据经计算得出。

表 13-13 测点距管道内壁的距离

| 测点数量 | 距管壁的管径倍数 | | | | | | | | | |
|---|---|---|---|---|---|---|---|---|---|---|
| | 1 | 2 | 3 | 4 | 5 | 6 | 7 | 8 | 9 | 10 |
| 4 | 0.043 | 0.290 | 0.710 | 0.957 | — | — | — | — | — | — |
| 6 | 0.032 | 0.135 | 0.321 | 0.679 | 0.865 | 0.968 | — | — | — | — |
| 8 | 0.021 | 0.117 | 0.184 | 0.345 | 0.655 | 0.816 | 0.883 | 0.979 | — | — |
| 10 | 0.019 | 0.077 | 0.153 | 0.217 | 0.361 | 0.639 | 0.783 | 0.847 | 0.923 | 0.981 |

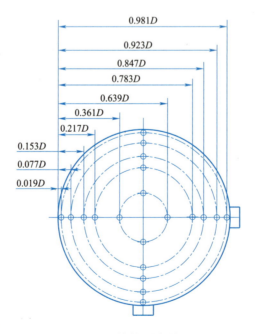

图 13-22 风管检测点的位置

标准皮托管与倾斜微压计的连接方法应与图 13-23 所示相同,按上述测点位置逐个测量各点的动压值。至少测定 3 次,获得 3 组动压值,风管内断面风速为至少 3 组动压值分别求得的风速的平均值。

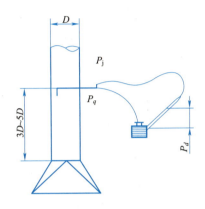

**图 13-23　皮托管与倾斜微压计的连接方式**

$D$—皮托管直径;$P_j$—风管静压;$P_q$—风管全压;$P_d$—风管动压

## 四、管道风口通风量检测评估

管道风口通风量的大小取决于通风口的面积和风速。气流在管道内流动时,在一个通风口的各点上,风速是不相等的,愈接近管壁风速愈小,所以要在通风口上划分几等分,用风速仪分别测出每一部分的风速,然后计算通风口的平均风速和风量。

(1)送风口为矩形。将风口截面划分为若干小矩形(最好是正方形,边长 150 mm),每小矩形中央部测一个点。

(2)送风口为圆形。将其截面划出两条通过圆心的正交线,按 $R_i = R\sqrt{2v}$ 求出半径,画出若干个同心圆。

## 五、巷道通风量检测评估

测量风速的仪表有热球风速仪、翼式风表、杯式风表和新型数字式热电风速仪。根据测量风速的大小选择合适的风表。低、中风速(0.5~5.0 m/s)可用翼式风表,高风速(>5 m/s)可用杯式风表。而热球风速仪和数字式热电风速仪可用于测量低、中、高风速。在巷道内测风一般有以下两种方法。

(1)走线法。测风员手持风表从测点巷道横截面一侧开始,由上而下垂直匀速移动,至接近巷道底板时平移一小段距离再由下而上垂直移动,至靠近顶部时按大致相同距离平移,再由上而下移动,如此循环操作,移动至横截面的另一侧。此法适用翼式风表。

(2)点测法。将测点横截面划分为若干等份,横截面积小于 8 m²、8~15 m² 和大于 15 m² 的分别划分为 6、9 和 12 等份。用测风仪表测定每个等份中心点的风速,此法适用热电风速仪和杯式风表。

测风时测风员应侧向风流站立,手持测风仪表将手臂向风流垂直方向伸直,仪表感触风速的探头部件应正对风流方向。风表不应距人体及巷道顶、帮、底部太近,一般应保持 200 mm 以上的距离。在每个测风断面应至少测风 3 次,取其平均值。测风时要同时测定空气温度、相对湿度和气压并及时记录下来。

将测得的风速乘以测点的巷道断面积即可得该处的实测巷道风量。但由于测风员所占的面积对测点处巷道风速有所影响,因此计算风量的巷道过风面积应将巷道断面积减去测风员侧身面积(0.3~0.4 m³)。

### 六、隧道通风换气次数检测评估

机械通风是利用通风机产生的压力,使进入隧道的新鲜空气和从隧道排出的污浊空气沿风道主、支网路流动,沿程的流体阻力由风机克服。

#### (一)换气量

$$L = Z/(Y_x - Y_o)$$

式中　$L$——通风量($m^3/h$);

　　　$Z$——隧道内发散有害气体速率(mg/h);

　　　$Y_x$——隧道内有害气体的浓度($mg/m^3$);

　　　$Y_o$——送入隧道内空气中有害气体的浓度($mg/m^3$);新鲜空气 $Y_o$ 约等于 0。

#### (二)换气次数

$$n = L/v (次/h)$$

式中　$L$——抽风量($m^3/h$);

$v$——通过洞孔的气流速度(m/s)。

## 七、高原施工隧道供氧设施效果测试评价

目前供氧设备已广泛应用于高原隧道施工,掌子面是隧道施工的主要工作区,常采用弥散供氧方式供氧。弥散供氧装置氧气分布器喷出高浓度氧气,形成隧道掌子面局部23%~27%浓度氧气的富氧区域。供氧系统实际应用效果测试评价主要包括富氧范围、效率、持续稳定性和富氧空气质量等,以及作业人员缺氧状态改善程度。

### (一)测试内容

(1)富氧指标。氧含量、氧分压。

(2)富氧微环境指标。掌子面气压、温度、湿度、风速、海拔高度。

(3)富氧空气质量指标。一氧化碳(CO)、二氧化碳($CO_2$)、甲醛(HCHO)、氨($NH_3$)、可吸入颗粒物(PM10)、总挥发性有机物(T-VOC)、细菌总数。

(4)作业工人生理指标。血氧饱和度、脉搏。

### (二)测试方法

在掌子面隧道宽度、纵深10 m范围设置10个采样点,采样点布置为宽度2排,纵深5排均匀分布,呼吸带高度,避开风管出风口,离墙壁应大于0.5 m。采样测试前,供氧设备需正常运转30 min,达到富氧相对平衡后采样测试。

氧含量测试每10 min 1次,连续监测1个工班4~5 h,计算1个工班均值。

空气质量每10 min监测1次,每次读3个数据,间隔30 s读1个数。连续监测1 h,计算1 h均值。空气细菌总数测定1次10个样品。

掌子面微小环境上下午各测试1次,同时测定洞外大气环境气象参数。

按作业工时分布,测定当班作业工人血氧饱和度、脉搏3次,询问高原反应感受。

### (三)供氧效果评价

(1)富氧效果评价。氧分压提高程度,依据表13-14评估掌子面富氧级别,应达到B级。

(2)空气质量评价。空气质量指标符合卫生标准。

(3)工人生理效应评价。血氧饱和度≥91%,脉搏正常,无头痛。

表 13-14　不同级别高原弥散供氧空间的氧气浓度要求

| 海拔高度(m) | 大气压力 (mmHg) | 大气压力 (kPa) | A级 氧气浓度(%) | A级 生理等效高度(m) | B级 氧气浓度(%) | B级 生理等效高度(m) | C级 氧气浓度(%) | C级 生理等效高度(m) |
| --- | --- | --- | --- | --- | --- | --- | --- | --- |
| 3 000 | 525.8 | 70.1 | >24.3 | <1 800 | 23.2~24.3 | 1 800~2 200 | 22.3~23.2 | 2 200~2 500 |
| 3 500 | 493.2 | 65.8 | >24.7 | <2 200 | 23.4~24.7 | 2 200~2 600 | 22.3~23.4 | 2 600~3 000 |
| 4 000 | 462.2 | 61.6 | >25.0 | <2 600 | 23.6~25.0 | 2 600~3 100 | 22.3~23.6 | 3 100~3 500 |
| 4 500 | 432.9 | 57.7 | >25.3 | <3 000 | 23.8~25.3 | 3 000~3 500 | 22.4~23.8 | 3 500~4 000 |
| 5 000 | 405.2 | 54.0 | >25.5 | <3 500 | 23.9~25.5 | 3 500~4 000 | 22.4~23.9 | 4 000~4 500 |
| 5 500 | 378.7 | 50.5 | >27.3 | <3 500 | 25.5~27.3 | 3 500~4 000 | 23.9~25.5 | 4 000~4 500 |

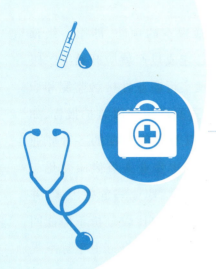

# 第十四章
# 职业健康监护与劳动保护

传统的职业健康监护是指医学监护。它以筛检为主要手段,包括检出新病例、鉴定疾病和限制接触等。从开始接触到出现临床患者的所谓潜隐期内开展医学监护,具有阻断疾病发生发展的作用。1980年美国CDC、NIOSH、OSHA专家讨论会认为健康监护是对接触工人定期的医学—生理学检查,以保护健康和预防与职业有关的疾病。现代职业健康监护是在流行病学疾病监测基础上发展起来的,是流行病学与工业卫生、职业病学相互渗透结合的产物。监护的目的不是鉴定疾病和发现病人,而是预测和防止疾病的发生。为了获得足够的早期医学信息,医学监护必须与职业卫生监测结合进行,即把医学监护与接触控制结合起来,从而提出了健康监护的新概念。它是一种系统地、连续地、有规则地观察某种疾病发生及其影响因素情况的方法,其主要目的为确定疾病的分布和变动趋势,评价防治效果,以便深入调查研究和实施控制措施。监测作为监护的组成部分,按照一定的组织方式收集环境和健康方面的资料。整个监护系统由若干个监测系统组成,从职业性疾病的病因特点出发,进行职业接触危害因素监测和职业性疾病监护。所以,职业健康监护至少由两部分监测组成,即职业性接触监测和职业性疾病或损害监测。

## 第一节 职业健康监护基本原理

职业性疾病是作业人员在劳动环境中接触危害因素所致的健康损害,包括特异性和非特异性损害。作业场所危害因素、超限接触和作业人员健康损害是职业病发病三要素。采取工程控制方法消除危害因素是最根本的预防,即第一级预防。但它主要适用于工程新建或改建的设计阶段,一旦建成投产就应开始第二级预防,即健康监护。健康监护通过系统、连续、有规则地实行职业性接触监测和职业性疾病或损害监测,定期进行接触评定和健康评定,进而产生健康监护报告,如图 14-1 所示。后者应对劳动环境质量、职工健康水平以及可能存在的各种职业病危害因素及其变化趋势做出估测、评价和预报,努力找出作业人员健康变化与劳动环境之间的因果联系和剂量反应关系,帮助确定和证实职业病危害因素,并反作用于工程控制,促进尘毒治理;同时,健康监护资料的纵向比较分析不但能间接反映环境治理效果和个人防护措施的有效性,而且能为评价和修订卫生标准提供科学依据。此外,早期检出作业人群中健康受损的个体,给予进一步诊断治疗(第三级预防),并对就业禁忌证做好识别调离工作,可以达到良好的个体监护效果。因此,职业健康监护有助于及时、不断地识别、评价和控制职业病危害,达到预防职业病、保护职工健康、促进安全生产的目的。

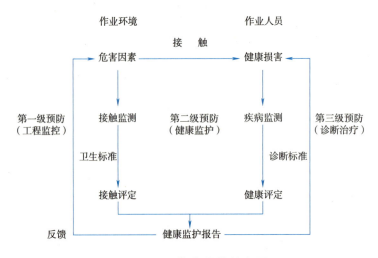

**图 14-1　职业健康监护基本原理**

职业健康监护是一个完整的健康资料收集、分析、反馈系统,其基本步骤为定期收集健康资料、评价和解释健康资料、报告监护结果并采取干预措施。目前较为成功的做法包括三个核心体系:①接触控制。对参建人员接触有害因素的测定和评定,进而控制接触,其中包括毒物、粉尘、噪声的测定。②医学检查。进行健康监护体检、疾病登记和健康评定,从而发现参建人员在接触有害因素的早期健康改变和职业危害,通过对既往的疾病登记和定期健康评定,对接触者的健康做出评估。③信息管理。将以上两项调查的结果记载在职工健康档案和工业卫生档案上,作为信息载体,不断地积累、扩大、分类,并定期计算和处理。

## 第二节 高原职业健康监护特点

在职业人群中进行健康监护,目标疾病和监测指标体系的确立主要根据生产环境中有害因素的种类及其对健康的危害程度来决定,高原环境较为突出的影响因素为高原自然环境因素,其次为生产性有害因素。

### 一、高原自然环境因素

高原地区由于海拔增高,大气压下降,氧分压随之下降,形成低氧环境,肺泡气氧分压和血氧饱和度也随之下降。随着海拔增高,气温也呈递减性下降,形成气候寒冷的高寒地带,见表14-1。

表14-1 海拔高度与氧分压及血氧饱和度的关系

| 海拔高度(m) | 大气压(kPa) | 大气氧分压(kPa) | 气温(℃) | 肺泡气氧分压(kPa) | 血氧饱和度($SaO_2$) |
| --- | --- | --- | --- | --- | --- |
| 0 | 101.3 | 21.2 | 15 | 14.0 | 0.96 |
| 1 000 | 90.7 | 18.7 | 8.5 | 12.0 | 0.94 |
| 2 000 | 80.0 | 16.5 | 2.0 | 9.60 | 0.92 |
| 3 000 | 70.7 | 15.5 | -4.5 | 8.26 | 0.90 |
| 4 000 | 61.3 | 13.1 | -11.0 | 6.67 | 0.85 |
| 5 000 | 54.0 | 11.3 | -17.5 | 6.00 | 0.75 |
| 6 000 | 47.3 | 9.86 | -24.0 | 5.33 | 0.66 |
| 7 000 | 41.3 | 8.66 | -30.5 | 4.67 | 0.60 |
| 8 000 | 36.0 | 7.47 | -37.0 | 4.00 | 0.50 |
| 9 000 | 30.7 | 6.40 | -43.5 | 3.33 | <0.50 |
| 10 000 | 26.7 | 5.47 | -50.0 | — | — |

海拔5 000 m以上地区终年积雪,冰雪光反射率高,加之高原空气干燥、稀薄、净化,水蒸气含量少,日光透过率增强,因而高原紫外线辐射强烈。2002年10月,在海拔4 200 m的青藏铁路铺轨工地,测定了紫外线辐射强度,并与同一纬度不同海拔地区的紫外线强度进行比较,见表14-2。

表 14-2　我国在北纬 36° 线上各地紫外线辐射强度

| 地　区 | 海拔高度(m) | 辐射强度($\mu W/cm^2$) |
|---|---|---|
| 山东青岛市 | 0 | 1 800 |
| 甘肃兰州市 | 1 500 | 2 317 |
| 青海循化县 | 2 000 | 2 517 |
| 青海龙羊峡 | 2 700 | 2 967 |
| 青海河卡乡 | 3 300 | 3 683 |
| 青藏铁路铺轨工地 | 4 200 | 5 372 |

对海拔 4 650 m 昆仑山隧道施工点进行实测结果表明(表 14-3):海拔 4 000 m 以上的青藏铁路,较之海拔 2 800 m 的格尔木市,冬季气温可下降 16~17 ℃,氧分压平均下降 25.5%;与平原相比,气温可下降 26~32 ℃,氧分压平均下降达 44%,紫外线相对强度增加 1~1.5 倍。由此可见,高原自然环境最重要的特点是缺氧,其次为寒冷和强紫外线。

表 14-3　青藏铁路昆仑山隧道大气环境测定

| 月份 | 大气压(kPa) | | 氧分压(kPa) | | 气温(℃) | | 气湿(%) | |
|---|---|---|---|---|---|---|---|---|
| | 昆仑山隧道 | 格尔木 | 昆仑山隧道 | 格尔木 | 昆仑山隧道 | 格尔木 | 昆仑山隧道 | 格尔木 |
| 12 月 | 57.8 | 73.0 | 10.9 | 14.4 | -11.6 | 4.0 | 35.9 | 18.7 |
| 1 月 | 56.4 | 71.1 | 11.0 | 15.1 | -4.1 | 12.9 | 18.9 | 11.3 |
| 2 月 | 57.4 | 71.8 | 11.5 | 15.5 | 5.3 | 9.4 | 13.5 | 9.0 |
| 3 月 | 57.6 | 72.3 | 11.6 | 15.4 | 3.5 | 8.0 | 17.6 | 14.1 |

## 二、高原自然环境因素对人体的影响

高原自然环境因素对人体的影响主要是低氧环境对人体生理机能的影响。高原低氧环境对心血管、微循环、呼吸与氧传递、中枢神经、血液、内分泌、消化、肾功能、营养与代谢、感觉器官、水电解质和酸碱平衡等方面均有重要影响。

(1)呼吸系统。缺氧使动脉氧分压降低,兴奋呼吸中枢,使呼吸加深加快,肺通气量增大,把原来未参与换气的肺泡调动起来,增大肺部呼吸面积,提高氧的弥散,提高肺泡气氧分压,使动脉血氧饱和度增加。因此,凡患有上呼吸道感染、支气管扩张、支气管哮喘、活动性肺结核及矽肺等呼吸系统疾病和肺功能障碍者,均不宜从事高原作业。

(2)循环系统。进入高原,心率随海拔高度的增加而加快,心排出量、肺循环、冠状动脉循环、脑循环、肾循环以及全身的微循环等均发生不同程度的改变,主要是各脏器循环血量大大增加,动脉血氧饱和度低下,严重损坏心、肺、脑、肾等全身系统组织的正常生理功能,从而产生一系列相应症状和体征,如心功能降低、肺水肿、脑水肿等。因此,凡患有器质性心脏病,显著心律失常或静息心率在90次/min以上,曾患过高原肺水肿、高原脑水肿昏迷、症状明显的高原血压异常者,应避免在高原地区工作。

(3)血液及造血系统。进入海拔高度越高,停留高海拔地区时间越长,红细胞数、血红蛋白量、全血比黏度、血浆比黏度、血细胞比容等增加越明显,血液黏滞性增加,导致血流阻力增大,血流速度减慢,组织血流量减少,反而进一步加重组织缺氧。此外,循环阻力增加,加重心脏负荷,促成心室肥大,形成高原心脏病,所有这一切,还增加了血栓形成的危险。因此,红细胞增多症和各种血液病患者,均为高原作业的禁忌对象。

(4)中枢神经系统。高原缺氧使组织的ATP合成减少,神经细胞膜钠泵运转障碍,细胞内钠离子不能移向细胞外,渗透压升高,引起脑细胞水肿;血管壁通透性增高,引起脑间质水肿,从而导致脑昏迷,引起一系列体征和症状,如可使人体对数字记忆能力下降,降低人体嗅觉的兴奋性,不同程度地改变人体的味觉,降低人体视力和听力,改变脑电图相关波形。因此,患有严重神经衰弱、癔症、癫痫及对高原具有严重恐惧等神经心理障碍患者,不宜从事高原作业。

(5)消化系统。高原缺氧对消化系统有着较大的影响且慢性缺氧对消化功能的影响大于急性缺氧的影响。主要表现为抑制唾液、胃液、胰液、肠液和肝脏腺体的分泌,抑制胃肠运动和功能,常常患有高原应激性溃疡和黏膜出血,可并发出血和穿孔。为此,凡患有消化道溃疡及肝脏疾病患者应避免高原作业。

(6)肾脏。轻度缺氧可引起多尿,严重缺氧则引起少尿,且常常出现程度不同的高原性蛋白尿。所以,严重肾脏疾患者,不宜从事高原作业。

(7)内分泌系统。高原缺氧可导致肾上腺、甲状腺、性腺等内分泌功能紊乱,故严重内分泌疾病患者不应从事高原作业。

高原寒冷是仅次于低氧对人体有较大影响的因素,低温使机体代谢率增强,耗氧量增加,毛细血管收缩,血流量减少,同时高原低氧造成的血黏度升高使血液呈现高凝倾向,致使皮肤顺应能力降低,加之高原风速大,增加人体的对流散热,散失的热量比平原更多,上述诸多因素更易促发冻伤。寒冷还容易引起感冒、呼吸道疾病,诱发高原昏迷、高原肺水肿。

短波紫外线(275～180 nm)的穿透能力极低,绝大部分被角膜吸收;长波紫外线(400～320 nm)的穿透能力强,能达到眼的深部,刺激人的角膜和结膜而产生急性角膜炎症,引起雪盲。2002年10月,在海拔4 200 m青藏铁路铺轨施工现场实测紫外线辐射强度,结果显示在230～290 nm波段未检出,在290～475 nm波段范围,紫外线强度随波段延长而增强,见表14-4。白内障的发病与紫外线的辐射强度和总蓄积量有关,我国白内障发病率最高的地区是青藏高原。强烈的紫外线辐射,还易导致日光性皮炎和多形日光疹。

表14-4 青藏铁路施工现场紫外线辐射波段分解

| 波段(nm) | 辐射强度($\mu W/cm^2$) |
| --- | --- |
| 230～290 | 0 |
| 250～350 | 144.4±0.947 |
| 320～400 | 1 852±10.242 |
| 375～475 | 3 376±5.149 |

人们从平原进入高原,机体受高原环境影响,表现为一类适应高原环境的代偿性改变和另一类不适应低氧环境的失代偿性改变。严重高原低氧反应引发的高原肺水肿、高原脑水肿,以及长期低氧环境引发的高原红细胞增多症、高原心脏病将对参建人员身体健康、生命安全构成严重威胁,也将大大降低参建人员的劳动能力和劳动效率。《职业性高原病诊断标准》已将高原肺水肿、高原脑水肿、高原红细胞增多症、高原心脏病等高原病列为法定职业病。

### 三、高原生产有害因素对人体的影响

(一)高原毒物作业

人体在高原低氧环境下,呼吸加深加快,肺通气量增加,尤其从事体力劳动时更加明显,毒物经呼吸道吸收的量也增加。同时心率和心输出量较平原地区明显增加,加速了毒物在体内的吸收和分布。动物实验表明,许多毒物毒性与缺氧有协同作用,随海拔升高毒性增大,见表14-5。

表 14-5　海拔高度与毒性的关系

| 海拔高度 | 苯（mg/m³） | | 一氧化碳（ppm） | |
|---|---|---|---|---|
| （m） | $LC_{50}$ | 增加倍数 | $LC_{50}$ | 增加倍数 |
| 平原 | 51.0 | 0 | 5 718.0 | 0 |
| 2 200 | 33.8 | 0.51 | 3 492.0 | 0.64 |
| 3 400 | 25.6 | 0.99 | 3 076.8 | 0.86 |
| 4 700 | 15.7 | 2.24 | 2 254.4 | 1.54 |

表 14-5 显示，海拔愈高，苯和一氧化碳的毒性愈大，如苯的毒性在海拔 2 200 m 时较平原地区增强 0.51 倍，在海拔 3 400 m 时增强 0.99 倍，在海拔 4 700 m 时增强 2.24 倍。一氧化碳毒性亦呈类似变化。

### （二）高原粉尘作业

高原低氧环境下，人体呼吸加快加深，肺通气量较平原明显增加，粉尘在肺部的沉积机会也相应增加。研究表明，青海高原煤矿工尘肺平均发病工龄较平原地区提前约 5 年，尘肺 I 期晋升 II 期年限平均缩短 4 年，尘肺死亡率较平原高 1 倍以上。

### （三）高原铁路施工生产性有害因素

通过对青藏铁路昆仑山隧道施工环境有毒有害因素进行监测（表 14-6），结果显示昆仑山隧道施工中，较为突出的是粉尘污染，除出渣外，各工况粉尘浓度都超过国家卫生标准，喷锚工况尤其严重。毒物的污染主要集中在放炮后的 CO 和 NO 污染，40 min 仍不能降至国家卫生标准，而《隧道施工规范》规定放炮后 20 min 有害气体浓度必须降到国家卫生标准。施工机械噪声污染也较为严重。

表 14-6　昆仑山隧道施工有毒有害因素监测

| 测点工况 | CO (mg/m³) | NO (mg/m³) | $NO_2$ (mg/m³) | $O_2$ (%) | 粉尘 (mg/m³) | 噪声 [dB(A)] |
|---|---|---|---|---|---|---|
| 掌子面　出渣 | 6.2±0.82 | 0.0 | 0.0 | 19.2±0.04 | 1.7±0.12 | 77.2±17.3 |
| 掌子面　打眼 | 1.6±0.56 | 0.0 | 0.0 | 19.3±0.04 | 4.4±1.04* | 111.6±1.44* |
| 掌子面　放炮 | 45.1±9.48* | 10.6±3.13* | 0.0 | 19.4±0.14 | 47.6±11.6* | — |
| 掌子面　喷锚 | 2.6±0.40 | 0.0 | 0.0 | 19.3±0.00 | 122.7±28.4* | 82.8±5.77 |
| 掌子面　衬砌 | 2.6±0.40 | 0.0 | 0.0 | 19.3±0.0 | 2.0±0.14 | 86.2±0.36* |

＊超过国家卫生标准。

### (四)高原作业体力劳动强度

在高海拔地区长期从事重度体力劳动,极易导致高原心脏病的发生。高原体力劳动心电图指标的变化见表14-7。

表14-7 高原体力劳动心电图指标的变化

| 组别<br>海拔高度(m) | 心电轴变化 | | 右室肥厚检出率(%) |
|---|---|---|---|
| | 右偏检出率(%) | 左偏检出率(%) | |
| 80 平原对照 | 2.9 | 2.9 | 4.3 |
| 2 800 轻劳动 | 16.9 | 6.2 | 3.3 |
| 2 800 重劳动 | 18.5 | 7.4 | 5.5 |
| 4 500 轻劳动 | 42.5 | 4.6 | 11.4 |
| 4 500 重劳动 | 44.2 | 9.3 | 26.7 |

青藏铁路施工期,对线路、桥梁、隧道、铺轨4个工程专业38个重点工种进行体力劳动强度测定,结果根据高原劳动强度指数校正公式计算和判定,重度劳动强度占比较高,有19个工种劳动强度达到Ⅳ级以上,占50%。这些岗位的参建人员是引发高原心脏病的高危人群,需要实施重点监护。与平原地区铁路建设施工相应工种相比,平原铁路施工劳动强度以Ⅱ、Ⅲ级为主,占比80%以上,如图14-2所示。

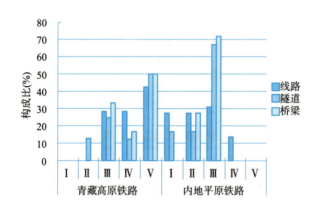

图14-2 高原铁路建设与平原铁路建设施工劳动强度分级比较

## 四、高原职业健康监护重点疾病

高原环境低氧因素导致的高原反应、急性高原病、慢性高原病是严重威胁高原铁路参建人员生命安全、身体健康、降低劳动能力、影响工程进度的主要职业病,所以将职业性高原病作为首要监护疾病;考虑到低氧与生产性粉尘、毒物、物理有害因素的联合作用,经施工现场实测尘、毒、噪声危害仍较严重这一现实情况,因而尘肺病、职业中毒、职业性听力损伤也应作为重要的监护目标疾病体现在系统构成中;此外,由于高原环境紫外线辐射强烈,施工现场多在野外露天,如不注意防护,极易引起光敏性皮炎、眼炎,甚至导致白内障。因此,最终确定重点监护疾病如下:

(1)高原病:急性高原病、慢性高原病。

(2)光敏性皮炎、眼炎。

(3)职业性呼吸系统疾病:尘肺、粉尘性慢性支气管炎、肺功能损害。

(4)职业中毒:CO中毒、$NO_x$中毒。

(5)职业性听力损伤。

## 第三节　高原铁路建设职业健康监护系统

### 一、高原铁路建设职业健康监护系统理论模型

根据高原铁路施工现场高原环境因素、生产性有害因素,以及体力劳动强度因素对参建人员健康影响程度分析,结合《职业病防治法》对职业健康监护的有关要求,确定高原铁路职业健康监护由劳动环境监测系统、职业病监测系统和健康监护信息管理系统三部分构成,如图14-3所示。

### 二、高原铁路建设职业健康监护系统组织构成

高原铁路职业健康监护系统理论模型,由劳动环境监测系统、职业病监测系统、健康监护信息管理系统三部分构成,提出系统的组织构成分成三个层次,依托已建成运行的三级医疗卫生保障体系,最大限度地利用现有的卫生保障资源。即以工程项目分部作为群体划分的基本单元,构成监护系统的第一层,进行危害因素监测点的设置、劳动环境定期监测、病伤登记,作为群体接触评定、健康评定的统计分析基础。以工程局项目部为基本单元构成监护系统的第二层,建立劳动卫生档案和职工健康档案,组建本局系统健康监护信息管理网络,指导项目部实施

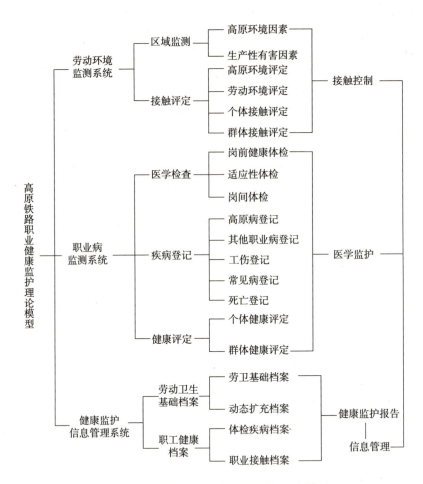

图 14-3 高原铁路职业健康监护理论模型

环境监测,收集环境监测数据,组织实施医学检查、个体健康评定和群体健康评定,进行劳动环境监测数据统计分析,监测数据和医学检查资料录入,向上级部门提交健康监护报告,项目部、项目分部职业健康监护组织系统层次结构如图 14-4 所示。由路内外相关领域专家组成铁路施工健康监护技术指导组,构成监护系统的最高层,指导督促全线健康监护实施,提出建立全线健康监护信息管理系统方案,进行年度全线健康监护评定,评价比较各工程局单位健康监护实施效果,进行职业性高原病鉴定,根据健康监护评定报告结论,提出干预措施建议,进行干预措施效果评价;制定高原作业环境健康监护技术规定,全面建立高原病监控系统。

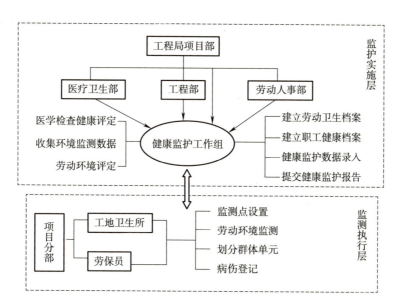

图 14-4　项目部、项目分部职业健康监护组织系统层次结构

### 三、劳动环境监测评估系统

(一)劳动环境监测指标

(1)高原地理气象环境。施工现场海拔高度、气压、氧分压、气温、气湿、紫外线强度。

(2)生产性有害因素。施工现场粉尘、$CO$、$NO_x$、柴油机废气烟尘浓度、噪声强度。

(3)体力劳动强度指标。工种和岗位体力劳动强度指数。

(二)区域监测

区域监测应采用规范化的方法,在作业场所内设定的固定监测点定期进行,用于监测劳动环境中职业病危害因素的浓度或强度。监测周期:气象环境每 10 天监测 1 次,粉尘、毒物每月监测 1 次,噪声每 3 个月监测 1 次。

(三)接触暴露评定

每半年监护周期,汇总分析劳动环境监测数据和职业接触调查资料,进行劳动环境评定和职业接触暴露评定。劳动环境评定,统计各作业群体暴露的高原环境因素数据、作业场所主要职业病危害因素监测数据,以及区域监测率、合格率、测定结果的范围与均值,确定评定分级。职业接触暴露评定,统计各作业群体暴露高原因素和主要职业病危害因素的接触人数、平均年接触量、个体接触合格率、群体接触指数,确定评定分级。

### 四、职业病监测评估系统

职业病监测由医学检查、疾病登记和健康评定三部分组成。医学检查以岗前健康体检、适应性体检、岗间体检三级体检鉴定模式采集周期性健康资料。疾病登记以高原病登记、其他职业病登记、工伤登记、常见病登记、死亡登记采集经常性健康资料。通过个体健康评定和群体健康评定,达到监测作业人员健康损害的目的。

#### (一)三级体检鉴定模式

(1)岗前健康体检。实行高原岗位准入制度,进驻高原前必须完成岗前体检,并建立职工健康档案。岗前健康体检主要为基础生理健康检查,包括一般状况、精神神经系统、心血管循环系统、呼吸系统、消化代谢系统、免疫内分泌系统、血液系统、泌尿生殖系统、骨骼肌肉皮肤系统、眼耳鼻咽喉及视力和听力等生理系统检查项目。岗前体检首先筛除心、肺、肝、肾器质性疾病,血液病、糖尿病、精神病等高原禁忌证。同时筛除年龄超标,体重、血压、心率、呼吸、血常规、肺功能、肝肾功能、心电图严重异常人员。

(2)高原适应性体检。高原列车乘务人员初上高原第一个星期,或第1~3次乘务作业期间进行。常驻人员在岗前体检完成后,进驻海拔2 500~3 000 m基地进行高原习服培训。内容为高原健康教育和高原生理适应性训练。培训1个星期进行高原适应性体检,重点检查血氧饱和度、血常规、心率、呼吸、血压、心电图和高原反应症状。适应性体检重点淘汰生理指标不合格和严重高原反应人员。

(3)岗间体检。在岗期间每3~6个月进行1次血常规检查,每6~12个月进行1次岗间体检。主要指标为高原反应症状、精神状态、体重心率呼吸率、血氧饱和度、内科常规、血常规尿常规、肝肾功能、血脂血糖、肺功能、X线胸部平片、静息心电图、超声心动图、肺动脉压和腹部B超。严格执行血液参数指标、肺动脉高压指标和心脏肥大指标判定标准。岗间体检不符合标准,应及时调离高海拔工作环境。

根据高原环境职业健康监护特点分析,急性高原病和慢性高原病为两个重点监护疾病。岗前健康体检的目的是建立职工健康档案,筛检出不宜进入高原施工的禁忌证个体。适应性体检指标设置针对急性高原病,在 7 天习服期间重点监控急性高原反应,筛检出急性高原反应严重个体。岗间体检指标的设置侧重于监控慢性高原病,根据高原心脏病、高原红细胞增多症发病进程特点,确定岗间体检周期,以适时监控心血管、血液系统动态变化。除慢性高原病外,岗间体检还要对尘肺、职业中毒、噪声性耳聋、紫外线损伤等职业病进行动态监控、筛检。

### (二) 疾病登记

大量经常性的健康变化资料主要来源于经常性的疾病登记,用以掌握群体高原病发病状况,进行工作相关疾病的监控,也为健康评定提供经常性的疾病资料。登记的内容为:①高原病。急性轻症伴有呕吐、高原肺水肿、高原脑水肿、高原衰退症、高原红细胞增多症、高原心脏病。②职业病。尘肺、$CO$、$NO_x$ 中毒、其他职业中毒。③常见病。感冒、肺结核、慢性支气管炎、病毒性肝炎、消化道溃疡病、高血压病、冠心病、脑血管意外、精神病、恶性肿瘤、紫外线皮炎、白内障等。④工伤。劳动部门认定的各类工伤。⑤死亡。登记死亡原因、日期。

### (三) 健康评定

每 6 个月进行一次,参考接触评定结果,对体检和疾病登记资料进行汇总分析,包括个体健康评定和群体健康评定。

(1) 个体健康评定。定期对每个监护对象逐人进行健康评定,内容包括是否诊断为高原病、其他职业病,确定为职业影响人员,有否职业禁忌证,是否重点监护;根据目前综合健康状况和劳动能力鉴定,提出处理意见,包括进一步检查项目,监护周期变更,治疗、脱离原作业等。

(2) 群体健康评定。在个体健康评定和群体接触评定的基础上,进行群体健康评定,即对群体的健康监护资料进行全面的汇总分析和综合评价。评定内容为各种体检项目,包括症状、体征和实验室检查的阳性检出率,其他职业病的发病率、患病率和死亡率,主要常见病的患病率,死亡统计、缺勤统计和工伤统计等,并运用职业流行病学等方法对早期健康损害和工作有关疾病进行分析。群体是汇总评价的基本单位,其划分应既考虑管理的要求,按项目部;又考虑技术的要求,按接触量水平,并应保持长期观察中群体的相对稳定性。

工程局、当地管理部门接到健康监护报告后，认真研究报告中反映的问题，采取相应措施对策，对高原病、职业病危害个体进行诊断治疗或调离原作业岗位，对高原病、职业病严重危害作业环境进行工程治理或加强个人防护措施。以上处理结果通过信息反馈再输入健康监护档案，作为下一监护周期健康监护工作的依据性资料。

铁路建设总指挥部医疗卫生管理部门、国铁集团劳动和卫生部及健康监护技术管理部门，每年综合各工程局接触评定和健康评定材料，进行职业流行病学统计和分析，明确高原病、职业病防治重点，并对各类工程控制措施进行效果评价，及时总结经验，指导全线健康监护工作，提高高原铁路施工卫生保障水平。

## 第四节 高原职业健康监护管理

### 一、高原健康准入制度与医学标准

#### （一）高原健康准入制度

高原铁路建设健康准入制度，就是建立一系列高原生理健康检查评价指标体系，筛查程序方法和关口准入标准，通过岗前健康体检、高原习服适应性体检、岗间健康体检三级关口体检模式，适时筛选出健康状况不适宜高原作业人员，禁止其进入高原工作或及时调离高原工作岗位。

认真实行岗前体检，把好第一道关口，严格高原准入标准。安排人员进驻高原前，首先在原单位驻地进行基础体检筛选，确保健康人员进入高原；基础体检合格人员在海拔 2 500～3 000 m 习服基地接受健康教育和开展高原适应培训 5～7 天，再进行习服适应性体检，进行易感个体预测，调整对高海拔、低氧、低气压较为敏感体质的人员进入高海拔地区。从源头上保证身体健康，能适应高原环境的人员进入施工现场。

及时进行岗间体检。高原恶劣环境对人体的影响是不能完全消除的，且个体差异也较为突出。为保持参建队伍的战斗力，减少不必要的伤亡，进行每年的岗间体检是至关重要的。体检项目包括一般项目、血尿常规、心电图、胸部 X 线、肝功能、肾功能、腹部 B 超等项目，还可进行心脏超声检查。岗间体检的目的是尽早发现慢性高原病和职业有害因素早期损害征象,以及早期高原病患者。对于体检中发现的施工人员生理指标改变,及时进行分析总结,得出结论,在分析总结的基础上,有针对性地采取延长吸氧时间、药物干预、定期轮休、下送轮换、返回内地等有力措施,力争做到将高原环境对人体的损害减小到最低限度,避免因个体差异而造成的伤害。

(二)医学标准

1. 岗前体检标准

年龄≤45岁;体重指数≤30 kg/m²;女性未妊娠;血压收缩压90～140 mmHg,舒张压60～90 mmHg;心率55～100次/min;呼吸频率≤26次/min;肺功能实测值/预期值≥80%;血常规红细胞≤$6.0 \times 10^{12}$/L,红细胞压积≤55%,白细胞≥$3.5 \times 10^9$/L,血小板≥$70 \times 10^9$/L,血红蛋白≤180 g/L;尿常规尿隐血<2+,尿蛋白<2+,尿糖<2+。X线胸透、心电图和超声心电图检查正常。检查中须严格排除高原禁忌证,凡有下列情形之一者不宜从事高原作业。

(1)有明显心脑血管疾病,如高血压(血压增高明显或有靶器官心、脑、肾受损)、冠心病、风湿性心脏病、心肌病、显著心律失常、有过脑血栓或脑出血病史等。

(2)中度以上慢性阻塞性肺疾病,频繁发作的支气管哮喘、支气管扩张症、活动性肺结核、尘肺。

(3)各种类型明显的贫血、血小板减少性紫癜,或其他凝血功能障碍的出血性疾病。

(4)胃、十二指肠溃疡病活动期、急性传染性肝炎、慢性肝炎活动期,其他慢性肝病、脾脏疾病。

(5)急、慢性肾脏疾病炎症活动期或伴有肾功能障碍。

(6)癔症、癫痫、精神分裂症。

(7)糖尿病未获控制、肥胖症。

(8)妊娠期妇女。

(9)现患重症感冒、上呼吸道感染,体温在38 ℃以上或体温在38 ℃以下,但全身及呼吸道症状明显者,在病愈以前,应暂缓进入高原。

(10)曾确诊患过高原肺水肿、高原脑水肿、血压增高明显的高原高血压症、高原心脏病及高原红细胞增多症者。

2. 高原适应性体检标准

海拔 2 500~3 000 m 习服适应基地习服适应 1 个星期体检标准。血压收缩压 90~140 mmHg,舒张压 60~90 mmHg;心率 55~100 次/min;呼吸频率≤26 次/min;红细胞≤$6.0×10^{12}$/L,血红蛋白≤180 g/L,红细胞压积≤55%;血氧饱和度≥90%;急性高原反应轻度以下,或总积分≤10;心电图正常;高原适应指数≥60%(参考指标)。

3. 岗间体检标准

岗间体检符合下列任一条件时,经治疗 1 个月无效或未能恢复正常,应及时调离高原工作岗位。

(1)诊断为重症高原反应:重度急性高原反应伴有体重明显减轻,减重幅度超过 20%。

(2)诊断为高原高血压:平原时血压正常,抵高原后血压持续增高,收缩压≥160 mmHg 及(或)舒张压≥95 mmHg。

(3)诊断为高原肺动脉高压:平原时健康,到高原后出现心血管异常征象,超声心动图检查肺动脉平均压>25 mmHg;或心电图、胸部 X 线检查、超声心动图检查有一项显示有右心增大表现。

(4)诊断为高原红细胞增多:男性 Hb≥210 g/L,女性 Hb≥190 g/L。

(5)肝功能异常:肝肿大,肝功能指标两项以上异常。即谷草转氨酶 AST>80 IU/L 和总胆红素 TBIL>19 mol/L;或谷丙转氨酶 AST>80 IU/L 和总胆红素 TBIL>19 mol/L。

(6)肾功能异常:尿红细胞 2+,或尿蛋白 2+,或肾功能指标两项以上异常。

(7)糖代谢异常:空腹血糖>7.0 mmol/L,且尿糖≥1+。

(8)其他高原禁忌证。

## 二、长期低氧暴露健康监护指标周期

持续长期性高原作业,累积低氧效应可引发以红细胞增多、心脏扩大为特征的慢性高原病,亦可能造成体能下降,肺脏、肝脏、肾脏功能受损引发的高原相关性疾病。长期低氧暴露职业健康监护的关键应当是抓好慢性高原病的预防和治疗,监测早期慢性高原病和高原相关疾病指征,做到防患于未然,控制高原环境对职工长期健康的影响。

## (一)慢性高原病指标

### 1. 红细胞增多症指标

高原铁路长期作业人员,50%血细胞参数指标不合格者,会进一步向严重方向发展。血检验指标必须每3个月监测1次,出现红细胞数 $>6.0\times10^{12}/L$ 和血红蛋白 $>180$ g/L(女 $>160$ g/L),或单项指标血红蛋白 $>210$ g/L(女 $>190$ g/L)应判定不合格。严格执行此项血检验指标合格判定标准,可使高原红细胞增多症得到有效控制。

血红蛋白应作为血液系统重点监测指标,辅之以红细胞计数。监测周期可设定为岗前,岗间3个月、6个月、12个月、18个月、24个月,指标异常升高可先安排观察,3个月不能恢复正常应予转岗。

### 2. 高原心脏病指标

高原铁路长期作业人员,肺动脉平均压 $>25$ mmHg,或心电图、超声心动图检查有1项显示右心增大早期表现应判定为不合格。心电图常规检查每6个月检查一次,作为确认心脏器质病变、心脏功能影响程度的重要指标。

超声心动图应作为心脏的主要监测指标,重点测试肺动脉压、心室和大血管流出道,辅之以心电图。监测周期可设定为岗前,岗间6个月、12个月、18个月、24个月,肺动脉压异常升高伴有右心室指标异常增大,可先安排观察,3个月不能恢复正常应予转岗。

## (二)高原相关疾病指标

岗间体检经常出现肝功能、肾功能、脂代谢等一些重要生理指标的改变,须引起高度关注,见表14-8。

### 1. 肝肾功能损伤

肝功能指标异常发生率较高的是胆红素和血浆蛋白,反映出低氧引起的红细胞和蛋白代谢的增强作用。转氨酶异常率相对低一些,且后期呈恢复之势,血尿素氮和肌酐两项指标异常率未升高,反映出间断性低氧对肝肾功能有轻度影响,未造成严重实质性损伤。但血尿酸异常率大幅度升高,提示注意发生痛风病的可能性。同时考虑到低氧导致的肝细胞通透性增加引起的血清转氨酶代偿性升高,可将转氨酶异常值提高到80 IU/L。

据此,设定肝功能指标重点监测转氨酶和胆红素,每6个月检查一次。转氨酶和胆红素同时异常升高,3个月不能恢复正常应予转岗。设定肾功能监测指标为尿素氮、肌酐、尿酸，辅之以尿液检查，每6个月检查一次。尿素氮和肌酐同时异常升高，伴有尿蛋白异常或尿红细胞异常，或尿酸持续异常升高伴有痛风病临床症状，3个月不能恢复正常应予转岗。

2. 体能衰退

体能的意义在于预示机体有良好的体力和应激能力，可从容抵抗和恢复身心疲劳。体重、肺功能、握力是体能测试的重要指标，指标系统鉴定分析表明，肺功能指标下降明显且肺活量降低异常率随时间逐渐升高，肺活量变动率与右心室内径变动率密切相关，说明肺功能的变化与肺动脉高压有关。体重下降10%以上的达5%。因此，体重、肺功能、握力可作为体能鉴定指标，纳入常规体检项目，每6个月检查一次。体重降低20%以上，或肺活量实测值/预期值<70%，伴有握力下降20%以上，3个月不能恢复正常应予转岗。

表14-8 健康监护重点指标监护周期

| 监护目标疾病 | 监测指标 | | 判定标准 | 监护周期 |
|---|---|---|---|---|
| 慢性高原病 | 红细胞增多症 | 血红蛋白 | 男>180 g/L，女>160 g/L | 3个月、6个月、12个月、18个月、24个月 |
| | | 红细胞 | $>6.0 \times 10^{12}$/L | |
| | 心脏病 | 肺动脉高压 | >20 mmHg | 6个月、12个月、18个月、24个月 |
| | | 超声心动图 | 右心室内径>23 mm，右心室流出道>33 mm | |
| | | 心电图 | 右心增大征象，心电轴右偏>110° | |
| 高原相关疾病 | 肝功能损伤 | 转氨酶 | ALT>60 IU/L，或AST>60 IU/L | 每6个月检查一次 |
| | | 胆红素 | TBIL>19 mol/L | |
| | 肾功能损伤 | 尿素氮 | >8.2 mmol/L | 每6个月检查一次 |
| | | 肌酐 | >140 mol/L | |
| | | 尿酸 | >440 mol/L | |
| | | 尿蛋白 | >0.3 g/L | |
| | | 尿红细胞 | ++ | |
| | 体能衰退 | 体重 | 下降20% | 每6个月检查一次 |
| | | 肺活量 | 实测值/预期值<70% | |
| | | 握力 | 下降20% | |

### 三、高原体力劳动强度分级监控

应用高原体力劳动强度分级监控技术,对高海拔线路、桥梁、隧道、铺轨施工现场的重点工种进行劳动强度适时监控实测,进行岗位劳动强度分级管理。严格执行隧道内 4 h,桥梁、线路、站场 5~6 h 工作日工时制度,每年作业时间不超过 8 个月的工作制度来有效降低体力劳动强度。同时增加机械化施工作业面,大范围减少人工作业,将劳动强度控制在中等强度以下。必须从事大强度劳动时,应采取必要的劳动保护和医学监护,增加劳动和休息交替次数,缩短一次作业持续时间。

### 四、高原劳动组织管理

(1)坚持阶梯升高原则。高原从业人员进入高原或重返高原作业时,应坚持阶梯升高原则,必须在海拔 2 500~3 000 m 基地,采取适宜的高原生理适应方法进行高原适应性习服 5~7 天,体检合格后再进入施工现场,继续习服 5~7 天后开始工作。

(2)坚持轮休、轮换制度。为避免高原持续低氧可能造成的人体器官不可逆损害,应坚持轮休、轮换制度。施工季节宜集中安排在 4~11 月,连续高海拔地区工作 3 个月以上者,应到低海拔区域轮休 2 周。一次在高原连续作业不应超过 8 个月,冬休期间可组织人员前往平原富氧地区休息疗养,将人体生理环境调节至正常状态。连续高原工作 2 年可进行轮换,连续高原工作 3 年或有慢性高原病指征者,必须进行调岗轮换,避免低氧病理性损害出现。

(3)优化劳动组织。高原作业期间要合理安排职工劳动作息时间,控制劳动强度,严格执行工时轮休制度,保障职工有充分的休息、睡眠时间。利用休息期间组织健康教育和文体活动,进行心理疏导,缓解身心负担精神压力。提高高原职工营养配餐标准,达到消除疲劳、增强体质的目的。

(4)落实劳保用品配置。除常规配置的尘毒、噪声作业劳保用品外,根据高原环境特殊需要,制定高原参建人员劳动防护用品配置标准,配备必要的防寒、防风、防紫外线辐射、护目、低压护耳等劳保用品,并指导督促参建人员正确使用。

### 五、高原供氧

高原低氧环境造成机体低氧血症,直接引起各种急慢性高原病,影响高原进驻者的工作和生活。进入海拔 4 000 m 高原地区,有 50% 的人出现不同程度的急性高原缺氧反应;随着时间的延长,慢性缺氧反应也可高达 20%。实践证明,坚持施工人员每日保健性吸氧,能有效防止或减轻急慢性高原反应。隧道施工场所、工作人员集中工作场所,以及职工集中集体居所,可采取集中式管道供氧,保证供氧浓度、质量。人员较少工点工区、职工宿舍,可采用分散式个体供氧器、氧气袋、氧气瓶、流动式氧吧车相结合的方式,持续改善低氧生活工作环境。保证每人每天吸氧不少于 2 h,提高睡眠质量,保障参建人员体力充沛。

## 第五节 高原铁路工程建设劳动保护

为保障高原铁路参建人员的身体健康和保护劳动能力,工程施工单位须在原有劳保用品配制标准的基础上,进一步配制高原特殊条件下的劳动防护用品。

### 一、劳保防护用品配制

#### (一)普通劳保防护用品

根据不同工种按国家规定发放。防治职业病的防尘口罩和防毒口罩(面罩)均应选用电动送风式,根据监测数据,也可选用长管呼吸器、送风头盔、直供氧隔绝式呼吸器等呼吸防护用品。防噪声用品可根据监测数据,选用符合 SNR 值的耳塞、耳罩、帽盔或组合。职业病防治个人防护用品配备可参考表 14-9。

表 14-9 个人防护用品配备建议表

| 单元 | 子单元 | 主要接触岗位 | 主要职业病危害因素 | 个体防护用品配置种类 | 备注 |
| --- | --- | --- | --- | --- | --- |
| 路基工程 | 土方队 | 挖掘机司机 | 噪声、其他粉尘/矽尘 | 耳塞、防尘口罩、防寒帽、防寒手套、防寒服、防寒鞋 | 防尘口罩过滤效率至少满足《呼吸防护用品自吸过滤式防颗粒物呼吸器》(GB 2626—2019)规定的 KN90 级别 |
| | | 装载机司机 | | | |
| | | 自卸车司机 | | | |
| | | 推土机司机 | | | |
| | | 压实机司机 | | | |

续上表

| 单元 | 子单元 | 主要接触岗位 | 主要职业病危害因素 | 个体防护用品配置种类 | 备注 |
|---|---|---|---|---|---|
| 路基工程 | 钻孔、爆破队 | 钻孔工 | 噪声、其他粉尘/矽尘、手传振动 | 耳塞、防振手套、防尘口罩、防寒帽、防寒手套、防寒服、防寒鞋 | 防尘口罩过滤效率至少满足 GB 2626—2019 规定的 KN90 级别 |
| | | 爆破工 | 噪声、矽尘 | 耳塞、防寒帽、防寒手套、防寒服、防寒鞋 | 防尘口罩过滤效率至少满足 GB 2626—2019 规定的 KN90 级别 |
| | 混凝土队 | 混凝土工 | 噪声、手传振动 | 耳塞、防振手套、防寒帽、防寒手套、防寒服、防寒鞋 | — |
| | 电焊 | 电焊工 | 电焊烟尘、锰及其无机化合物、一氧化氮、二氧化氮、一氧化碳、臭氧、电焊弧光、噪声 | 防尘口罩、焊接面罩、焊接手套、焊接防护鞋、焊接防护服、耳塞 | 防尘口罩过滤效率至少满足 GB 2626—2019 规定的 KN95 级别 |
| | 其他 | 普工 | 噪声、水泥粉尘、其他粉尘 | 耳塞、防尘口罩、防寒帽、防寒手套、防寒服、防寒鞋 | 防尘口罩过滤效率至少满足 GB 2626—2019 规定的 KN90 级别 |
| 桥涵工程 | 桥梁工程 | 挖掘机司机 | 其他粉尘/矽尘、噪声 | 耳塞、防尘口罩、防寒帽、防寒手套、防寒服、防寒鞋 | 防尘口罩过滤效率至少满足 GB 2626—2019 规定的 KN90 级别 |
| | | 钻机司机 | 其他粉尘/矽尘、噪声 | 耳塞、防尘口罩、防寒帽、防寒手套、防寒服、防寒鞋 | 防尘口罩过滤效率至少满足 GB 2626—2019 规定的 KN90 级别 |
| | | 氧气切割工 | 铁及其化合物粉尘、噪声 | 耳塞、防尘口罩、防寒帽、防寒手套、防寒服、防寒鞋 | 防尘口罩过滤效率至少满足 GB 2626—2019 规定的 KN90 级别 |
| | | 电焊工 | 电焊烟尘、锰及其无机化合物、一氧化氮、二氧化氮、一氧化碳、臭氧、电焊弧光、噪声 | 防尘口罩、焊接面罩、焊接手套、焊接防护鞋、焊接防护服、耳塞 | 防尘口罩过滤效率至少满足 GB 2626—2019 规定的 KN95 级别 |
| | | 混凝土工 | 噪声、手传振动 | 耳塞、防振手套、防寒帽、防寒手套、防寒服、防寒鞋 | — |
| | | 切割钻孔工 | 矽尘、噪声、手传振动 | 防尘口罩、耳塞、防振手套、防寒帽、防寒手套、防寒服、防寒鞋 | 防尘口罩过滤效率至少满足 GB 2626—2019 规定的 KN95 级别 |
| | | 油漆工 | 苯、甲苯、二甲苯、乙苯、乙酸乙酯、乙酸丁酯 | 防毒面具、防寒帽、防寒手套、防寒服、防寒鞋 | — |
| 隧道工程 | 测量放线 | 技术员 | 矽尘、噪声 | 防尘口罩、耳塞 | 防尘口罩过滤效率至少满足 GB 2626—2019 规定的 KN95 级别 |
| | 钻孔 | 钻孔工 | 矽尘、噪声、手传振动 | 防尘口罩、耳塞、防振手套 | 防尘口罩过滤效率至少满足 GB 2626—2019 规定的 KN95 级别 |

续上表

| 单元 | 子单元 | 主要接触岗位 | 主要职业病危害因素 | 个体防护用品配置种类 | 备注 |
|---|---|---|---|---|---|
| 隧道工程 | 爆破 | 爆破工 | 矽尘、噪声 | 防尘口罩、耳塞 | 防尘口罩过滤效率至少满足 GB 2626—2019 规定的 KN95 级别 |
| | 出渣 | 装载机司机 | 矽尘、一氧化氮、二氧化氮、一氧化碳、噪声 | 防尘口罩、耳塞 | 防尘口罩过滤效率至少满足 GB 2626—2019 规定的 KN95 级别 |
| | | 自卸汽车司机 | 矽尘、一氧化氮、二氧化氮、一氧化碳、噪声 | | |
| | | 出渣工（安全看护） | 矽尘、一氧化氮、二氧化氮、一氧化碳、噪声 | | |
| | 支护 | 喷锚工 | 矽尘、噪声 | 防尘口罩、耳塞 | 防尘口罩过滤效率至少满足 GB 2626—2019 规定的 KN95 级别 |
| | | 立架工（电焊工） | 矽尘、电焊烟尘、铁及其化合物粉尘、锰及其化合物、一氧化氮、二氧化氮、一氧化碳、臭氧、电焊弧光、噪声 | 防尘口罩、焊接面罩、焊接手套、焊接防护鞋、焊接防护服、耳塞 | 防尘口罩过滤效率至少满足 GB 2626—2019 规定的 KN95 级别 |
| | 二次衬砌 | 支架工、防水板工、打混凝土工 | 矽尘、电焊烟尘、铁及其化合物粉尘、锰及其化合物、一氧化氮、二氧化氮、一氧化碳、臭氧、电焊弧光、噪声 | 防尘口罩、焊接面罩、焊接手套、焊接防护鞋、焊接防护服、耳塞 | 防尘口罩过滤效率至少满足 GB 2626—2019 规定的 KN95 级别 |
| | 仰拱 | 仰拱工 | 噪声、矽尘、手传振动 | 耳塞、防尘口罩、防振手套 | 防尘口罩过滤效率至少满足 GB 2626—2019 规定的 KN95 级别 |
| | 附属工程 | 电焊工 | 矽尘、电焊烟尘、铁及其化合物粉尘、锰及其化合物、一氧化氮、二氧化氮、一氧化碳、臭氧、电焊弧光、噪声 | 防尘口罩、焊接面罩、焊接手套、焊接防护鞋、焊接防护服、耳塞 | 防尘口罩过滤效率至少满足 GB 2626—2019 规定的 KN95 级别 |
| | | 混凝土工 | 噪声、手传振动 | 耳塞、防振手套 | — |
| | 防排水工程 | 电焊工 | 矽尘、电焊烟尘、铁及其化合物粉尘、锰及其化合物、一氧化氮、二氧化氮、一氧化碳、臭氧、电焊弧光、噪声 | 防尘口罩、焊接面罩、焊接手套、焊接防护鞋、焊接防护服、耳塞 | 防尘口罩过滤效率至少满足 GB 2626—2019 规定的 KN95 级别 |
| | | 混凝土工 | 噪声、手传振动 | 耳塞、防振手套 | — |
| 轨道工程 | 无砟轨道施工 | 混凝土工 | 噪声、手传振动 | 耳塞、防振手套、防寒帽、防寒手套、防寒服、防寒鞋 | — |

续上表

| 单元 | 子单元 | 主要接触岗位 | 主要职业病危害因素 | 个体防护用品配置种类 | 备 注 |
|---|---|---|---|---|---|
| 轨道工程 | 无砟轨道施工 | 电焊工 | 电焊烟尘、锰及其化合物、一氧化氮、二氧化氮、一氧化碳、臭氧、电焊弧光、噪声 | 防尘口罩、焊接面罩、焊接手套、焊接防护鞋、焊接防护服、耳塞 | 防尘口罩过滤效率至少满足 GB 2626—2019 规定的 KN95 级别 |
| 轨道工程 | 长轨铺设、焊接、放散锁定 | 机械司机 | 噪声 | 耳塞、防寒帽、防寒手套、防寒服、防寒鞋 | — |
| 轨道工程 | 长轨铺设、焊接、放散锁定 | 卸砟车司机 | 矽尘、噪声、全身振动 | 防尘口罩、耳塞、防寒帽、防寒手套、防寒服、防寒鞋 | 防尘口罩过滤效率至少满足 GB 2626—2019 规定的 KN95 级别 |
| 轨道工程 | 长轨铺设、焊接、放散锁定 | 配砟整形车司机 | 矽尘、噪声、全身振动 | 防尘口罩、耳塞、防寒帽、防寒手套、防寒服、防寒鞋 | 防尘口罩过滤效率至少满足 GB 2626—2019 规定的 KN95 级别 |
| 轨道工程 | 长轨铺设、焊接、放散锁定 | 捣固 | 矽尘、噪声全身振动 | 防尘口罩、耳塞、防寒帽、防寒手套、防寒服、防寒鞋 | 防尘口罩过滤效率至少满足 GB 2626—2019 规定的 KN95 级别 |
| 轨道工程 | 长轨铺设、焊接、放散锁定 | 电焊工（铝热焊、闪光焊等） | 电焊烟尘、锰及其化合物、氧化铝粉尘、一氧化氮、二氧化氮、一氧化碳、臭氧、噪声 | 防尘口罩、防强光护目镜、焊接手套、焊接防护鞋、焊接防护服、耳塞 | 防尘口罩过滤效率至少满足 GB 2626—2019 规定的 KN95 级别 |
| 轨道工程 | 长轨铺设、焊接、放散锁定 | 钢轨切割打磨工 | 铁及其化合物粉尘、噪声、手传振动 | 防尘口罩、耳塞、防振手套、防寒帽、防寒手套、防寒服、防寒鞋 | 防尘口罩过滤效率至少满足 GB 2626—2019 规定的 KN90 级别 |
| 站场房建工程 | 土方施工 | 推土机司机 | 噪声、矽尘/其他粉尘 | 耳塞、防尘口罩、防寒帽、防寒手套、防寒服、防寒鞋 | 防尘口罩过滤效率至少满足 GB 2626—2019 规定的 KN95 级别 |
| 站场房建工程 | 土方施工 | 蛙式打夯机/压路机司机 | 噪声、矽尘/其他粉尘 | 耳塞、防尘口罩、防寒帽、防寒手套、防寒服、防寒鞋 | 防尘口罩过滤效率至少满足 GB 2626—2019 规定的 KN95 级别 |
| 站场房建工程 | 土方施工 | 挖掘机司机 | 噪声、矽尘/其他粉尘 | 耳塞、防尘口罩、防寒帽、防寒手套、防寒服、防寒鞋 | 防尘口罩过滤效率至少满足 GB 2626—2019 规定的 KN95 级别 |
| 站场房建工程 | 土方施工 | 自卸车司机 | 噪声、矽尘/其他粉尘 | 耳塞、防尘口罩、防寒帽、防寒手套、防寒服、防寒鞋 | 防尘口罩过滤效率至少满足 GB 2626—2019 规定的 KN95 级别 |
| 站场房建工程 | 混凝土施工 | 混凝土工 | 噪声、手传振动 | 耳塞、防振手套、防寒帽、防寒手套、防寒服、防寒鞋 | — |
| 站场房建工程 | 路面施工 | 路面摊铺 | 石油沥青烟 | 防尘口罩、防寒帽、防寒手套、防寒服、防寒鞋 | 防尘口罩过滤效率至少满足 GB 2626—2019 规定的 KN95 级别 |
| 站场房建工程 | 路面施工 | 路面锯缝、封缝 | 其他粉尘、噪声、手传振动 | 耳塞、防振手套、防寒帽、防寒手套、防寒服、防寒鞋 | — |
| 站场房建工程 | 路面施工 | 路面压实工 | 噪声 | 耳塞、防振手套、防寒帽、防寒手套、防寒服、防寒鞋 | — |

续上表

| 单元 | 子单元 | 主要接触岗位 | 主要职业病危害因素 | 个体防护用品配置种类 | 备注 |
|---|---|---|---|---|---|
| 站场房建工程 | 装修 | 装修工 | 大理石粉尘/矽尘、噪声、手传振动 | 防尘口罩、耳塞、防振手套 | 防尘口罩过滤效率至少满足GB 2626—2019规定的KN90级别 |
| | | 刷漆工 | 苯、甲苯、二甲苯、乙苯、乙酸乙酯、乙酸丁酯 | 防毒面具、防寒帽、防寒手套、防寒服、防寒鞋 | — |
| | 其他 | 普工 | 其他粉尘/矽尘、噪声、手传振动 | 防尘口罩、耳塞、防振手套、防寒帽、防寒手套、防寒服、防寒鞋 | 防尘口罩过滤效率至少满足GB 2626—2019规定的KN90级别 |
| 大临工程 | 铺轨基地 | 硫黄锚固工 | 二氧化硫、噪声 | 防毒面具、耳塞、防寒帽、防寒手套、防寒服、防寒鞋 | — |
| | 轨枕预制场 | 混凝土工 | 噪声、手传振动 | 耳塞、防振手套、防寒帽、防寒手套、防寒服、防寒鞋 | — |
| | T梁制存梁场 | 电焊工 | 电焊烟尘、锰及其无机化合物、一氧化氮、二氧化氮、一氧化碳、臭氧、电焊弧光、噪声 | 防尘口罩、焊接面罩、焊接手套、焊接防护鞋、焊接防护服、耳塞 | 防尘口罩过滤效率至少满足GB 2626—2019规定的KN95级别 |
| | | 混凝土工 | 噪声、手传振动 | 耳塞、防振手套、防寒帽、防寒手套、防寒服、防寒鞋 | — |
| | 混凝土拌和站 | 装载机司机 | 矽尘、噪声 | 防尘口罩、耳塞、防寒帽、防寒手套、防寒服、防寒鞋 | 防尘口罩过滤效率至少满足GB 2626—2019规定的KN95级别 |
| | | 控制室 | 矽尘 | 防尘口罩、防寒帽、防寒手套、防寒服、防寒鞋 | 防尘口罩过滤效率至少满足GB 2626—2019规定的KN95级别 |
| | | 清扫工 | 矽尘、噪声 | 防尘口罩、耳塞、防寒帽、防寒手套、防寒服、防寒鞋 | 防尘口罩过滤效率至少满足GB 2626—2019规定的KN95级别 |
| | 填料集中拌和站 | 装载机司机 | 矽尘、噪声 | 防尘口罩、耳塞、防寒帽、防寒手套、防寒服、防寒鞋 | 防尘口罩过滤效率至少满足GB 2626—2019规定的KN95级别 |
| | | 控制室 | 矽尘 | 防尘口罩、防寒帽、防寒手套、防寒服、防寒鞋 | 防尘口罩过滤效率至少满足GB 2626—2019规定的KN95级别 |
| | | 清扫工 | 矽尘、噪声 | 防尘口罩、耳塞、防寒帽、防寒手套、防寒服、防寒鞋 | 防尘口罩过滤效率至少满足GB 2626—2019规定的KN95级别 |

续上表

| 单元 | 子单元 | 主要接触岗位 | 主要职业病危害因素 | 个体防护用品配置种类 | 备注 |
|---|---|---|---|---|---|
| 大临工程 | 钢筋加工厂 | 钢筋笼 $CO_2$ 保护焊 | 电焊烟尘、锰及其化合物、一氧化氮、二氧化氮、一氧化碳、臭氧、电焊弧光、噪声 | 防尘口罩、焊接面罩、焊接手套、焊接防护鞋、焊接防护服、耳塞 | 防尘口罩过滤效率至少满足 GB 2626—2019 规定的 KN95 级别 |
| | | 钢筋笼电焊 | | | |
| | | 钢筋弯曲 | 噪声 | 耳塞、防寒帽、防寒手套、防寒服、防寒鞋 | — |
| | | 钢筋切断、调直 | 噪声 | | — |

### (二)防寒防风防雨备品(表 14-10)

表 14-10 防寒防风防雨备品

| 防护部位 | 防护用品 | 发放数量 | 发放周期 |
|---|---|---|---|
| 头 | 防寒帽 | 1 顶/人 | 2 年 |
| | 防风镜 | 1 付/人 | 2 年 |
| | 护耳 | 1 付/人 | 1 年 |
| 身体 | 防寒大衣 | 1 件/人 | 2 年 |
| | 防寒服 | 1 套/人 | 1~2 年 |
| | 雨具 | 1 套/人 | 2 年 |
| | 围巾 | 1 条/人 | 2 年 |
| | 电热褥 | 1 条/人 | 3 年 |
| 手 | 防寒手套 | 1 付/人 | 1~2 年 |
| | 防冻防裂膏 | 4 瓶/人 | 1 年 |
| 脚 | 防寒鞋 | 1 双/人 | 1~2 年 |
| | 护腿 | 1 付/人 | 1~2 年 |
| | 雨靴 | 1 双/人 | 2 年 |
| | 毛毡鞋垫 | 4 付/人 | 1 年 |

### (三)防紫外线备品(表 14-11)

表 14-11 防紫外线备品

| 防护部位 | 防护用品 | 发放数量 | 发放周期 |
|---|---|---|---|
| 皮肤 | 防晒油 | 4 瓶/人 | 1 年 |
| 头 | 遮阳帽 | 1 顶/人 | 1 年 |
| 眼睛 | 有色眼镜 | 1 付/人 | 2 年 |

## 二、劳动防护用品技术要求

### （一）防寒大衣、防寒服

防寒性能应达到《劳动防护服防寒保暖要求》（GB/T 13459—2008）中总保暖量 6.0 Kcal 的要求。

### （二）防寒帽、防寒手套、护耳

材质选用动物反毛皮，可参考《手部防护　防寒手套》（GB/T 38304—2019）。

### （三）防寒鞋、护腿

选用牛皮面、毛毡棉内衬。

### （四）有色眼镜

镜片对紫外线的透过性能应达到《职业眼面部防护　焊接防护　第 1 部分 焊接防护具》（GB/T 3609.1—2008）中遮光号 4 的要求，颜色宜选灰绿色。质量按《个人用眼护具技术要求》（GB 14866—2006）的要求执行。

### （五）防晒油

卫生及理化指标应达到《劳动护肤剂通用技术条件》（GB/T 13641—2006）的要求，防晒因子≥20。

### （六）防冻防裂膏

卫生及理化指标应达到《劳动护肤剂通用技术条件》（GB/T 13641—2006）的要求，防裂性能应达到附录 A 中高效的级别要求。

### （七）安全职业卫生防护用品

对于生产中必不可少的安全帽、安全带、绝缘护品、防毒面具、防尘口罩、防噪声耳塞等劳保防护用品，必须根据特定工种的要求配备齐全，选购时必须查明"三证"和"一标志"，即"生产许可证""产品合格证""安全鉴定证"和"安全标志"。对于国家未列入"生产许可证"管理范围的劳动防护用品（除药品和保健食品外），一律根据国铁集团的要求采取"铁路产品许可证"制度进行质量管理。

## 三、个体供氧装备

实践证明，坚持参建人员每日吸氧 1～2 h，能有效地防止或减轻急慢性高原病的发生。在施工工地、装载机驾驶室和挖掘机驾驶室配置供氧装备，保证每人每天吸氧不少于 2 h，可有效降低高原病的发病率，保障参建人员充沛的体力。

## 第六节　用人单位职业卫生基础建设主要内容及检查方法

高原工程建设中需要按照国家法律法规标准开展职业卫生管理,尽量避免职业病的发生。在工程建设的全过程须严格遵守法律法规及规章的要求,按照《用人单位职业卫生基础建设主要内容及检查方法》,从责任体系、规章制度、管理机构、前期预防、工作场所管理、职业病防护设施、个人防护、教育培训、健康监护、应急管理等 10 个方面做好职业卫生各项管理工作。具体见表 14-12。

表 14-12　用人单位职业卫生基础建设主要内容及检查方法

| 项目 | 主要内容 | 检查方法 | 检查结果 |
| --- | --- | --- | --- |
| 1 责任体系 (B001) | 建立职业病防治责任制度 | 查阅书面文件的职业病防治责任制度。责任制度应包括主要负责人、分管负责人、管理人员以及劳动者等各类人员的职业病防治职责和义务,还应包括职业卫生领导机构、职业卫生管理部门以及用人单位其他相关管理部门在职业卫生管理方面的职责和要求 | |
| 2 规章制度 (B002) | 建立健全职业卫生管理制度 | 查阅书面文件的职业卫生管理制度。管理制度包括警示与告知制度、申报制度、宣传教育培训制度、防护设施维护检修制度、防护用品管理制度、监测及评价管理制度、职业卫生"三同时"管理制度、职业健康监护及其档案管理制度、职业病危害事故处置与报告制度、应急救援与管理制度、岗位职业卫生操作规程等《工作场所职业卫生监督管理规定》要求的管理制度。重点检查制度的针对性和落实情况 | |
| 3 管理机构 (B003) | 3.1　设置或指定职业卫生管理机构 | 查阅用人单位相关文件,文件应明确设置或指定职业卫生管理机构或者组织,并检查机构或组织工作开展情况 | |
| | 3.2　配备专职或兼职职业卫生管理人员 | 查阅文件,危害严重或劳动者超过 100 人的用人单位应当配备专职的职业卫生管理人员;其他存在职业病危害的用人单位,劳动者在 100 人以下的,应当配备专职或者兼职的职业卫生管理人员,并当面核实管理人员的工作情况 | |
| | 3.3　建立健全职业卫生档案 | 档案内容应当包括职业病防治责任制文件;职业卫生管理规章制度与操作规程;工作场所职业病危害因素种类清单、岗位分布以及作业人员接触情况等资料;职业病防护设施、应急救援设施基本信息,以及配置、使用、维护、检修与更换等记录;工作场所职业病危害因素检测、评价报告与记录;职业病防护用品配备、发放、维护与更换等记录;主要负责人、职业卫生管理人员和职业病危害严重工作岗位的劳动者等相关人员职业卫生培训资料;职业病危害事故报告与应急处置记录;劳动者职业健康检查结果汇总资料,存在职业禁忌、职业健康损害或者职业病的劳动者处理和安置情况记录;建设项目职业卫生"三同时"有关技术资料,以及备案、审核、审查或者验收等有关回执或者批复文件;职业病危害项目申报等有关回执或者批复文件等《工作场所职业卫生监督管理规定》要求的档案 | |

续上表

| 项目 | 主要内容 | 检查方法 | 检查结果 |
|---|---|---|---|
| 4<br>前期预防<br>（B004） | 4.1 职业病危害项目申报 | 查阅安监部门申报回执,重要事项变更是否及时进行变更申报 | |
| | 4.2 建设项目预评价报告经安监部门审核通过 | 检查用人单位 2012 年 6 月 1 日后即《建设项目职业卫生"三同时"监督管理暂行办法》颁布以来新建、改建、扩建和技术改造、技术引进建设项目(首先查建设项目清单)职业病危害预评价报告及批复 | |
| | 4.3 职业病危害严重的建设项目,其防护设施设计经过安监部门审查 | 检查用人单位 2012 年 6 月 1 日后即《建设项目职业卫生"三同时"监督管理暂行办法》颁布以来新建、改建、扩建和技术改造、技术引进建设项目职业病防护设施设计专篇审查及有关批复 | |
| | 4.4 建设项目竣工时,职业病危害控制效果评价报告经安监部门审核通过,职业病防护设施经安监部门验收合格 | 检查用人单位 2012 年 6 月 1 日后即《建设项目职业卫生"三同时"监督管理暂行办法》颁布以来新建、改建、扩建和技术改造、技术引进建设项目职业病危害控制效果评价报告及验收批复 | |
| | 4.5 优先采用有利于职业病防治和保护劳动者健康的新技术、新工艺和新材料 | 综合评估用人单位的工艺、技术、装备和材料的先进水平(与现阶段国内同类用人单位相比,工艺、技术、装备和材料较为先进,主要考虑密闭化、机械化、自动化、低毒或无毒原料等因素) | |
| | 4.6 不生产、经营、进口和使用国家明令禁止的可能产生职业病危害的设备和材料 | 监管机构查阅最新国家产业政策文件(国家发改委公布的《产业结构调整指导目录》和工信部相关行业准入条件),并进行核对 | |
| | 4.7 对有危害的技术、工艺和材料隐瞒其危害而采用;主要原材料有 MSDS(物质安全数据表) | 主要检查原辅材料的有毒有害成分是否明确(检查用人单位对供应商有无提出书面要求,且供应商是否提供) | |
| | 4.8 可能产生职业病危害设备有中文说明书 | 现场查看有无中文说明书 | |
| | 4.9 在可能产生职业病危害的设备的醒目位置设置警示标识和中文警示说明 | 依据《工作场所职业病危害警示标识》和《高毒物品作业岗位职业病危害告知规范》,现场查看主要产生粉尘、有毒物质或放射性的设备,有无警示标识、中文警示说明和告知卡(重点检查存在矽尘、石棉粉尘、高毒和放射性物质危害的设备) | |
| | 4.10 使用、生产、经营产生职业病危害的化学品,有中文说明书 | 现场查看原料包装,有没有中文说明书 | |

续上表

| 项目 | 主要内容 | 检查方法 | 检查结果 |
|---|---|---|---|
| 4<br>前期预防<br>（B004） | 4.11 使用放射性同位素和含有放射性物质材料的，有中文说明书 | 现场检查（《电离辐射防护与辐射源安全基本标准》豁免的放射性同位素除外） | |
| | 4.12 不得转嫁职业病危害的作业给不具备职业病防护条件的单位和个人 | 查阅有关用人单位文件和外包合同是否明确职业卫生管理责任，重点检查劳务派遣用工单位职业卫生管理状况，是否落实劳动合同告知、职业健康监护与个体防护用品发放等情况 | |
| 5<br>工作场所管理<br>（B005） | 5.1 工作场所职业病危害因素的强度或者浓度符合国家职业卫生标准 | 查阅检测报告（关注检测时工况与气象条件），重点检查矽尘、石棉粉尘、高毒物品和放射性物质浓度或强度达标情况 | |
| | 5.2 有害和无害作业分开 | 主要检查接触矽尘、石棉粉尘、高毒物质岗位是否与其他岗位隔离，接触有毒有害岗位与无危害岗位是否隔开；有毒物品和粉尘的发生源是否布置在操作岗位下风侧 | |
| | 5.3 工作场所与生活场所分开，工作场所不得住人 | 现场检查 | |
| | 5.4 可能发生急性职业病危害事故的有毒、有害工作场所，设置报警装置 | 按照《工作场所有毒气体检测报警装置设置规范》要求的设置要求进行现场检查 | |
| | 5.5 可能发生急性职业病危害事故的有毒、有害工作场所，配置现场急救用品 | 现场检查（可参考《工业企业设计卫生标准》） | |
| | 5.6 可能发生急性职业损伤的有毒、有害工作场所，配置冲洗设备 | 在酸、碱作业场所必须配备应急喷淋洗眼器，保证一旦发生事故，劳动者及时获得冲洗 | |
| | 5.7 放射工作场所配置安全连锁与报警装置 | 现场检查 | |
| | 5.8 一般有毒作业场所设置黄色区域警示线、高毒作业场所设置红色区域警示线 | 现场检查 | |

续上表

| 项目 | 主要内容 | 检查方法 | 检查结果 |
|---|---|---|---|
| 5<br>工作场所管理<br>（B005） | 5.9 专人负责职业病危害因素日常监测 | 查阅用人单位监测记录或报告，重点检查粉尘与高毒物品日常监测 | |
| | 5.10 按规定每年至少一次对工作场所职业病危害因素进行检测 | 查阅用人单位有具有资质机构出具的检测报告，并注重检查检测点是否满足《工作场所空气中有害物质监测的采样规范》选点原则与数量要求 | |
| | 5.11 职业病危害严重用人单位每三年至少进行一次职业病危害现状评价 | 重点检查职业病危害严重且未开展过职业卫生"三同时"的用人单位在《工作场所职业卫生监督管理规定》颁布后是否开展现状评价情况 | |
| | 5.12 在醒目位置公布有关职业病防治的规章制度和操作规程 | 现场检查核实公告栏 | |
| | 5.13 产生严重职业病危害作业岗位，在其醒目位置设置警示标识和中文警示说明 | 重点检查存在矽尘、石棉粉尘、高毒和放射性物质的岗位 | |
| | 5.14 签订劳动合同，并在合同中载明可能产生的职业病危害及其后果；并载明职业病防护措施和待遇 | 抽查劳动合同是否有相关条款进行告知，或者有没有补充合同或专项合同 | |
| | 5.15 在醒目位置公布职业病危害事故应急救援措施 | 仅针对可能产生急性中毒工作场所进行现场检查 | |
| | 5.16 作业场所职业病危害因素监测、评价结果告知 | 检查通过公告栏、书面通知或其他有效方式告知情况，现场询问3名劳动者 | |
| | 5.17 告知劳动者职业健康检查结果 | 现场选择劳动者3名，进行询问核实 | |
| | 5.18 对于患职业病或职业禁忌证的劳动者，企业应告知本人 | 如存在职业病或职业禁忌，抽查询问1名存在职业禁忌劳动者 | |
| 6<br>职业病防护设施<br>（B006） | 6.1 职业病防护设施台账齐全 | 现场查阅台账 | |
| | 6.2 职业病防护设施配备齐全 | 重点检查矽尘、石棉粉尘、高毒或放射性工作场所的设施配备情况 | |

续上表

| 项目 | 主要内容 | 检查方法 | 检查结果 |
|---|---|---|---|
| 6 职业病防护设施（B006） | 6.3 职业病防护设施有效 | 查阅设施设计方案、检测报告，并现场测量 | |
| | 6.4 及时维护、定期检测职业病防护设施 | 查阅维修和检测记录 | |
| 7 个人防护（B007） | 7.1 有个人职业病防护用品采购计划，并组织实施 | 查阅个人职业病防护用品采购发票 | |
| | 7.2 按标准配备符合防治职业病要求的个人防护用品 | 查阅防护用品的生产许可证、产品合格证和特种劳动防护用品安全标志以及产品说明书。配备标准参照《个体防护装备选用规范》 | |
| | 7.3 有个人职业病防护用品发放登记记录，并及时更换个人职业病防护用品 | 现场查阅，有无个人领用和更换签字 | |
| | 7.4 劳动者正确佩戴、使用个人防护用品 | 现场检查，记录未按要求佩戴劳动者数量 | |
| 8 教育培训（B008） | 8.1 用人单位的主要负责人和职业卫生管理人员接受职业卫生培训 | 核查培训证书（可对主要负责人和管理人员进行考试） | |
| | 8.2 对上岗前的劳动者进行职业卫生教育培训 | 检查培训记录，特别是接触危害岗位劳动者的培训 | |
| | 8.3 定期对在岗期间的劳动者进行职业卫生教育培训 | 检查培训记录，特别是接触危害岗位劳动者的培训（现场抽考3名劳动者） | |
| 9 健康监护（B009） | 9.1 按规定组织上岗前的职业健康检查 | 检查劳动合同和上岗前职业健康监护档案 | |
| | 9.2 按规定组织在岗期间的职业健康检查 | 检查在岗劳动者档案和职业健康监护档案，重点检查体检项目与体检周期是否满足《职业健康监护技术规范》标准要求 | |
| | 9.3 按规定组织离岗时的职业健康检查 | 检查离岗劳动者档案和职业健康监护档案 | |
| | 9.4 禁止有职业禁忌证的劳动者从事其所禁忌的作业；调离并妥善安置有职业健康损害的劳动者 | 检查有关劳动者调岗记录，抽查1~3名有职业健康损害的劳动者有无调令 | |

续上表

| 项目 | 主要内容 | 检查方法 | 检查结果 |
|---|---|---|---|
| 9 健康监护 (B009) | 9.5 未进行离岗职业健康检查,不得解除或者终止劳动合同 | 检查离岗劳动者劳动合同,不进行职业健康检查,自愿离岗者应有书面签字或单位说明记录 | |
| | 9.6 如实、无偿为劳动者提供职业健康监护档案复印件 | 查阅劳动合同有关制度,以及现场询问劳动者 | |
| | 9.7 对遭受急性职业病危害的劳动者进行健康检查和医学观察 | 查阅有关制度、报销单据 | |
| | 9.8 禁止安排未成年工从事接触职业病危害的作业 | 查阅劳动合同,现场抽查劳动者 | |
| | 9.9 不安排孕期、哺乳期的女职工从事对本人和胎儿、婴儿有危害的作业 | 依据《女职工劳动保护特殊规定》,现场抽查询问3名女职工 | |
| | 9.10 对从事接触职业病危害的作业劳动者,给予适当岗位补贴 | 查阅发放和领取记录 | |
| 10 应急管理 (B010) | 10.1 建立健全急性职业病危害事故应急救援预案 | 本项目针对存在急性中毒风险的用人单位,急性职业病危害事故应急救援预案应明确责任人、组织机构、事故发生后的疏通线路、技术方案、救援设施的维护和启动、救护方案等(检查包括特殊应急救援药品的准备、没有救援条件的单位是否与最近有救援条件的医疗单位签订救援协议等) | |
| | 10.2 定期维护应急救援设施,并保证其完好 | 现场查看有关记录 | |
| | 10.3 定期演练职业病危害事故应急救援预案 | 查阅演练记录 | |
| | 10.4 发生急性职业病危害事故应及时向所在地安监部门等有关部门报告 | 查阅报告情况 | |
| 总计 (60项) | 合格_____项,不合格_____项,合格率_____% | | |

检查时间:_____年___月___日　　检查人签字:_____、_____　　检查单位负责人签字:_____

# 第五篇
# 传染病预防和控制

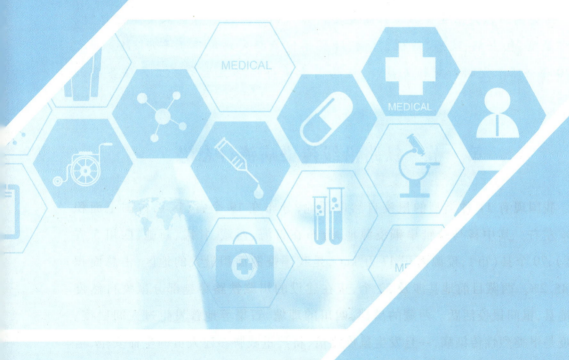

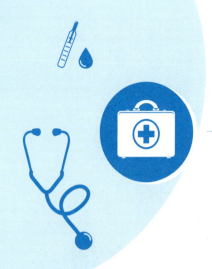

# 第十五章

# 高原铁路建设传染病防控策略

传染病防控是卫生保障工作的重要内容。高原地区特殊的人文地理环境，使得鼠疫、包虫病、流感、结核、菌痢、肝炎等传染病发病率高于平原地区，加之2020年全球暴发的新冠肺炎疫情，这些因素使得铁路卫生防疫工作任务更加艰巨。

## 第一节 铁路沿线传染病流行态势

我国现有11种类型的鼠疫自然疫源地，分布在19个省（区），占国土面积15%左右。其中喜马拉雅旱獭疫源地，分布在青海、西藏、甘肃、新疆、四川5省（区），70个县（市），疫源面积47万 $km^2$，是我国疫源面积最大的地区，占总面积的45.2%。西藏目前地县涉及52个，正在建设的川藏铁路穿越部分鼠疫自然疫源地县，鼠间鼠疫活跃。西藏的昌都，四川的理塘、石渠等地曾发生过人间鼠疫。鼠疫是甲类烈性传染病，一旦发生鼠疫疫情，将严重威胁参建人员的生命安全，给高原铁路工程建设造成重大损失。

西藏高原地区地广人稀、交通不便，医疗防疫力量薄弱，区域内流行的传染病有数十种之多。西藏东南部多为高山宽谷、峡谷地带，江河众多是主要农区、半农半牧区，常流行流脑、疟疾、钩体病、恙虫病、包虫病、Q热等。调查显示，当地农牧区以流感、菌痢、肝炎、结核、布鲁氏菌病、包虫病等多见，以呼吸道、消化道传染病为主。这些传染病可能对铁路参建人员身体健康造成严重影响。

面对高原铁路施工环境传染病流行现状，必须以动物源性传染病鼠疫、包虫病,呼吸道传染病新冠肺炎、肺结核、流感,消化道传染病感染性腹泻、肝炎,性传播传染病艾滋病为防控重点,建立健全疾病控制管理体系机制,有效防控传染病的发生与传播。

# 第二节　传染病防控

高原铁路建设传染病防控应以防控鼠疫、新冠肺炎、结核病、包虫病等重点传染病疫情为主导,坚持早期预防、及时预警、快速反应、有效控制的原则;坚持预防与应急并重,常态与非常态结合,着力推进防控措施不断完善。重点做好施工营地卫生学勘察,建立工区传染病防控机制,严格落实食品安全和饮用水卫生管理制度,开展工区爱国卫生运动,大力整治工区环境卫生等工作。

## 一、完善工区传染病防控机制

参建单位以工程项目部为基点建立传染病防控机制,保障在工区传染病防控过程中发挥基础支撑作用。

### (一)传染病病例监测报告制度

根据国家发布的突发传染病和当地季节性传染病疫情,以鼠疫、新冠肺炎、结核病、包虫病为重点,建立针对急性传染病流行病例的监测报告制度。开展参建人员因病缺勤、就医诊疗报告工作,监测预警参建人员中传染病发病情况,如鼠疫、新冠肺炎、感染性腹泻、病毒性肝炎、肺结核、流感、包虫病、艾滋病等,以便提前进行干预处理。

### (二)发病症状监测报告制度

突发传染病疫情和季节性重点传染病流行期间,项目部卫生所应在重点区域设立症状监测哨点,建立人员症状监测报告制度,针对高危险人群和来自疫区人员进行发病症状监测登记工作,如发热、腹泻、呼吸道症状等,建立常规症状分析曲线图,及早发现并控制传染病暴发并向当地疾病部门报告。

### (三)传染病排查制度

当参建人员中发生重大传染病或有可能发生暴发与流行时,在工区和宿舍等区域设置排查岗哨,增派专职人员对上班和进入宿舍区的职工进行检查,建立职工传染病排查制度。发现疑似病例立即送诊,隔离治疗,及早发现和控制传染源。

### (四)职工传染病隔离区制度

项目部卫生所应设置隔离病房,配备病床、医疗器械药品,防护消毒用品,电暖通信设备等。工区隔离病房应独立设置,距营区主体位置大于 50 m,处于营区下风向。重大传染病疫情发生时,在高风险工区可自建医学观察区,按地方防控部门要求,供参建人员中需要隔离观察的疑似传染病例或轻型病例隔离治疗时使用,最大限度就近、及时、严格、高效地控制传染源,减少传染病在参建人员中传播的速度,有效控制暴发和向居民中扩散。

## 二、加强食品安全和饮用水卫生管理

注重生活饮用水和食品安全监督,防止水污染和食物中毒的发生。建立职工食堂,取得食品经营许可证,健全食品安全管理岗位责任制,实行集中定点采购食品原料,保鲜下送,保证优质无腐败食品进入食堂,杜绝食物中毒的发生。加强水源保护,防止人为或自然环境造成污染。饮用水源定期检测,不合格水源应经处理净化达到卫生标准后方可饮用。

## 三、大力整治工区环境卫生

加大健康教育宣传力度,广泛开展工区爱国卫生运动,大力整治工区营地环境卫生,严格生活垃圾、粪便污水无害化处理,开展经常性的灭鼠活动,消除鼠、蟑、蚊、蝇等病媒生物滋生条件。营地四周设置围栏防鼠网。

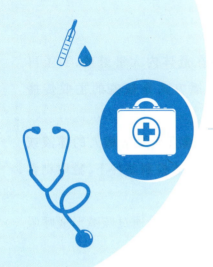

# 第十六章
# 高原铁路建设常见传染病防控

根据复杂多变的高原施工环境、铁路沿线传染病流行态势,以及施工营地生产、生活条件,必须以动物源性传染病鼠疫、包虫病,呼吸道传染病新冠肺炎、肺结核、流感,消化道传染病感染性腹泻、肝炎,性传播传染病艾滋病为防控重点,建立健全卫生防疫管理体系机制,有效防控传染病的发生与传播。

## 第一节 动物源性传染病

### 一、鼠 疫

鼠疫是由鼠疫耶尔森菌引起的一种发病急、病程短、传染性强和病死率高的甲类烈性传染病,以高热、衰竭、出血倾向、淋巴结肿大、肺部特殊炎症为主要临床表现,病死率30%~100%。西藏历史上,曾多次发生鼠疫大流行。近20多年来,青藏两省区也发生了多起人间鼠疫,给人民生命财产造成严重损失。

(一)流行病学

1. 传染源

鼠疫是一种自然疫源性疾病,传染源为鼠类及其他啮齿类动物,狼、狐、羊、兔也可能成为传染源。西藏地区传染源主要为喜马拉雅旱獭,储存宿主以旱獭和黄鼠最为重要。西藏旱獭密度指数为1~2,往往4~6只成群生活在一组洞穴中,10月份冬眠,感染后可越冬至来年春天发病,再感染幼鼠,对鼠疫自然疫源地的形成和鼠疫耶尔森菌延续均起到重要作用。

2. 传播途径

(1) 经鼠蚤传播。鼠蚤吸取含病菌鼠血,病菌在蚤体内大量繁殖,当蚤再吸血时注入动物或人体内。此种鼠→蚤→人的传播方式是鼠疫的主要传播方式。

(2) 经皮肤传播。剥食患病旱獭等动物的皮、肉或直接接触病人的体液或痰,可经皮肤伤口感染鼠疫。在疫源地疫情没有得到有效控制条件下,猎取剥食旱獭导致经皮接触感染,对确定传播途径更具重要意义。

(3) 呼吸道飞沫传播。肺鼠疫病人体内鼠疫耶尔森菌,可通过咳嗽形成呼吸飞沫,实现人与人之间的传播,是引发人间大流行的重要途径。

(二) 诊断原则

1. 流行病学调查

患者发病前10天到过鼠疫流行区或接触过鼠疫疫区内的疫源动物、动物制品及鼠疫病人,进过鼠疫实验室或接触过鼠疫实验用品。

2. 临床表现

潜伏期一般2~5天,预防接种后可延至9~12天。

突然发病,高热寒战,体温迅速达到39~40 ℃,白细胞剧增,在未用抗菌药物(青霉素无效)情况下,病情在24 h内迅速恶化并具有下列症候群,根据临床症状,可分型为腺鼠疫、肺鼠疫和败血症型鼠疫等。

(1) 急性淋巴结肿胀、发炎,剧烈疼痛并出现强迫体位。

(2) 咳嗽、胸痛、咯痰或咳血。

(3) 出现重度毒血症、休克症候群而无明显淋巴结肿大。

(4) 重症结膜炎并有严重的上下眼睑水肿。

(5) 血性腹泻并有重症腹痛、高热及休克症候群。

(6) 皮肤出现剧痛性红色丘疹,其后逐渐隆起,形成血性水泡,周边呈灰黑色,基底坚硬。水泡破溃,创面也呈灰黑色。

(7) 剧烈头痛、昏睡、颈部强直、谵语妄动、脑压高、脑脊液浑浊。

3. 实验室检查

(1) 白细胞总数增多,常达20 000~30 000/mL,中性粒细胞增多。

(2) 患者2次(间隔10天)采集血清,用间接血凝法(PHA)检测F1抗体呈现4倍以上增长。其血清经PHA检测出现1:40以上F1抗体滴度者。

(3)患者的淋巴结穿刺液、血液、痰液、咽部和眼分泌物以及尸体脏器或管状骨骨髓取材标本分离到鼠疫菌。

### (三)处置原则

(1)就地隔离病人。严格控制病人与外界接触。病人应严格隔离在单间病房内。病室内要无鼠无蚤。

(2)抗菌素治疗。首选链霉素治疗,早期足量。加用磺胺类药物辅助治疗或人群预防投药。

(3)综合治疗。特效抗菌素治疗的同时,加用强心剂和利尿剂,以缓解鼠疫释放的毒素对心、肾功能的影响。

### (四)预防控制

(1)加强鼠疫防控组织领导。成立鼠疫防控领导小组,明确参建单位与医疗卫生机构、疾控机构各自职责。参建单位要制定《鼠疫防治技术方案》《鼠疫疫情专项应急预案》,增强疫情预防、响应、处置和善后能力,保证各项防疫措施落到实处。

(2)加强鼠防宣传教育。广泛开展"三严禁与三报"宣传教育。"三严禁",即严禁捕猎野生动物、严禁剥食野生动物、严禁私自携带野生动物及其产品出疫区。"三报",即报告病死旱獭(鼠)、报告疑似鼠疫病人、报告不明原因的高热病人。鼠防知识宣传采取多种形式,如横幅、宣传画、板报、广播电视、录像、宣传册页等材料并分发至现场各施工班组。

(3)开展鼠防知识培训。开展医疗卫生人员技术培训,保证参建单位和沿线地方的各级医疗卫生人员基本掌握鼠疫病人的诊断、治疗、隔离、取材和紧急疫情处理技术。同时组织项目部管理人员对全线施工班组开展鼠疫防治知识教育培训,使参建人员了解鼠疫的危害性和可防可治性,正确引导舆论,避免造成恐慌,全面提高参建人员的防治意识和自我保护能力。

(4)加强人员物品管理。铁路参建单位要加强对人员的管理,一是严格遵守不私自捕猎旱獭和其他野生动物、不私自剥食野生动物、不私自携带野生动物及产品出疫区等制度规定;二是定点采购检疫合格的肉制品;三是在野外施工时,不在旱獭洞附近坐卧;四是不准饲养狗、猫等动物;五是不参与旱獭皮张的倒卖与运输。将防疫重点放在及时发现鼠疫病人和疑似病人,做到早发现、早报告、早控制,防止疫情扩散蔓延。

(5)严格居住区及施工区卫生处理。居住区选定后,应进行彻底的灭鼠、灭獭、灭蚤和消毒处理,根据周围环境情况,采取有效的隔离防鼠措施。居住区内应定期进行灭鼠、灭蚤,保证居住区内达到无鼠无蚤,搞好环境卫生。施工区域内发现有动物间鼠疫流行时,要在一定范围内(5~10 km)进行灭鼠灭獭与灭蚤处理后,再进行施工作业。

(6)开展鼠疫监测。通过鼠疫监测,系统收集分析人间鼠疫和动物间鼠疫的有关信息,尽早发现和预报疫情,掌握疫情动态,及时采取预防措施。

①人间鼠疫监测。地方鼠疫防治专业部门,督导沿线铁路参建单位落实疫情报告制度,建立健全鼠疫监测疫情报告网,发现疫情随时报告。地方鼠疫防治专业部门负责疑似鼠疫病人的检验及诊断工作。铁路参建单位及地方医院实行首诊医生责任制,对病人做出初步诊断,发现疑似鼠疫病人,就地隔离,立即按规定程序报告,根据不同病型采集标本送检。

②动物间鼠疫监测。根据地方鼠疫监测工作队监测工作安排,以铁路参建人员生活居住区和人员活动频繁的施工区域为重点,以铁路沿线为中心,每侧各扩展5 km为鼠疫监测区。在高原铁路施工期间,每年5~9月开展鼠疫自然疫源地监测工作。监测内容包括旱獭数量、田鼠数量及媒介昆虫调查、细菌学检验、血清学检验、不明原因病死动物检验等,摸清动物间鼠疫流行情况。

(7)建立疫情信息报告机制。各参建单位在居住区及施工区域周围发现不明原因病死动物或疑似鼠疫病人时,要立即向当地疾病预防控制机构报告,并同时向铁路部门报告,铁路部门收到报告后应立即向省卫健委报告,同时要在2 h内报告国铁集团和国家卫健委。铁路部门根据需要向有关施工单位通报情况。

(8)人员和物资储备。在健康保障基地医院中组建鼠疫病人治疗抢救组,所需药品按同时治疗和抢救2例肺鼠疫病人7日准备。不要求这些药品闲置,但必须实际存在,并有固定的存放地点。发生情况时,必须在2 h内准备完毕并出发。按同样条件准备消毒药械,准备自身防护用品和预防用药。防护服装必须每人3套,预防药品必须足够治疗抢救组人员服用14日。

(9)档案管理。参建单位要建立健全鼠疫防控档案。鼠防档案包括管段内人员分布情况、驻地周围染疫动物活动情况、鼠防工作开展及措施落实情况、健康教育开展情况、鼠防工作所需药品和器械储备情况。每月定期检查鼠防措施落实情况,对鼠防药物要实行专人、专柜保管,专人投放、回收。

## 二、包虫病

包虫病又名棘球蚴病,是人体感染棘球绦虫的幼虫所致疾病的统称,是一种人兽共患的慢性寄生虫病,主要侵犯肝脏,其次为肺,脑和骨骼偶有侵犯,可分为囊型包虫病和泡型包虫病两型。

### (一)流行病学

1. 传染源

本病主要传染源是狗,在严重流行区,狗的感染率一般为 30%~50%。羊为中间宿主,羊、马、猪也可感染成为传染源。狗由于吞食绵羊含包虫囊的内脏而感染,其肠内寄生虫数可达数百至数千条,人与其密切接触,很易受到感染。

2. 传播途径

以消化道为主,直接感染是由于人与狗密切接触,其皮毛上虫卵污染手指后经口感染。狗粪中虫卵污染蔬菜或水源,也可造成间接感染。在干燥多风地区虫卵随风飘扬,也有经呼吸道感染的可能。

在畜牧地区,绵羊是主要中间宿主,感染率一般为 50% 左右。羊群在放牧过程中,需要牧羊狗防狼。牧民以病羊内脏喂狗,可使狗受感染,故羊与狗相互感染。狗粪便中虫卵污染牧草使羊受感染,完成家畜间生活循环。青海、甘肃、西藏、四川、陕西等地的牦牛感染率也很高。其他家畜如猪、山羊、黄牛和骆驼等以及啮齿动物也是自然中间宿主。

3. 人群易感性

人群感染主要与环境卫生及不良饮食卫生习惯有关。以藏族牧民、农民感染率高,男女发病率无明显差别,西藏各地县均有本病存在。

### (二)临床表现

包虫病的临床表现视其寄生部位、囊肿大小和有无并发症而异。囊型包虫病病程进展缓慢,潜伏期 5~30 年,多数病人常无明显症状,患者全身健康状况良好,在体检或因其他疾病手术时发现。随着囊肿的逐渐长大,寄生部位的占位性压迫症状及全身毒性症状逐渐明显。病变部位,肝 67.3%、肺 7.4%、腹腔 6.2%、盆腔 3.1%、其他 16%,临床上根据棘球蚴所寄生的脏器命名为相应的包虫病。

1. 肝包虫病

包虫囊压迫邻近组织或牵拉肝脏,可引起患者肝区疼痛,坠胀不适,上腹饱满、食欲缺乏。压迫胆总管可引起阻塞性黄疸。包虫囊多位于肝脏右叶,近肝表面。体检时可发现右上腹或上腹部无痛性肿块,与肝脏相连。肝包虫囊向下生长,压迫肝门区胆总管与门静脉,可引起阻塞性黄疸、门脉高压,甚至出现腹水。

2. 肺包虫病

感染早期往往无明显症状,常经体检而发现。囊肿长大压迫肺组织与支气管,患者可出现胸痛、咳嗽、血痰、气急,甚至呼吸困难。肺部棘球蚴囊破裂,可突然咳出大量清水样液体或粉皮样内囊碎片和子囊。临床表现为阵发性呛咳,呼吸困难。可伴有过敏反应,甚至休克。若大血管破裂,可出现大咯血。

### (三)治疗原则

首选外科手术治疗,应争取在压迫症状和并发症出现前施行。药物治疗主要有阿苯达唑、甲苯咪唑等。

### (四)预防控制

1. 加强流行区犬类处理控制

犬管制为预防人体包虫感染的关键环节。在包虫流行区,野犬应一律消灭,家犬严加管制,施工区、生活区严禁养狗。必要的猎犬或警犬应挂牌登记管理,定期驱虫并严格管理。

2. 个人防护

注意避免密切接触犬、狼、狐和可能受染的食肉动物,饮用开水,蔬菜水果应洗净消毒后食用。加强肉制品采购管理,工区食堂应定点采购检疫合格的肉制品。

## 第二节 呼吸道传染病

### 一、新冠肺炎

新型冠状病毒肺炎(Corona Virus Disease 2019,COVID-19)是指2019新型冠状病毒感染导致的肺炎,简称"新冠肺炎"。

### (一)病原学

新型冠状病毒属于β属冠状病毒,对紫外线和热敏感,56 ℃ 30 min、乙醚、75%乙醇、含氯消毒剂、过氧乙酸和氯仿等脂溶剂均可有效灭活病毒。

### (二)流行病学

基于目前的流行病学调查和研究结果,潜伏期为1~14天,多为3~7天;发病前1~2天和发病初期的传染性相对较强。

1. 传染源

主要是新型冠状病毒感染的患者和无症状感染者。

2. 传播途径

经呼吸道飞沫和密切接触传播,接触病毒污染的物品也可造成感染,在相对封闭的环境中长时间暴露于高浓度气溶胶情况下存在经气溶胶传播的可能。由于在粪便、尿液中可分离到新型冠状病毒,应当注意其对环境污染造成接触传播或气溶胶传播。

3. 人群易感性

人群普遍易感。感染后或接种新型冠状病毒疫苗后可获得一定的免疫力。

### (三)临床表现

以发热、干咳、乏力为主要表现。少数患者伴有鼻塞、流涕、咽痛、肌痛和腹泻等症状。重症患者多在发病一周后出现呼吸困难和(或)低氧血症,严重者可快速进展为急性呼吸窘迫综合征、脓毒症休克、难以纠正的代谢性酸中毒和凝血功能障碍及多器官功能衰竭等。值得注意的是重型、危重型患者病程中可为中低热,甚至无明显发热。轻型患者仅表现为低热、轻微乏力等,无肺炎表现。

从目前收治的病例情况看,多数患者预后良好,少数患者病情危重。老年人和有慢性基础疾病者预后较差。患有新型冠状病毒肺炎的孕产妇临床过程与同龄患者相近。儿童病例症状相对较轻。

### (四)实验室及影像学检查

1. 一般检查

发病早期外周血白细胞总数正常或减少,可见淋巴细胞计数减少,部分患者可出现肝酶、乳酸脱氢酶(LDH)、肌酶和肌红蛋白增高;部分危重者可见肌钙蛋白增高。多数患者C反应蛋白(CRP)和血沉升高,降钙素原正常。严重者D-二聚体升高、外周血淋巴细胞进行性减少。重型、危重型患者常有炎症因子升高。

2. 病原学及血清学检查

(1) 病原学检查。采用 RT-PCR 或(和) NGS 方法在鼻咽拭子、痰和其他下呼吸道分泌物、血液、粪便等标本中可检测出新型冠状病毒核酸。检测下呼吸道标本(痰或气道抽取物)更加准确。标本采集后尽快送检。

(2) 血清学检查。新型冠状病毒特异性 IgM 抗体多在发病 3~5 天后开始出现阳性,IgG 抗体滴度恢复期较急性期有 4 倍及以上增高。

3. 胸部影像学

早期呈现多发小斑片影及间质改变,以肺外带明显,进而发展为双肺多发磨玻璃影、浸润影,严重者可出现肺实变,胸腔积液少见。

### (五) 病例发现和管理

1. 疑似病例

有下列流行病学史中的任何一条,且符合临床表现中任意 2 条;无明确流行病学史的,符合临床表现中任意 2 条,同时新型冠状病毒特异性 IgM 抗体阳性;或符合临床表现中的 3 条。

(1) 发病前 14 天内有病例或无症状感染者报告社区的旅行史或居住史。

(2) 发病前 14 天内与病例或无症状感染者有接触史。

(3) 发病前 14 天内曾接触过来自有病例或无症状感染者报告社区的发热和(或)有呼吸道症状患者。

(4) 聚集性发病。14 天内在小范围内(如工地班组、办公室、居住宿舍),出现 2 例及以上发热和(或)呼吸道症状的病例。

2. 确诊病例

(1) 疑似病例同时具备以下病原学或血清学证据之一者:

①实时荧光 RT-PCR 检测新型冠状病毒核酸阳性。

②病毒基因测序与已知的新型冠状病毒高度同源。

③新型冠状病毒特异性 IgM 抗体和 IgG 抗体均为阳性。

④新型冠状病毒特异性 IgG 抗体由阴性转为阳性或恢复期 IgG 抗体滴度较急性期呈 4 倍及以上升高。

(2) 临床表现:

①发热和(或)呼吸道症状等新冠肺炎相关临床表现;

②具有新冠肺炎影像学特征;

③发病早期白细胞总数正常或降低,淋巴细胞计数正常或减少。

3. 病例发现

(1)医疗机构监测。工区医院、项目部卫生所等,应增强新冠肺炎病例诊断和报告意识,加强对发热、干咳等呼吸道症状病例的监测,对于其中具有新冠肺炎流行病学史者,应当及时检测。对不明原因肺炎和住院患者中严重急性呼吸道感染病例开展新冠肺炎核酸检测。对接诊发热或感染性疾病的医务人员、从事冷链食品加工和销售人员、食堂炊事人员,出现发热、干咳等呼吸道症状,应当及时检测。

(2)工区重点人群监测。对纳入工区管理的来自中高风险地区人员、解除医学观察人员、出院新冠肺炎患者、入境人员等做好健康监测,督促出现发热、干咳、乏力、腹泻等症状者及时到医院就诊检测。

(3)密切接触者监测。对密切接触者开展健康监测,出现发热、干咳、乏力、腹泻等症状,及时转运至定点医院进行诊治检测。

4. 病例报告

项目部卫生所(参建单位)发现疑似病例、确诊病例,2 h 内应以电话、传真、网络等方式向上级铁路部门报告,并逐级报告至国铁集团劳卫部,并结合实际情况,通报地方政府卫生行政部门、有关医疗机构。铁路或当地疾控机构在接到报告后应当立即调查核实,于 2 h 内通过网络直报系统完成报告信息的三级确认审核。疑似病例确诊或排除后应当及时订正。所有病例根据病情变化 24 h 内订正临床严重程度。病例出院后,在 24 h 内填报出院日期。病例死亡后,在 24 h 内填报死亡日期。

5. 隔离治疗

(1)确诊病例。在定点医疗机构进行隔离治疗。病例治愈出院后,应当继续隔离医学观察 14 天。隔离期间做好体温、核酸等身体状况监测,观察有无发热以及咳嗽、气喘等呼吸道症状。出院病例复诊复检时,应当开展呼吸道等标本新型冠状病毒核酸检测,并在网络直报系统新冠肺炎病例流行病学个案调查模块中补充填报实验室检测信息。核酸复检呈阳性,并出现发热、咳嗽等临床表现,CT 影像学显示肺部病变加重,应当尽快转至定点医疗机构进一步治疗。核酸检测呈阳性但无临床表现和 CT 影像学进展者,应当继续隔离观察,做好个人防护等相关工作。

（2）疑似病例。在定点医疗机构单人单间隔离治疗，连续两次新型冠状病毒核酸检测阴性（采样时间至少间隔 24 h），且发病 7 天后新型冠状病毒特异性抗体 IgM 和 IgG 仍为阴性，可排除疑似病例诊断。

### （六）无症状感染者的发现和管理

1. 无症状感染者的定义

呼吸道等标本新型冠状病毒病原学检测呈阳性，无相关临床表现，如发热、干咳、咽痛等可自我感知或可临床识别的症状与体征，且 CT 影像学无新冠肺炎影像学特征者。无症状感染者有两种情形：一是经 14 天的隔离医学观察，均无任何可自我感知或可临床识别的症状与体征；二是处于潜伏期的"无症状感染"状态。

2. 发现途径

主要包括：①密切接触者医学观察期间的主动检测；②聚集性疫情调查中的主动检测；③传染源追踪过程中对暴露人群的主动检测；④有境内外新冠肺炎病例持续传播地区旅居史人员的主动检测；⑤流行病学调查和机会性筛查；⑥重点人群的核酸检测等。

3. 核酸检测

各参建单位根据当地政府的要求和疫情防控需要，对密切接触者、境外入境人员、医疗机构工作人员、冷链食品加工和销售、食堂炊事人员等重点人群"应检尽检"。参建人员实行"愿检尽检"。

4. 报告

发现无症状感染者时，应当于 2 h 内进行网络直报。发病日期为阳性标本采集时间，诊断日期为阳性检出时间。如后续出现相关症状或体征，需在 24 h 内订正为确诊病例，其发病日期订正为临床症状或体征出现的时间。解除集中隔离医学观察后，医疗卫生机构需于 24 h 内在网络直报系统传染病报告卡中填报解除隔离日期。

5. 隔离管理

无症状感染者应当集中隔离医学观察 14 天，连续两次标本核酸检测呈阴性者（采样时间至少间隔 24 h）可解除集中隔离医学观察，核酸检测仍为阳性且无相关临床表现者需继续集中隔离医学观察。集中隔离医学观察期间，应当开展血常规、CT 影像学检查和抗体检测；符合诊断标准后，及时订正为确诊病例。如出现临床表现,应当立即转运至定点医院进行规范治疗。

(七)预防控制

新冠肺炎进入常态化防控阶段,要全面落实"外防输入,内防反弹"的总体防控策略,坚持及时发现、快速处置、精准管控、有效救治的原则,有力保障参建人员的生命安全和身体健康,保障高原铁路建设顺利进行。

1. 实行驻地工区封闭式管理

驻地生活区增设门岗,实行 24 h 值班、访客登记制度。严格限制外来人员,因工作必须来访者,要对车辆及人员采取消毒措施。严格登记外来人员以往 14 天行程,并监测体温,执行必要的检疫留观措施。传染病流行时期,要拒绝参观、采访,控制出差,减少集会、聚会等公共活动。

生产场所实施封闭式管理,圈定人机活动区域。通过设置警示标识牌,插彩旗条,搭建绿色沙网围墙,限制人机活动范围,严禁无关人员进入工区。

2. 坚持常态化预防措施

加强佩戴口罩的科学指导和制度化管理。在人员密集封闭场所,应佩戴口罩,社交距离应大于 1 m;食堂餐厅、生活服务区、休闲服务中心等公共场所应佩戴口罩;身体不适去医院就医须佩戴口罩。

改善参建人员生活条件。搞好施工现场和营地卫生,加强宿舍、食堂等重点区域的消毒工作,每天早、晚给参建人员各测量体温 1 次。改善参建人员居住条件,减少房间居住人员的数量,每间宿舍不超过 6 人,居住面积不小于 2 $m^2$/人。不得设通铺,保证职工一人一床,减少相互感染的机会。

增强人员交往防护意识。减少非必要聚集性活动,减少聚集性活动人员数量,注意保持 1 m 以上社交距离。工作生活场所加强通风换气,不得使用集中空调,每日定时消毒 1~2 次。养成勤洗手,使用公勺公筷的卫生习惯和生活方式,咳嗽打喷嚏注意卫生遮挡。

实施全员疫苗接种免疫。高原铁路参建人员实行全员新冠肺炎疫苗接种计划,疫苗免疫接种应达到 100%。

3. 落实"四早"防控制度

严格落实病例和无症状感染者早发现、早报告、早隔离、早治疗制度,迅速开展流行病学调查,依法依规科学划定防控区域范围,果断采取措施切断传播途径,降低感染传播风险。

**4. 建立高效路地联控机制**

铁路部门与铁路沿线市县建立联防联控机制,加强疫情信息传输网络建设。指定收治新冠肺炎病人和疑似病人的专门医院,在铁路沿线建立应急处理医疗点,一旦突发疫情,能够快速反应、正确处置,使早发现、早报告、早隔离、早治疗防治措施落到实处。组织地方医疗防疫专家组对铁路参建单位开展巡回指导,讲授新冠肺炎预防、诊断、隔离、急救知识,对医务人员进行现场指导,提供重大疫情应急处置技术支持。

铁路沿线实行区域逐级负责制,在进入工区重要关口设立检查站,对来往施工现场车辆实行交通检疫,对外购材料、机械设备进行严格消毒,对参建人员所需粮食、蔬菜和肉、蛋实行定点供应、定点检疫,确保高原铁路建设顺利进行。

## 二、肺结核

肺结核是一种由结核分枝杆菌引起的以呼吸道传播为主的慢性传染病。当前,我国结核病疫情形势依然严峻,年发病人数约为80万人,年死亡人数达3 000人,是世界上仅次于印度的肺结核病流行严重的国家之一。高原地区肺结核发病率高。肺结核疫情地区间差异显著;西部地区传染性肺结核患病率约为中部地区的1.7倍和东部地区的2.4倍。我国肺结核病流行特点,表现为高感染率、高患病率、高死亡率、高耐药率和低递降率。

### (一)流行病学

**1. 传染源**

肺结核患者是主要传染源,传染力大小与其排菌量成正比,痰菌阳性病人传染力远大于痰菌阴性病人。

**2. 传播途径**

空气飞沫传播是最主要的传播途径,病菌也可通过消化道、结膜、黏膜、泌尿生殖道或皮肤破损处侵入人体。肺结核病人在谈话、咳嗽、大声喊叫或打喷嚏时,从呼吸道排出含有结核杆菌的飞沫,小飞沫与空气接触形成飞沫核,可进入人体肺泡导致感染。暴露于活动性肺结核者,感染率可达20%~30%。

### (二)临床表现

潜伏期因抵抗力不同,长短不一。

(1)全身症状。全身性症状表现为午后低热、乏力、食欲不振、体重减轻、盗汗等。当肺部病灶急剧进展播散时,可有高热,妇女可有月经失调或闭经。

(2)呼吸系统症状。一般有干咳或只有少量黏液痰。伴继发感染时,痰呈黏液性或脓性。约 1/3 病人有不同程度咯血。

(3)当炎症波及壁层胸膜时,相应胸壁有刺痛,一般并不剧烈,随呼吸和咳嗽而加重。慢性重症肺结核时,呼吸功能减损,可出现渐进性呼吸困难,甚至发绀。并发气胸时,则有急骤出现的呼吸困难。

(4)凡符合下列项目之一者为疑似病例:

①痰结核菌检查阴性,胸部 X 线检查怀疑活动性肺结核病变者;

②痰结核菌检查阴性,胸部 X 线检查有异常阴影,病人有咳嗽、咳痰、低热、盗汗等症状或按肺炎治疗观察 2~4 周未见吸收。

(三)实验诊断检查

(1)痰结核菌检查。痰结核菌检查是发现传染源的重要手段,也是病原学诊断方法,其特异性很高。可直接涂片镜检或痰培养检查。凡痰结核菌阳性,不论肺部 X 线片如何,均可确诊为活动性肺结核。

(2)结核菌素试验。

(3)胸部 X 线检查。X 线检查是诊断必备检查。原发性肺结核表现为肺内原发灶、淋巴管炎和肿大的肺门或纵隔淋巴结形成哑铃状病灶。继发性肺结核 X 线表现复杂多变,或云片状,或斑点(片)结节状,常有透亮区或空洞形成。病变在 1 cm 以上者都可被发现。

(四)治疗原则

(1)药物治疗。药物治疗是使患者达到临床及生物学治愈的主要措施,采用短程督导化疗,其作用在于缩短传染期,降低死亡率、感染率及患病率。要坚持早期、联用、适量、规律和全程使用敏感药物的规范化治疗原则。

(2)手术治疗。对大于 3 cm 的结核球与肺癌难以鉴别时,复治的单侧纤维厚壁空洞、长期内科治疗未能使痰菌转阴者,或单侧的毁损肺伴支气管扩张、已丧失功能并有反复咯血或继发感染者,可作肺叶切除。

(五)预防控制

(1)健康教育。开展防治肺结核知识宣传教育,合理营养增强体质,提高自身免疫力。

(2)重点人群筛查。对于粉尘危害较大的作业岗位职工,可安排定期进行肺结核筛查。

（3）病人的隔离与消毒。发现肺结核病人，应及时隔离。病人须戴口罩，采取措施防止痰菌阳性病人排菌污染空气。病人居室可用 254 nm 紫外线照射消毒，每日 3 次。患者分泌物随时消毒处理，病人餐具应分开使用，每天煮沸消毒。

### 三、流行性感冒

流行性感冒简称流感，是由流感病毒引起的，经空气飞沫直接传播为主，也可经被病毒污染物间接传播。其潜伏期较短，全年均可发病，但暴发或流行具有一定季节性。临床上主要表现为发病较急，有畏寒发热、乏力、头痛、全身酸痛、咽部干痛并可伴有一定程度的呼吸道和肺部表现，是一种常见急性呼吸道传染病。

#### (一) 流行病学

流感病毒在分类上属正粘病毒科，为多形性有包膜病毒。根据病毒抗原特异性及其基因特性，分为甲、乙、丙三型，甲型抗原变异性最强，常引起世界大流行；乙型变异性较弱，可引起中、小型流行或局部暴发；丙型抗原性较稳定，多引起婴幼儿和成人散发病例。

1. 传染源

流感病人是主要传染源。一般潜伏期末即有传染性，发病初期传染性最强，传染期为 5~7 天。重症病例排毒量大、时间长、传染性强，作为传染源的意义最大。轻症病人活动范围大，其传染源的作用亦不容忽视。

2. 传播途径

主要经空气飞沫传播。流感病人和隐性感染者呼吸道分泌物中均有大量流感病毒，随说话、咳嗽和打喷嚏喷出的飞沫散布在空气中，其传染性可保持 30 min。也可以通过污染的食具、茶杯或玩具等日常生活用品接触传播。

3. 流行特征

流感病毒具有较强传染性，加之以呼吸道飞沫传播，极易引起流行和大流行。四季均可发病，但以冬春季为主。常在学校、工厂、单位及公共娱乐场所等人群聚集地方暴发。流感的流行常沿交通线迅速蔓延，先集体后散居，先城市后农村，常引起人群超额死亡率。

#### (二) 临床表现

潜伏期 1~3 天。

流感症状通常较普通感冒重,主要为突然起病的高热 39~40 ℃、畏寒、头痛、肌痛,全身不适。上呼吸道卡他症状较轻或不明显,少数病例可有腹泻症状,发热 3~5 天后消退。双肺可闻干性啰音。流感病毒肺炎患者,X 线检查可见肺部阴影等一系列肺炎表现。

### (三)实验室检查

(1)外周血象。白细胞总数一般不高或降低。重症患者多有白细胞总数及淋巴细胞减少,并有血小板降低。

(2)抗原检测。诊断试剂盒检测,流感病毒 NP 抗原和 M1 抗原阳性。

(3)核酸检测。PCR 法检测,病毒核酸阳性。

(4)血清学检查。发病初期和恢复期双份血清流感病毒抗体滴度 4 倍或以上升高。

### (四)治疗原则

(1)对症治疗,包括解热镇痛药物和支持疗法。

(2)抗流感病毒药物治疗。

(3)控制继发细菌性肺炎发生和发展。

### (五)预防控制

加强健康宣传教育,提高参建人员呼吸道传染病防治知识水平,养成良好个人卫生习惯。居室宿舍经常通风换气,保持空气新鲜。流行期减少人员聚集,注意防寒保暖。流行季节前对重点人群实施流感疫苗免疫接种。开展流感病例监测,及时隔离流感病人。

## 第三节　肠道传染病

### 一、感染性腹泻

感染性腹泻是指由细菌、病毒、寄生虫等引起的以腹泻为主要临床特征的一组传染病。所谓腹泻是指每日 3 次或以上的稀便或水样便。临床上根据病程可分类为急性腹泻、迁延性腹泻和慢性腹泻。

### (一)流行病学

感染性腹泻最常见的病原体是细菌,主要有霍乱弧菌、志贺菌、沙门菌、埃希菌。其他还有轮状病毒、腺病毒和溶组织阿米巴等。

1. 传染源

腹泻病人是重要传染源。病人的排泄物含有大量病原体,作为传染源的意义还与病期、卫生习惯、职业等因素有关。注意病人的隔离、治疗和卫生处理在感染性腹泻防治中具有重要意义。无症状病原携带者可长期带菌、排菌,活动不受限制,作为传染源作用也不容忽视。

2. 传播途径

感染性腹泻主要通过粪—口—粪方式传播。由于传播因素的复杂性导致传播途径的多样化,主要可通过水、食物、日常生活接触和苍蝇等单一或交错地进行传播。

(1) 经水传播。生活饮用水源、水体易受到传染源排出的粪便、呕吐物污染或在水中洗涤病人的衣裤、器具,倾倒吐泻物等,一次污染可使水体在较长时间内具有感染力。人们饮用污染的水或用污染的水冲洗瓜果蔬菜,或生食水产品而引起腹泻。经水传播很容易造成感染性腹泻暴发或大范围流行。

(2) 经食物传播。食品在加工、储存、制作、运输、销售等过程中,被病原体污染,可引起感染性腹泻散发或暴发流行。常见的有沙门菌肠炎、痢疾等。近年来,聚餐引发感染性腹泻呈上升趋势。

(3) 经接触传播。经接触传播常引起感染性腹泻散发,被污染的手是传播的重要因素,在卫生条件差、卫生习惯不良的人群中常见。通过接触病人的衣物、文具、门具、门把手、人民币等,也可造成病原体传播。

(4) 经媒介生物传播。苍蝇的习性在流行季节很容易造成食物污染,引发感染性腹泻,并具有远距离传播作用。此外,蟑螂等也可引起感染性腹泻传播。

3. 流行特征

感染性腹泻全年都可发生,但具有明显的季节高峰,青壮年发病率较高。细菌性腹泻发病高峰一般在夏秋季节,轮状病毒腹泻主要发生在冬春季节,一般经水和食物传播的感染性腹泻以暴发和流行为主。

(二) 临床表现

1. 霍乱

霍乱潜伏期一般为1~5天。

表现为急剧腹泻,排出大量水样便(黄水样、清水样、米泔样或血水样),伴有呕吐。迅速出现严重脱水、循环衰竭症状。病人烦躁不安、表情呆滞、声音嘶哑、口渴、眼球下陷等。如不及时医治会造成死亡。

实验室检查血红细胞和血红蛋白增高,中性粒细胞及大单核细胞增多。粪便培养霍乱弧菌阳性,悬滴实验可见运动活泼的弧菌。

2. 细菌性痢疾

细菌性痢疾潜伏期一般为 1~3 天。

急性菌痢表现为急性发作之腹泻,伴发热、腹痛、里急后重、脓血便或黏液便,左下腹有压痛。每天排便 10 多次,量少,故脱水不严重。少数急性中毒性菌痢起病急骤,高热 40 ℃ 以上,呈全身毒血症症状,表现为惊厥、烦躁不安,嗜睡或昏迷,或迅速发生循环和呼吸衰竭。

实验室检查白细胞总数及中性粒细胞有中度升高。粪便外观多为黏液脓血便,镜检可见大量脓细胞、红细胞和巨噬细胞。粪便培养志贺菌属阳性。

3. 肠出血性大肠杆菌肠炎

肠出血性大肠杆菌感染潜伏期为 2~7 天。

患者大多急性起病,通常为突然发生的剧烈腹痛和非血性腹泻,数天后出现血性腹泻,不发热或仅有轻度发热,大多在 2~9 天痊愈。感染 1 周后,约 5%~10% 的重症病人可发生严重的溶血性尿毒综合征或血栓性血小板减少性紫癜等并发症,对肾脏可造成不可逆性病变。

实验室检查白细胞总数可增多。粪便标本中检出产生志贺毒素或溶血素的肠出血性大肠杆菌 O157:H7。

4. 其他感染性腹泻

指除霍乱、痢疾以外的感染性腹泻,常见的有沙门菌肠炎、致泻大肠杆菌肠炎、致泻弧菌肠炎、弯曲菌肠炎、耶尔森菌肠炎、轮状病毒肠炎等。主要临床表现均可为腹泻腹痛,并可伴有发热、恶心、呕吐等。其腹泻类型可分为炎症型腹泻和分泌型腹泻。

炎症型腹泻为病原体侵袭肠上皮细胞,引起炎症导致腹泻。通常伴有发热,粪便多为黏液或脓血便,镜检有较多的红、白细胞,如侵袭性大肠杆菌肠炎、弯曲菌肠炎等。

分泌型腹泻指病原体刺激肠上皮细胞,引起肠液分泌增多,或吸收障碍导致腹泻。病人多不伴有发热,粪便多为稀水便,镜检红、白细胞不多,如产毒性大肠杆菌肠炎、轮状病毒肠炎等。

### (三) 治疗原则

感染性腹泻治疗的总原则是预防脱水、纠正脱水、继续进食、合理用药。

①提倡口服补液,预防脱水。适用于腹泻脱水预防和轻中度脱水治疗,重度脱水需与静脉补液相配合。②及时纠正脱水和酸碱失衡。③在整个腹泻阶段,都要鼓励病人继续进食营养丰富易消化的食物。④合理使用抗生素。

### (四) 预防控制

主要采取以切断传播途径为主导的综合性措施,同时加强群体预防和个体预防相结合的策略。感染性腹泻关键是认真做好"三管一灭",即管理好饮食卫生、饮水卫生、粪便卫生和消灭苍蝇。个人要注意饮食饮水卫生,养成良好的卫生习惯。主要措施有:

(1) 注意饮食卫生,不喝生水,不吃变质食物,尤其注意不要生食或半生食海产品、水产品。食物要彻底煮熟、煮透。剩余食品、隔餐食品要彻底加热后再食用。

(2) 讲究个人卫生,养成饭前便后洗手的习惯。常剪指甲、勤换衣服。

(3) 注意劳逸结合,起居有度,生活有规律。加强体育锻炼,增强对疾病的抵抗能力。

(4) 搞好环境卫生,加强粪便、垃圾和饮用水的管理,消灭苍蝇、蟑螂、老鼠等传染媒介。

(5) 建立疫情监测报告制度,对传染源要求做到"五早一就",即早发现、早诊断、早报告、早隔离、早治疗和就地卫生处理。

## 二、病毒性肝炎

病毒性肝炎是由甲型、乙型、丙型、丁型、戊型肝炎病毒引起的以肝脏损害为主的一组传染病。此外,尚有一些不能被病原学分型的病毒性肝炎,约占肝炎病例的10%。我国是病毒性肝炎高发区,近两年发病率约为128万/年,其中80%~90%为甲、乙、丙型肝炎。西藏属全国病毒性肝炎高发区,患病率达5.5%,为全国平均水平2倍以上,居全国省区第3位。

### (一) 流行病学

**1. 甲型肝炎**

甲型肝炎病毒(HAV)属RNA病毒,主要在肝细胞的胞浆内复制,释放进入胆汁,并随粪便排出体外。

(1)传染源。急性患者和隐性感染者是主要传染源。

(2)传播途径。甲肝主要通过粪—口途径传播,病毒通过粪便排出体外,以发病前5天至发病后1周传染性最强。常见的有经食物传播、经水传播、经日常生活接触传播。

(3)流行特征。我国为甲肝高流行区,流行率呈北高南低、西高东低,农村高城市低的分布特点。全年均可发病,秋冬季为发病高峰。

2. 乙型肝炎

乙型肝炎病毒(HBV)属DNA病毒,HBV具有三种抗原抗体系统,即HBsAg与抗-HBs、HBcAg与抗-HBc、HBeAg与抗-HBe。

(1)传染源。乙肝病人和HBsAg携带者是主要传染源,其中慢性乙肝病人和HBsAg携带者的意义较大。病人的潜伏期、急性期和慢性活动期均具有传染性。病人的血液传染性强,各种体液,如阴道分泌物、精液、唾液、汗液等亦被证实有传染性。HBsAg携带者数量巨大,是最主要的传染源。

(2)传播途径。乙肝主要传播途径有经血传播、母婴传播和性接触传播。

(3)流行特征。我国属乙肝高发区,但各地区人群感染率差别较大。发病无明显季节性,常呈家庭聚集现象。

3. 其他病毒性肝炎

其中丙型、丁型病毒性肝炎传染源、传播途径与乙肝类同,预防处置措施可参照乙型肝炎施行。戊型病毒性肝炎传染源、传播途径与甲肝类同,预防处置措施与甲肝基本相同。

(二)临床表现

甲肝潜伏期为15~45天,平均30天,病程2~4个月。乙肝潜伏期为30~180天,平均70天。临床可分为急性、慢性、重型、瘀胆型等,临床表现以型而异,常见症状有乏力、食欲减退、厌油腻、腹胀、恶心、呕吐、肝区疼痛、肝肿大、皮肤巩膜黄染、肝功能异常等。高原病毒性肝炎具有以下显著特点。

(1)急性无黄疸肝炎多,占78%。

(2)慢性肝炎发生率较高。

(3)缺氧对肝功能恢复有明显影响,经过治疗效果不佳的慢性肝炎,返回内地或经高压氧治疗后,往往恢复较快。

(4)肝硬化患者以藏族为主,发生食道静脉曲张、腹水、低蛋白血症显著高于汉族。

(5)重症肝炎以急性或亚急性肝坏死多见,并发症以上消化道出血为主,肝性脑病和肾病较少。

### (三)治疗原则

甲肝急性肝炎一般为自限性疾病,多可完全康复,治疗以适当休息、合理营养为主,选择性使用药物为辅。对症治疗至症状消失,肝功能正常可出院。

乙肝治疗原则是早发现、早治疗,尽量减少和避免病情发展或迁延不愈。一般要求病人卧床休息,至症状消失、肝功能恢复正常后,再恢复正常的生活与工作。对症用药以退黄、降酶、保肝,提高免疫力为总则,促进肝细胞的修复。

### (四)预防控制

1. 甲型病毒性肝炎

(1)管理传染源。病人应早发现、早诊断、早报告、早隔离、早治疗。隔离期从发病之日起为3周,注意病人居住活动场所消毒和粪便无害化处理。密切接触者隔离期为45天。

(2)切断传播途径。重点抓好饮食卫生、水源保护、饮水消毒、食品加工、粪便管理等工作,切断粪—口传播途径。

(3)保护易感人群。在甲肝流行期间,易感人群和重点人群可接种甲肝疫苗,其安全性和免疫效果均已得到肯定。

2. 乙型病毒性肝炎

(1)强化乙肝疫苗预防接种。对铁路施工人员、周边居民开展针对性的乙肝疫苗接种工作,加强重点人群保护。

(2)控制传染源。确诊的乙肝病例应立即报告并采取隔离措施,对其污染的物品要做好消毒工作。加强病原携带者管理,凡 HBsAg 和 HBeAg 同时阳性者,治愈前不得从事饮食和服务类工作。

(3)切断传播途径。重点在于防止通过血液和体液的传播,加强医院医疗器械消毒及隔离管理,妥善处理医疗废弃物。加强对理发、美容等公共场所消毒管理,杜绝乙肝病毒经血传播。

## 第四节 性传播传染病

性传播疾病是由性行为接触或类似性行为接触为主要传播途径,可引起泌尿生殖器官及附属淋巴系统病变的疾病,以及全身主要器官的病变。目前已知有 30 多种包括细菌、病毒、寄生虫在内的病原体可以引发性传播疾病,发病居前的是梅毒、淋病和非淋菌性尿道炎等,也是目前性传播疾病的主要病种。由于艾滋病是一种正在全球蔓延的特殊的性传播疾病,病死率极高,给人类发展带来严重危害,因此本节重点阐述艾滋病流行特点与防控措施。

### 一、流行病学

艾滋病,即获得性免疫缺陷综合征(AIDS),是由人类免疫缺陷病毒(HIV)感染引起的以 T 淋巴细胞功能缺陷为主的一种免疫缺陷病,主要表现为免疫系统受损,机体抵抗疾病能力丧失而感染其他疾病导致死亡。2020 年我国艾滋病发病率为 4.4/10 万,死亡率为 1.3/10 万。艾滋病传播迅速,病死率高,已成为严重威胁我国公众健康的重要公共卫生问题。

(一)传染源

感染艾滋病的人是本病的唯一传染源,包括无症状 HIV 感染者和艾滋病患者。HIV 主要存在于感染者的血液、精液、阴道分泌物、乳汁等体液中。HIV 无症状感染者,体表外观状况一般正常,有很强的传染性。

(二)传播途径

经性接触传播,包括不安全的同性、异性和双性性接触;经血液和血制品传播,包括共同针具静脉注射毒品、不安全规范的介入医疗操作、文身等;经母婴传播,包括宫内感染、分娩时和哺乳传播。流行病学证据表明,HIV 主要通过精液、阴道分泌物和血液,经完整的黏膜或破损的皮肤传播。一般性社会接触,如握手、拥抱、共餐、共用毛巾等一般不会传播。

(三)易感人群

人群普遍易感,具有高危行为的人感染概率大。高风险人群主要为男男同性性行为者、静脉注射毒品者、与 HIV/AIDS 患者有性接触者、多性伴人群、性传播感染群体。

## 二、临床表现

从初始感染 HIV 到终末期是一个较为漫长复杂的过程,在这一过程的不同阶段,与 HIV 相关的临床表现也是多种多样的。根据感染后临床表现及症状、体征,HIV 感染的全过程可分为急性期、无症状期和艾滋病期;但因为影响 HIV 感染临床转归的主要因素有病毒、宿主免疫和遗传背景等,所以在临床上可表现为典型进展、快速进展和长期缓慢进展 3 种转归,出现的临床表现也不同。

1. 急性期

通常发生在初次感染 HIV 后 2~4 周。部分感染者出现 HIV 病毒血症和免疫系统急性损伤所产生的临床表现。大多数患者临床症状轻微,持续 1~3 周后缓解。临床表现以发热最为常见,可伴有咽痛、盗汗、恶心、呕吐、腹泻、皮疹、关节疼痛、淋巴结肿大及神经系统症状。此期在血液中可检出 HIV RNA 和 p24 抗原,而 HIV 抗体则在感染后 2 周左右出现。CD4 + T 淋巴细胞计数一过性减少,CD4 + /CD8 + T 淋巴细胞比值亦可倒置。部分患者可有轻度白细胞和血小板减少或肝功能异常。快速进展者在此期可能出现严重感染或者中枢神经系统症状体征及疾病。

2. 无症状期

可从急性期进入此期,或无明显的急性期症状而直接进入此期。此期持续时间一般为 6~8 年。其时间长短与感染病毒的数量和型别、感染途径、机体免疫状况的个体差异、营养条件及生活习惯等因素有关。在无症状期,由于 HIV 在感染者体内不断复制,免疫系统受损,CD4 + T 淋巴细胞计数逐渐下降。可出现淋巴结肿大等症状或体征,但一般不易引起重视。

3. 艾滋病期

为感染 HIV 后的最终阶段。患者 CD4 + T 淋巴细胞计数多 <200 个/μL,HIV 血浆病毒载量明显升高。此期主要临床表现为 HIV 相关症状、体征及各种机会性感染和肿瘤。HIV 感染后相关症状及体征:主要表现为持续 1 个月以上的发热、盗汗、腹泻;体重减轻 10% 以上。部分患者表现为神经精神症状,如记忆力减退、精神淡漠、性格改变、头痛、癫痫及痴呆等。另外,还可出现持续性全身性淋巴结肿大,其特点为:①除腹股沟以外有两个或两个以上部位的淋巴结肿大;②淋巴结直径≥1 cm,无压痛,无粘连;③持续 3 个月以上。

### 三、预防控制

艾滋病不仅是一个公共卫生问题,也是一个社会问题,目前尚无治愈方法,但该病完全可以有效预防,我国防治艾滋病策略是建立政府组织领导,部门负责,全社会共同参与机制,加强宣传教育,采取行为干预和关怀救助,实行综合防治。

(一)疫情报告

推行艾滋病自愿咨询和检测服务,对发现 HIV/AIDS 患者应及时向所在地疾病预防控制中心报告疫情,并采取相应措施。

(二)艾滋病管理

遵循隐私保密原则,加强对 HIV/AIDS 患者的随访,及时给予规范的综合治疗,包括抗病毒治病和对症支持治疗。提供必要的医学和心理咨询,包括预防 HIV/AIDS 患者继续传播 HIV 的健康处方等全程管理措施。

(三)预防措施

正确使用安全套,采取安全的性行为;不吸毒,不共用针具;推行无偿献血,对献血人群进行 HIV 筛查;加强医疗机构管理,严格执行消毒制度,控制医院交叉感染;预防职业暴露与感染;控制母婴传播;对 HIV/AIDS 患者的配偶和性伴,与 HIV/AIDS 患者共同注射器的静脉药物依赖者,以及 HIV/AIDS 患者所生的子女,进行医学检查和 HIV 检测,为其提供相应的咨询服务。

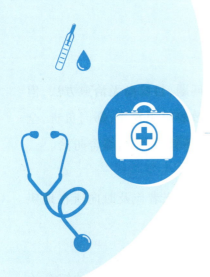

# 第十七章 重大传染病疫情预警处置

高原铁路工程重大传染病疫情防控应围绕建立预警机制,控制传染源,切断传播途径,保护铁路参建人员的技术需求,以鼠疫、新冠肺炎、结核病、包虫病暴发为重点,加快建立健全防控机制和应急处置预案,建立满足传染病疫情防控查验、隔离、留验、检测、转移、处置必备配套场所、设施、装备技术条件。

## 第一节 重大传染病疫情预警处置基本原则

高原铁路重大传染病疫情处置工作策略,应坚持早期预防、及时预警、快速反应、有效控制的原则;坚持预防与应急并重,常态与非常态结合,着力推进防控措施不断完善的指导思想。

### 一、重大传染病疫情概念

高原铁路工程施工单位出现的严重传染性疾病,并有可能进一步传播扩散的事件,主要包括以下几方面:①发生1例及以上鼠疫、霍乱、新冠肺炎等传染病病人或疑似病人(无症状感染者);②食源性、水源性发生10例以上感染性腹泻暴发;③短期内发生10例以上群体性不明原因疾病。

这类传染病以空气飞沫传播(肺鼠疫、新冠肺炎、开放性肺结核、流感),食物饮水传播(霍乱、感染性腹泻、病毒性肝炎),以及密切接触传播为主要特征。高原铁路工程施工单位人员密集,远离城镇医疗,卫生条件薄弱,极易导致传染病疫情快速大范围传播流行,给高原铁路工程建设造成严重冲击。

## 二、处置工作原则

面对重大传染病疫情,采取的各项控制处置措施应达到防止、阻止或控制疫情的发生与蔓延的目的。现场处置工作遵循的主要原则如下:

(1)尽可能阻止传播或推迟传播的时间和降低出现时的规模;

(2)尽可能减少死亡个案;

(3)尽可能不发生工区隔离区域内传播、蔓延或工区人群聚集地的暴发;

(4)尽可能继发病例个案都为密切接触者的观察对象;

(5)尽可能使采取的预防与控制措施能以相对经济的投入取得最佳的效果。

## 三、处置工作内容

高原铁路工程重大传染病疫情现场处置工作内容由应急处置准备、现场应急处置和善后恢复评估三部分组成。主要工作内容如图 17-1 所示。

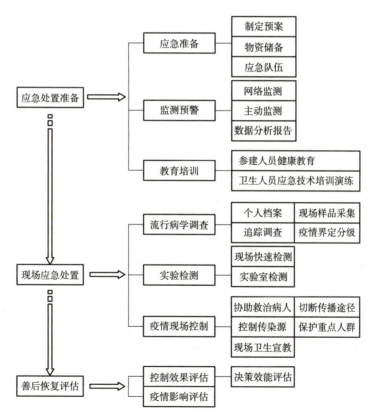

图 17-1 高原铁路工程重大传染病疫情现场处置工作内容

## 第二节　应急处置准备

高原铁路工程传染病疫情应急处置准备工作应当遵循预防为主、常备不懈的方针。应急处置准备包括四个方面工作：①制定工区内重大传染病疫情应急预案；②建立重大疫情"三位一体"联动机制；③对工区内传染病疫情的应急物资储备提供技术支持和指导；④组建重大传染病疫情应急处置队伍，对相关人员进行培训和应急演练，开展职工重大传染病疫情应急知识教育。

### 一、疫情应急预案

根据国家和铁路相关政策法规和技术规范要求，收集分析国家重大传染病疫情动态、高原铁路工程重点传染病资料、辖区应急处置各类资源储备现状情况，制定应急预案。应急预案应包括：应急处理指挥部和相关部门的职责；重大传染病疫情的监测与预警；传染病疫情信息收集、分析、报告、通报制度；传染病疫情应急处理技术和监测机构及其任务；传染病疫情的分级和应急处理工作方案；传染病疫情预防、现场控制、应急设施设备、救治药品和医疗器械以及其他物资和技术的储备与调度；传染病疫情应急处理队伍的建设和培训等内容。一旦突发传染病疫情，应急预案能协调各部门统一行动，确保处置工作顺利实施，达到迅速有效控制疫情的目的。

应急预案要符合有关法律、法规、规章、技术规范的要求，与相关政策相衔接，与完善铁路工程管理和公共服务职能相结合，确保应急预案内容的全局性、规范性、科学性和可操作性。

### 二、疫情应急联动机制

建立高原铁路沿线地方省、市、县卫生部门和疾病预防控制单位在疫情信息沟通、实验室检测、现场处置、应急医疗救治方面的协作机制。形成工区查验、实验室检测、快速联控"三位一体"的重大传染病防控模式，如图17-2所示。

### 三、应急物资储备

重大传染病疫情应急装备及物资储备，担负着高原铁路工程传染病疫情现场

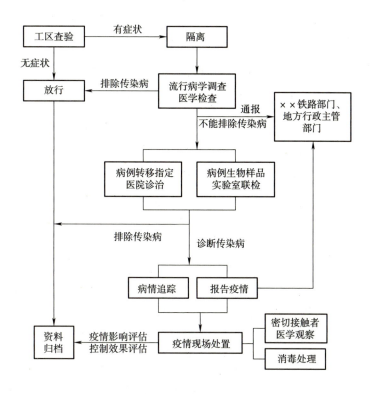

图 17-2 工区查验、检测、快速联控机制

隔离排查、应急救治、流行病学调查、快速检测采样、疫点管控消毒、密切接触者追踪、卫生宣教预防、疫情风险评估等应急处置任务的物资供应保障。装备配置重点在于满足隔离防护、采样检测、急救预防、终末消毒、信息传输、后勤保障等项功能。用于重大传染病疫情防控的应急资源物资主要有以下几类。

（1）可利用铁路和地方联控的医疗救治资源。包括高原铁路沿线市县各类医院和其他卫生服务中心的位置，医院收治病例的范围，通常的门诊和住院病人数，传染病房的床位数，病人可获得的隔离类型，隔离设施扩展的可能性，用于集中保健的设施，救护车数，对附加人员的需求，拟作治疗的医院的位置，负责紧急情况的管理人员，可能获得的额外设施，如学校、旅馆等。

（2）应急免疫所需资源。含疫苗供应名录、预期足量疫苗储备、注射器和消毒设备、免疫技术专家、冷链系统、志愿辅助人员、宣传媒体等。

（3）个人防护装备。用于疑似病例和密切接触者的医学排查，卫生消毒处理等现场检疫处置人员和患病职工的防护隔离。主要包括防护口罩、防护目镜、防护手套、防护服、防护靴套、防护帽、白大褂等，以及全面罩正压空气呼吸器

(SCBA)、全封闭气密防护服、安全帽、头罩式防护服、空气过滤式呼吸防护用品等。

(4)医学调查检验装备。用于流行病学调查的现场检验装备,采集、处理和运送检验样品的装备。用于现场医学排查装备,主要包括急救箱、消毒棉签、消毒纱布、压舌板、血压计、消毒床单、听诊器、医用垃圾袋、医用酒精、碘伏、注射器、快速检测试剂、实验室检测试剂等。

(5)预防与治疗药物。有特效预防、治疗和抢救药物,特别是常用的静脉输液、抗生素、抗毒素和强心药物等。其数量应能满足抢救最初发现的病人并对其周围的密切接触者进行预防。

(6)消毒、杀虫、灭鼠药物。配备必要种类的消毒、杀虫、灭鼠药物。控制蚊蝇、蟑螂的杀虫剂,快速减少啮齿动物数量的急性亚急性灭鼠药物。

(7)实验检验急救装备。快速检测箱、医疗急救箱、流动实验室,各种仪器和试剂均可在运行中就位,到达现场即可开展工作。

(8)体温检测设备。用于参建人员体温检测,主要包括固定式和移动式红外体温监测仪、红外耳温仪、口腔式测温仪、手持式体温检测仪、水银温度计等。

(9)宣传用品。用于高原铁路建设检疫政策和疫情防控知识宣传,主要包括宣传展板、宣传单、宣传海报、检疫证单、指示牌等。

(10)机动与通信装备。快速反应的交通工具、移动通信,保证在任何地点都能与基地和上级领导机关顺利通信。

重大传染病疫情处置应急物资筹备要符合有关法律规章、技术规范的要求,按平战结合的原则,充分发挥现有物资设备的效用,应急时必须随时可以调用,库存备用物资要保证随时启用。

应急物资的分级,应综合考虑应急物资需求的特点和疫情发生的处理方式,评估应急物资的重要性、稀缺性和时效性特征,最终明确应急物资相应级别。应急物资管理应注重品质、安全,储存合理,优化流程、监控,确保应急物资有效快捷运转。

## 四、应急处置队伍组建与培训

按照传染病防治属地化管理原则,由铁路沿线所在市县为主,铁路工程单位配合,组建高原铁路工程传染病疫情应急处置队伍,由医疗救治、卫生防疫和应急管理专业人员组成。定期进行针对性的培训和合成演练,应急时承担卫生应急处置任务。

应急管理人员重点培训掌握应急法律法规知识、应急队伍组建、物资储备、人财物保障及对事件控制的管理程序和要求;了解重点传染病和中毒事件控制的重点环节和现场紧急处置技术。

卫生防疫专业人员重点培训掌握应急法律法规知识、对事件控制的管理程序和要求以及常见传染病和中毒事件的现场流行病学调查、现场检测和事件控制技术、密切接触者医学观察和管理技术、应急防护和个人防护措施等。

医务人员重点培训掌握应急法律法规知识、常见传染病的诊断和疫情报告技术、各类急救技术等。

模拟重大传染病疫情现场,进行一系列相关的处置工作操练,锻炼处置队伍,提高现场处置能力。

## 第三节 现场应急处置

现场应急处置工作目标在于查明病因、判断可能的疾病、识别危险因素,控制疾病进一步发展蔓延,终止疾病暴发流行,预测疾病流行趋势,评价控制效果。

### 一、可疑病例排查

病例排查适用于高原铁路工程日常监测和疾病流行状态下,对可疑病例的排查确认,以便于及时控制疫情。需要重点关注排查的传染病为鼠疫、新冠肺炎、感染性腹泻、开放性肺结核等。

(一)病例判定确认

(1)可疑病例。在日常监测或传染病疫情期,经查验发现的具有发热、咳嗽、恶心、呕吐、腹泻(24 h内腹泻3次或3次以上)、头痛、肌肉痛、关节痛、皮疹、黄疸、面色异常潮红或苍白、淋巴结肿大、无力行走等一种或多种症状、体征的人员可定义为可疑病例。可疑病例一般通过体温监测、人员就医、卫生人员报告、医学巡查、职工主动申报等方式发现。

(2)疑似病例。疑似病例是指卫生防疫人员对可疑病例实施流行病学调查、医学检查、快速检测等现场医学排查措施后,判定为疑似患有某种传染病,需要转送指定医院进一步排查诊治的人员。

(二)病例调查方法

初步流调排查主要以流调、问讯为主,辅以必要的简单体格检查,目的是判断是否需要对可疑病例进一步进行医学排查,初步流调排查步骤如下:

1. 测量体温

检疫人员用水银体温计测量可疑病例的腋下体温,判定是否发热(体温达到或高于 37.5 ℃即为发热)。

2. 初步流行病学调查

包括 2 周之内到过的国家和地区,所到地有无类似症状的传染病流行、流行情况;有无传染病患者、继发传染病患者接触史;有无野生动物接触史;有无蚊虫叮咬史;既往病史及就诊史等。

3. 症状问讯及简单体格检查

检疫人员对发热以外的症状进行询问,包括呼吸道、消化道及全身症状。必要时,可进行简单体格检查。

4. 初步判断意见

结合初步流行病学调查情况和症状体征,对照已掌握的国际、国内疫区分布及疫情发生情况,首先考虑排查危害性高的如鼠疫、新冠肺炎等经呼吸道传播的传染病,其次为消化道传染病,以及其他传染病。判断结果包括以下几方面。

(1)排除传染病可能。

(2)怀疑为经呼吸道途径传播的传染病。发热伴有以下一个或多个呼吸道症状:咳嗽、咳痰、咳血、胸痛、盗汗、呼吸困难等,或肺部听诊有干湿啰音。

(3)怀疑为经消化道途径传播的传染病。有以下一个或多个消化道症状:恶心、呕吐、腹痛、腹泻(24 h 内大便 3 次或者 3 次以上,或大便性状发生改变)、血便等,伴或不伴发热,或查体发现有脱水征,包括口唇干燥、皮肤弹性差、少尿等。

(4)怀疑为生物媒介传播的传染病。发热伴有以下一个或多个症状:头痛、肌肉痛、关节痛、瘀点、瘀斑、皮疹、黄疸(自然光线下皮肤和眼睛不正常的黄色)等,和(或)查体时发现三红征(面红、颈红、胸红,即醉酒貌)、淋巴结肿大等。

(5)怀疑为其他类型传染病。对于排除传染病可能性人员,不需要进一步医学排查,登记可疑病例个人信息,给予健康建议后放行。对于高度怀疑的疑似病例需要进一步医学排查,首先在做好相关防护措施的前提下,将疑似病例转至隔离观察室隔离,采集病人标本送检或进行现场快速检测,开展详细流行病学调查,安排转移指定医院诊疗。同时划分密切接触者和一般接触者,做好自身防护,严防交叉感染。密切接触者须进行同样的医学排查或在指定地点进行医学观察。一般接触者登记个人信息、给予健康建议后放行。

## 二、暴发疫情专题调查

食源性、水源性传染病暴发疫情除了对病人进行流行病学个案调查外,还须进行与暴发有关的专题调查。要点为调查疫情发生的时间、地点、发病人数、死亡人数、影响范围、病因等疫情基本信息。建立病例定义、核实诊断、估算危害影响人群数、确定传播强度和环节、建立假设、评估危害程度范围。根据假设,采集相关标本送实验室检测,迅速提出初步控制方案,采取控制措施。基本程序如图17-3所示。

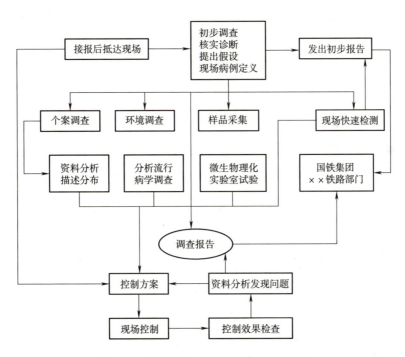

图17-3 现场流行病学调查流程与步骤

## 三、现场实验检测及采样

根据现场流行病学初步调查,立刻组织现场采样,开展现场快速检测和相关的实验室检测,如有必要可开展动物实验,以便及时查明原因、确定性质、明确诊断,追溯病因物质的来源,为指导医疗救治、制定突发传染病事件的预防控制措施提供科学依据。按照呼吸道传染病、肠道传染病、食物中毒的不同性质分别准备好应急箱,并确保所准备的物品以及培养基处于可使用状态。应急箱应包含相应采样工具、盛装容器、运送培养基、快速检测试剂、工具书以及个人防护用品等。现场采样按照及时、准确、代表性和安全的原则,分别采集样品。所有样品都应存样,以备复查和向上级送检。主要样品有血液、尿液、排泄物、肛拭子、眼结膜拭子、鼻咽拭子、咽漱液、呕吐物、痰液、病灶、可疑食品(原材料、剩余食品)、环境样品等。图17-4为现场实验检验工作流程。症状排查检测样本采集参考见表17-1。

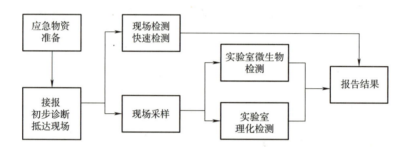

图 17-4　现场实验检验工作流程

表 17-1　症状排查检测样本采集参考

| 症状分类 | 重点排查传染病 | 标本种类 | 实验检测 |
| --- | --- | --- | --- |
| 发热伴咳嗽、咳痰、咳血、胸痛、呼吸困难等呼吸道症状 | 鼠疫、新冠肺炎、肺结核、流行性感冒 | 双份血清、全血、痰液、鼻咽拭子、口咽拭子、粪便、下呼吸道标本 | 抗体、病原、病原核酸 |
| 腹泻、呕吐、腹痛等消化道症状或伴有发热 | 感染性腹泻、霍乱、大肠杆菌 O157、细菌性痢疾 | 双份血清、全血、口咽拭子、呕吐物、粪便或肛拭子、可疑食品和饮水 | 抗体、病原、病原核酸 |
| 发热伴皮疹或出血症状 | 鼠疫、出血热、登革热 | 双份血清、全血、出血标本、口咽拭子、疱疹液、尿液 | 抗体、病原、病原核酸 |

### 四、疫情现场控制

面对突发传染病疫情,采取的各项控制措施应达到防止、阻止或控制疫情的发生与蔓延。协助救治病人,隔离传染源;采取消杀灭的方法切断传播途径;采取预防接种、宣传教育等方法保护易感人群;根据疫情规模和危害程度,划分疫点、疫区。食源性传染病还应调查共同就餐者、控制可疑场所和控制可疑物品。疫情现场控制总体模式如图17-5所示。

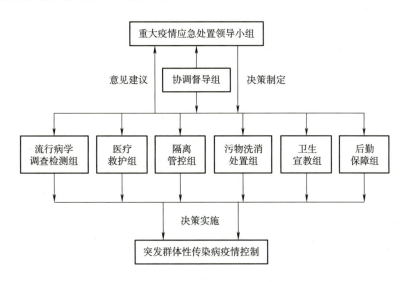

图17-5 疫情现场控制总体模式

### (一)现场控制基本程序

对现场采取应急控制和消除致病污染因素的措施;划分疫点、疫区(或中高风险区);影响范围广的疫情应视情况及时提出疫区封锁、人员疏散方案,经批准后组织实施。根据初步调查结果,追踪传染源、密切接触者和污染源。对传染病人进行隔离治疗;疑似病例和密切接触者进行医学观察;对易感人群进行应急接种,针对性地开展健康教育和行为干预。针对性地开展消毒、杀虫、灭鼠和污染物清除等措施,控制危险因素。参与社会动员工作,宣传传染病防治知识,控制事态,消除不良影响。在现场及相邻铁路地区开展主动监测,实行日报、零报告。及时向地方有关部门通报情况,争取配合和支持。对控制措施落实情况开展督导检查。对控制效果进行评价,及时调整控制方案。现场控制流程如图17-6所示。

### (二)病例处置

1. 重点关注传染病例

工区查验认定甲类和乙类传染病疑似病例,需立即上报工程建设总指挥部和地方防控部门,安排下送、转运到指定医院做进一步诊疗。病例离开隔离室时需采取严格的防疫措施,沿指定移送路线将病人转移到救护车上。

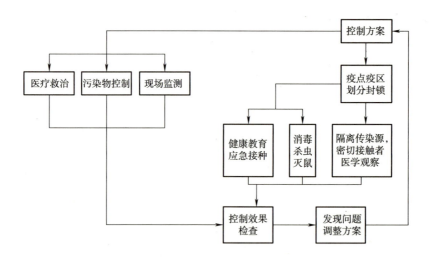

图 17-6　现场控制流程

**2. 一般传染病例**

查验认定为流行性感冒,其他感染性腹泻等呼吸道、消化道常见疑似病例,如症状、体征明显,快速检测结果呈阳性,可转送指定医院做进一步诊疗。否则登记个人信息,给予健康建议后放行。

(三)现场消毒处置

对发现呼吸道传染病疑似病例的工区、生活区现场污染区域进行终末消毒。对疑似病例占用的部位、卫生间、污染的环境、接触的物品、呕吐物、排泄物、室内空气等进行消毒。对污染的食品、饮用水实施封存及消毒。必要时,宜对被污染区域实施杀虫灭鼠处理,杀虫灭鼠处理规定参见相关的国家或行业标准。

**1. 消毒程序**

(1)了解被消毒场所的基本情况,确定消毒方法和使用的消毒剂;计算被消毒场所的面积、容积,确定用药量。

(2)做好个人防护。穿工作衣、隔离服、胶鞋(或鞋套),戴口罩、帽子、防护眼镜、一次性乳胶手套等。

(3)有空调、通风系统的生活或办公地点,首先关闭空调、通风系统;将未被污染的重点电器等物品遮掩。

(4)用喷雾消毒方法在地面消毒出一条 1.5 m 左右宽的通道进入消毒场所。实施消毒时,首先消毒地面、墙壁、门窗,然后再进行空气消毒,上述消毒应从最近处向外/向内进行。

(5) 做好消毒工作记录，报上级主管部门。

2. 办公室居室消毒方法

(1) 地面、墙壁、门窗。用 0.2%~0.5% 过氧乙酸、500~1 000 mg/L 二氧化氯、有效氯和有效溴含量为 1 000~2 000 mg/L 的消毒液喷雾。泥土墙吸液量为 150~300 mL/m$^2$，水泥墙、木板墙、石灰墙为 100 mL/m$^2$。对上述各种墙壁喷洒消毒剂溶液不超过其吸液量。地面消毒先外后内喷雾一次，喷药量为 200~300 mL/m$^2$，待室内消毒完毕后，再由内向外重复喷雾一次。以上消毒处理，作用时间应不少于 60 min。

(2) 空气。室内密闭后用 0.3% 过氧化氢、500 mg/L 二氧化氯或有效氯含量为 1 500 mg/L 的消毒溶液，用气溶胶喷雾，20~30 mL/m$^3$，作用 1 h。消毒后即可开门窗通风。室内进行空气消毒处理后，应打开所有门窗，并将空调系统开至最大进行空气抽换并维持一段时间。

3. 空调、通风系统消毒

(1) 应先对过滤器、过滤网消毒再更换。消毒方法可用有效氯含量为 2 000 mg/L 的消毒液喷洒至湿润，作用 30 min。过滤器、过滤网拆下后应再次喷洒消毒，然后焚烧。

(2) 对所有供风设备和送风管路用有效氯含量为 500~1 000 mg/L 的消毒溶液喷雾或擦拭消毒。

(3) 空调箱的封闭消毒，可采用过氧乙酸熏蒸（用量为 1 g/m$^2$）或用 0.5% 过氧乙酸溶液喷洒后封闭 60 min，消毒后及时通风。

(4) 空调凝结水应及时收集在塑料容器内，按污水处理方法，以每公斤水投加 50 mg 有效氯的比例加入含氯消毒剂，混匀作用 2 h 后排放。如采用连续收集的方法，则可在收集容器内预先加入有效氯含量为 500 mg/L 的消毒溶液。

4. 公共物品消毒方法

(1) 餐饮用具。煮沸消毒 15~30 min，或流通蒸汽 100 ℃作用 20~30 min，或远红外线消毒碗柜 125 ℃作用 15 min 以上。化学法消毒，可用有效氯或有效溴含量为 500~1 000 mg/L 的消毒溶液，或 0.2%~0.5% 过氧乙酸溶液浸泡 30~60 min。

(2) 衣服被褥。耐热、耐湿的纺织品可煮沸消毒 30 min，或用流通蒸汽消毒

30 min，或用有效氯或有效溴含量为 250～500 mg/L 的消毒液浸泡 30 min。不耐热的毛衣、毛毯、被褥、化纤尼龙制品和书报、纸张等，可采取过氧乙酸熏蒸消毒，或将被消毒物品置环氧乙烷消毒柜中，在温度为 54 ℃，相对湿度为 80% 的条件下，用环氧乙烷气体(800 mg/L)消毒 4～6 h；或用压力蒸汽进行消毒。

(3)卫生洁具。用有效氯含量为 1 000～2 000 mg/L 的消毒液擦拭，作用 30 min 后，用流动水冲去残留的消毒液。

(4)盛排泄物或呕吐物的容器。可用有效氯含量为 2 000～5 000 mg/L 的消毒液或 0.5% 过氧乙酸溶液浸泡 30 min。浸泡时，消毒液要漫过容器。

(5)食物。瓜果、蔬菜类可用 0.1%～0.2% 过氧乙酸或有效氯含量为 100～200 mg/L 的消毒液浸泡 30～60 min。病人的剩余饭菜不可再食用，煮沸 30 min，或用 20% 漂白粉乳剂、有效氯含量为 5 000～10 000 mg/L 的消毒液浸泡 2 h 后处理。也可焚烧处理。

(6)垃圾。可燃物质要尽量焚烧，也可喷洒有效氯含量为 10 000 mg/L 的消毒液，作用 60 min 以上。消毒后深埋。

### (四)卫生宣教

对职工进行重大传染病疫情应急宣传教育，适时进行心理疏导，正确认识突发传染病事件，宣传可防可控常识，树立控制疫情事件的信心，限制工区人员流动，维持生活秩序，防止发生恐慌和混乱。按照铁路应急指挥部门的指令和要求，开展突发传染病危害因素传播、防治措施的知识宣传。根据不同对象开展多种形式的健康教育，如交谈、宣讲、图片、手册、传单等。开设咨询热线，充分利用网络、媒体等形式进行宣传，避免各种谣传，确保参建人员情绪、行为可控。

### (五)追踪调查

及时追踪送指定医院排查的传染病疑似病例的诊断、实验室检验和治疗情况，完善填写《传染病可疑病例医学排查记录表》。对移交地方卫生部门采取医学观察措施的传染病可疑病例或恢复期人员，及时追踪有无后续发病或康复情况。及时追踪放行人员到医院的诊治信息。追踪密切接触者一个潜伏期后有无发病及治疗情况。

### (六)资料存档

(1)个案基础资料。包括《传染病可疑病例流行病学调查表》《传染病可疑病例医学排查记录表》原件，身份证件、诊断治疗记录、检验报告等资料的复印件和典型症状照片等。

（2）排查处置资料。包括传染病个案的采样送检记录、个案移交记录、传染病疑似病例转诊单原件、人员放行记录、现场采样及送检记录、检验结果，可疑病例污染的区域、物品等的卫生处理记录、相关照片等。

（3）追踪调查资料。各种追踪调查和信息反馈记录。

（4）总结报告分析资料。包括重要传染病事件排查处置总结报告、分析资料，相关信息宣传报道资料和照片等。

## 第四节　控制效果和疫情影响评估

通过对重大传染病疫情控制过程各个环节和控制效果进行评估，发挥疫情处置工作中的优势，完善薄弱环节，不断加强和提高处理重大传染病疫情的能力，使各类重大传染病疫情得到有效控制。评估过程可采取听取汇报、审核事件控制的相关资料、提问参与现场处置的有关人员和现场考察等方式。程序步骤如下：

（1）制定评估计划及实施方案：包括评估目的、内容、方式及组织分工等内容。

（2）评估培训：对相关人员作评估计划和方案的培训。

（3）评估实施：根据计划要求对每项评估内容核实判断，作出评估意见和建议。

（4）评估总结：写出评估报告，包括评估时间、评估人员组成、评估内容及结果、评估意见和建议。

评估指标主要有以下三方面内容：

（1）重大传染病疫情决策措施效能评估：现场决策效率和运行机制控制能力，采取措施控制突发疫情危险因素的及时性、针对性和科学性。

（2）重大传染病疫情控制效果评估：引起重大传染病疫情危险因素得到控制和消除的效果。

（3）重大传染病疫情影响评估：重大传染病疫情的严重程度，以及对铁路工程和社会造成的影响。

传染病疫情现场处置效果评估指标体系，包括3个类别16项指标。3个类别为：①组织决策指挥效能，权重值0.33；②疫情现场处置效能，权重值0.55；③善后恢复评估效能，权重值0.12。形成疫情现场处置指标体系评估量表，采用1 000

分制评价方式,全面体现了重大传染病疫情现场控制过程环节、控制效果和善后恢复的技术要求。评估主要指标见表 17-2。

表 17-2 重大传染病疫情控制效果评估指标

| 类别(权重) | 评估指标 | 分值 | 评估标准 |
| --- | --- | --- | --- |
| 1. 组织决策指挥效能（0.33） | 1.1 组织协调机制 | 54 | 防控机制健全,组织协调,控制有力 |
| | 1.2 应急决策 | 62 | 决策程序科学,判断正确,处置果断 |
| | 1.3 应急指挥 | 60 | 指挥信息化水平,力量筹划使用合理,运用得当 |
| | 1.4 疫情报告响应 | 62 | 初报≤2 h,进程报告 1 报/日,应急队伍出动时间≤60 min,报告完整率 100% |
| | 1.5 应急保障 | 92 | 实验标本采集器材充足,现场处置设备、器材、药品充足,个人防护用品充足,物资储备更新调用制度明晰 |
| 2. 疫情现场处置效能（0.55） | 2.1 流行病学调查 | 100 | 调查方案规范合理,内容符合事件初步假设,要素调查表格齐全,个案调查覆盖率≥90%,"三间分布"描述清楚,数字、表格和图表等使用准确,病因及时查明 |
| | 2.2 样品采集检测 | 102 | 标本采集充足,采样送检规范,现场和实验室检测科学规范,结果及时,准确率 100% |
| | 2.3 疫情事件确证 | 76 | 按疫情预案定义判定,分级明确、准确 |
| | 2.4 传染源控制 | 92 | 传染源隔离处置续发病例为零,疫点划分准确控制及时,密切接触者追踪调查管理甲类管理传染病 100%,其他重点传染病≥85% |
| | 2.5 病例急救转送 | 74 | 病例分类准确,医疗救治迅速有效,转送过程规范有序,沿线地方医疗救治资源联动顺畅 |
| | 2.6 易感人群保护 | 56 | 开展有针对性的健康教育,发放相关宣传资料,按要求开展应急接种、预防服药等保护措施 |
| | 2.7 危险因素处置 | 50 | 控制措施准确,消毒面积达到要求,灭菌率≥90%,相应致病菌无检出,个人防护零感染率 |
| 3. 善后恢复评估效能（0.12） | 3.1 善后恢复 | 40 | 人员死亡病残损失善后处置规范,运营环境影响得到及时恢复 |
| | 3.2 评估资料整理 | 20 | 从组织管理,事件的起因,调查处理的过程及效果,主要做法、经验和有待解决的问题进行系统的工作总结。有关调查表格、数据、资料分类整理,及时归档 |
| | 3.3 控制效果评估 | 30 | 初步分析与最终结论逻辑关系正确,病原学病因或流行病学病因明确,控制措施落实、所需的资源满足工作需要,控制效果明显,取控制措施一个最长潜伏期后没有病例 |
| | 3.4 疫情影响评估 | 30 | 针对健康和生命损失、经济损失和社会损失、疫情处置和社会成本效益提出损失补偿和今后防范建议 |

# 第六篇
# 食品安全与生活保障

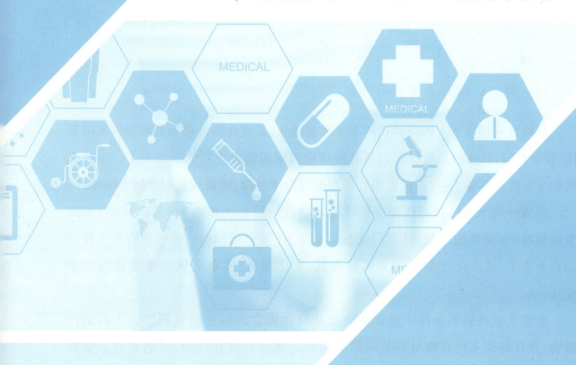

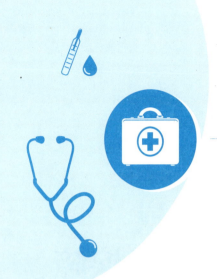

# 第十八章 高原营养与食品安全

## 第一节 高原营养

### 一、高原环境对人体营养代谢的影响

高原低氧环境下人体营养代谢发生很多变化,其变化的性质和程度与缺氧的程度、持续时间、机体的功能状态以及其他环境因素的联合作用的影响有关。参建人员如发生营养不良,不仅直接影响劳动效率和身体健康,而且纠正起来较为困难。

低氧环境下人体营养代谢变化往往是缺氧的原发性影响(即组织缺氧)和继发性影响(如缺氧的应激效应等)的综合结果,在蛋白质、脂肪、碳水化合物3种产能营养素中,碳水化合物代谢氧耗量最低、氧化完全,能最灵敏地适应高原代谢变化。

参建人员在缺氧条件下进食高碳水化合物膳食的耐受低氧程度大于高蛋白膳食,并且高碳水化合物对低氧时的高级神经活动有良好作用,可防止高原暴露 24 h 内的负氮平衡。

低气压和缺氧可使腹内气体膨胀、胃肠蠕动受限、消化液减少,以致出现腹痛、腹胀、腹泻等症状。人体新陈代谢受到影响,因而胃、肠、肝、胆等消化系统功能较平原地区减弱,对食物的消化、吸收能力降低。与其相反,人体在高原地区消耗的能量、维生素等却比平原地区大大增加。

低温和缺氧使人体的基础代谢无论在休息和工作时的能量消耗都高于平原。低温环境参建人员着装笨重,重体力劳动时,能量消耗可增加 6.9%~25%;缺氧使呼吸加快,失热增加,有资料表明海拔 4 540 m 产热量的 21.0% 从呼吸丢失,比平原(18.3%)丢失得多,气温每低 10 ℃ 需增加能量 3%~5% 才能维持热平衡,在缺氧环境中,摄取足够的热量,对维持体重和氮平衡十分重要。缺氧造成肺间质、细胞壁发生水肿,记忆力降低,劳动能力减退。高原缺氧可引发急性或慢性高原病,甚至引起死亡。

缺氧促使人体血液红细胞增多以提高血液携氧能力,但也使血液变得黏稠。同时,由于高原多风且空气干燥稀薄,人体呼吸频率加快,深度加大,使人体内水分极易蒸发,脱水更加剧了血液黏稠,因此补充水分显得尤为重要。

另外,高原紫外线强,强紫外线照射易引起皮肤疾病。高原常年积雪,在雪地里如忽视对眼睛的防护,也易发生雪盲等。这都需要从饮食营养上予以重视。

## 二、高原职工膳食营养原则

研究表明高碳水化合物有利于提高缺氧耐力,而高蛋白和高脂肪的膳食不利于对缺氧的适应,因此初入高原者的膳食应遵循"高碳水化合物、低脂、适量蛋白"的原则。但高糖膳食不适合慢性低氧者,而一定量的蛋白质和脂肪对慢性低氧的人比较适合。因此,随着对高原的适应,应逐渐增加蛋白质和脂肪的比例。营养标准及配餐方案的实施对于保证参建人员身体健康并高效率地投入工作很重要,同时也是炊事人员配餐的依据,可提高其工作效率,保证工作质量。

1. 食物选择原则

合理的膳食营养是提高人体适应环境的能力,保障高原铁路参建人员体力充沛、身体健康的有效手段。高原环境下,人体对三大营养素的需求与平原有所不同,高原饮食应遵循"高碳水化合物、低脂肪、优蛋白"的营养原则,在饮食和生活习惯方面应注意补充碳水化合物、优质蛋白、维生素和电解质,多饮水,减少高脂肪膳食摄入,禁烟酒,提倡少食多餐。高原食物应选择温阳益肾,健脾和胃,润燥生津,忌寒凉、生燥、胀气食物。肉类可选择牛肉、羊肉、瘦猪肉、鸡肉、鱼肉等,汤类可选择肉汁、浓菜汤等,适当增加调味品,如鲜柠檬、酸泡菜、天然香料等,日常还可适量饮用咖啡、茶等饮品,以促进参建人员食欲。建议每人每天食用 500 g 蔬菜、500 g 水果,喝 500 mL 牛奶。

2. 提供充足的热能

高原参建人员的热量供给,与平原相比,根据劳动强度应在原有对应热量供给基础上增加15%。增加富含碳水化合物的食物,摄入碳水化合物提供的热量应占总热量的50%以上,适当增加易消化的蔗糖、红糖等双糖食品,有助于增加机体动脉的血氧含量,提高机体肺通气能力,进而提高机体高原低氧的耐受力,见表18-1。

表18-1 高原体力劳动能量供给建议量

| 海拔高度 | 能量供给量(kcal/d) | | | |
|---|---|---|---|---|
| | 轻度劳动 | 中度劳动 | 重度劳动 | 极重度劳动 |
| 平原地区(<2 500 m) | 2 600 | 3 000 | 3 400 | 4 000 |
| 高原地区(≥2 500 m) | 2 990 | 3 450 | 3 910 | 4 600 |

3. 供给优质蛋白质和适量脂肪

每天补充一定量的蛋白质对高原参建人员是非常重要的,但在缺氧习服过程中并不需要特别增加食物蛋白质的供给量,重要的是应注意摄入优质蛋白质,膳食蛋白中动物性蛋白质含量由36%提高到50%。特别注意在上高原的初期(7~10天)应减少食物中的脂肪摄入,增加碳水化合物的数量。高脂肪膳食不利于缺氧习服,其主要原因是脂肪氧化的氧耗量高、氧化效率低、反应速度慢,高原缺氧时,脂肪会发生不完全氧化,产生酸性物质,影响人体正常能量代谢。总的来说,进入高原初期,以食用高碳水化合物、低脂肪和优质蛋白质的膳食为好。高原作业根据劳动强度不同,蛋白质、脂肪、碳水化合物的比例,见表18-2。

表18-2 高原作业主要营养素供给建议量

| 劳动强度 | 能量(kcal/d) | 能量来源分配(%) | | |
|---|---|---|---|---|
| | | 蛋白质 | 脂肪 | 碳水化合物 |
| 一般劳动 | 3 450 | 14 | 21 | 65 |
| 重度劳动 | 3 910 | 13 | 17 | 70 |
| 极重劳动 | 4 600 | 11 | 11 | 78 |

4. 增加补液量

(1)高原多风,空气稀薄干燥,在高原作业时,人体通过呼吸和体表蒸发散失的水分较平原增多,因此机体很容易脱水。在高原每天至少比平原增加饮水量1~2 L以上,才能维持机体正常需求。在高原环境下,进行中等强度作业每天需补水3~5 L,重强度作业每天需补水5 L以上。

(2)饮水要多次、每次少量,不要等到口渴才喝水。为了不影响睡眠,可以从睡觉前 2 h 开始,逐步减少饮水量,免得不停起夜引起感冒。但在低氧情况下,尚未适应的人应避免饮水过多,防止肺水肿。

5. 供给丰富的维生素

在高原地区,机体对维生素的需求量增大,额外补充维生素 A、维生素 C、维生素 $B_1$、维生素 $B_2$ 和烟酸等复合维生素,有助于提高机体有氧代谢能力。

6. 注意补充铁

铁的储备对人体的高原习服起着重要作用。铁不足时,影响机体的造血功能,使得摄氧能力和肌细胞利用氧的能力减弱,人体劳动作业能力和运动能力下降。因此,即使是不贫血的高原参建人员在进行高原作业时,体内也需有充足的铁储备。

### 三、不同时期劳动者的营养需求

1. 初上高原适应期的营养需求

应遵循"高糖、低脂、优蛋白"的原则,蛋白质、脂肪、碳水化合物的供热比例约为 1:1:7,注意调整饮食,提高碳水化合物摄入比例,适当补充优质蛋白,增加复合维生素和电解质的补充,维持机体正氮平衡,预防高原脱水,防止体重过度减轻,以增强对缺氧的适应,此时期的能量和营养素供给可参照中度体力劳动者的供给量标准。

2. 施工期的营养需求

要适当提高脂肪和蛋白质的比例,蛋白质、脂肪、碳水化合物的供热比例约为 1:1.5:5,该时期的能量和营养素供给可参照重度体力劳动者的供给量标准。

3. 长期施工人员的营养需求

要进一步增加脂肪和蛋白质的比例,蛋白质、脂肪、碳水化合物的供热比例约为 1:1.5:4,该时期的能量和营养素供给可参照重度体力劳动者的供给量标准。

### 四、高原劳动者营养保障

1. 做好进入高原的身体和饮食适应

进入高原前,应通过体育锻炼或体力劳动进行体力适应,消除对高原缺氧的担忧,保持良好的心态。进入高原时,保持良好的身体状态和精神状态,有助于维持人体正常食欲,加快高原习服。

**2. 增加副食品的供应量**

应注意肉类、蛋类、鱼类、豆类及豆制品的供应,保证蛋白质的供给量,在副食的选配中适当提高高脂类食品的比例,保证蔬菜和水果的充足供应,并适当增加动物肝脏、蛋制品和瘦肉的供应,保证提供足够的维生素和矿物质。

**3. 要做好食堂的营养膳食保障工作**

(1)食堂是保障高原施工运转和员工生活需要的基础设施,要从采购、库管、厨师等环节确保食材的质量,禁止采购、贮存、使用食品添加剂亚硝酸盐,加强食堂内部管理,规范操作程序,细化操作流程,保障食品质量和安全卫生。

(2)食堂要在吃好上做文章,在菜品上下功夫,想方设法调剂饭菜品种花样,精益求精提高伙食质量,力争达到饭菜品种丰富,美味可口,荤素搭配,营养均衡,让高原施工作业人员有更多的选择。

(3)做好食品从业人员培训。重点是炊事和采购人员,提高其洗切、配菜、烹调技能及知识,科学洗涤、烹调,减少维生素及人体必需微量元素的丢失和破坏,并合理配膳,做到既营养又美味,提高施工作业人员食欲,增强食物消化利用率,避免易产气和含大量粗纤维的食品。

**4. 提高食品的接受性**

高原饮食供给既要符合初入高原人员的饮食习惯,又要适应高原饮食变化。烹调时,增加酸辣味菜肴品种,适当增加天然香辛料使用量以增强风味,促进食欲。如果有条件,可供应一定量的果酱,促进施工作业人员食欲。

**5. 选择高糖和富含维生素的食物**

谷物类食物,如米饭、米粥等高碳水化合物食物有助于缓解恶心呕吐。碳水化合物食物有助于提高高原机体动脉血氧含量,增强机体的耐缺氧能力。随着人体碳水化合物摄入量的增加,机体在能量代谢过程中所必需的维生素 $B_1$、维生素 $B_2$、维生素 A、维生素 C、维生素 D、维生素 E、烟酸和多种微量元素也相应增加,在膳食制作中,应多选择油菜、菠菜、芹菜、紫甘蓝、胡萝卜、西红柿及橙橘类、苹果、猕猴桃等深色蔬果,同时增加香菇、木耳、海带等菌菇和藻类食物。

**6. 适量增加优质蛋白质供给量**

在缺氧习服过程中并不需要特别增加食物蛋白质的供给量,但重要的是应注意摄入优质蛋白质,如蛋类、奶类、豆类、鸡肉、猪肝、牛肉、羊肉、兔肉、鱼虾类等。

7. 增加铁等矿物质食物的补充

高原环境人体促红细胞生成素分泌增加,造血机能亢进,红细胞增加,有利于氧的运输和缺氧的适应。铁是血红蛋白的主要成分,所以铁的供应量应当充足。如体内铁储备正常,每日膳食供给铁 10~15 mg。如果体内缺铁,可每日口服小儿用的液体铁剂 3 次,以满足人体在高原环境下对铁的特殊需要。

8. 多饮水,注意食盐的摄入量

(1)高原多风、空气干燥,人体肺通气量增大,每日失水相对增加。为维持人体的日尿正常排出量,中等强度作业每日应饮水 4 L 以上,高强度作业每日应饮水 5 L 以上。初入高原,常无口渴感,不愿饮水,易发生高原脱水,威胁人体健康,在无口渴感时,要定期不间断饮水,有条件时,可饮用补充多种维生素和电解质的碳水化合物能量饮料。在劳动强度增加时,应相应增加饮水量,久居高原适应以后,饮水量则与平原基本相同。

(2)对高原作业的劳动者而言,初入高原未能适应高原环境的人,进食含钾多的食品或补充钾盐,适当限制钠摄入,同时增加碘、硒等微量元素的摄入量,有助于缓解急性高原反应。

9. 饮食宜少吃多餐定时定量

(1)每餐不宜过饱,更不能暴饮暴食。过饱会使血液过多过久的集中于肠道,易造成心、脑等重要器官相对缺血,产生头晕、困倦、饱胀不适等现象,导致高原劳动作业能力下降;且热量过剩,易使人发胖并易诱发高血压、冠心病、糖尿病、胆结石、胆囊炎等疾病,并易引起冠心病人心绞痛发作。

(2)重视早餐质量,晚餐宜少吃,以免腹痛、腹胀影响睡眠。不进生冷饮食,节制烟酒。

(3)供餐时间。食物在胃内停留时间一般不超过 4~5 h,所以每餐相隔 4~5 h 为宜,最长间隔不宜超过 6 h。劳动强度大,两餐相距时间超过 4 h,可增加间餐次数,补充含糖食品和含碳水化合物的酸甜饮料。夜间作业人员的膳食要按正常供应,保证膳食质量;进餐时间一般为上班前 0.5~1 h 或下班后 0.5~1 h。

10. 保证供应热食

(1)低温环境中人体散热增加,除采取各种防寒保暖措施外,在饮食上要注意供应热食,任何季节都应保证每餐有热饭、热菜和足够的汤类,以利食欲。

(2)在气候寒冷的冬季饭菜极易冷却,因此要采取一些措施来做好饭菜的保温,如采用保温桶进行饭菜保温。

11. 解决好冬季蔬菜的供应

(1)冬季来临前采用窖藏等传统储藏方法有选择性地储藏萝卜、白菜、土豆、大葱等蔬菜可有效解决冬季蔬菜供应。

(2)冬季也可适当选择储藏一些性价比高的脱水菜和冻干菜品种,以调剂伙食。

(3)有条件的施工单位可在冬季开展暖房蔬菜生产。但暖房蔬菜生产成本较高、价格较贵。

## 第二节 科学配餐

### 一、科学配餐与食谱编制原则

1. 人体能量消耗量是制定饮食热量供给的基础

(1)科学配餐是用平衡膳食的理论,合理选择、搭配各种食物原料,使就餐者能获得所需要的各种营养素,并达到营养素的日供给量标准,且合理分配到各餐。

(2)根据食材的特点与营养素分布,采用合理的烹调方法进行饭菜烹制,以促进人体食欲,提高食物中营养素的消化吸收率。

(3)科学配餐是烹饪营养学实践性的具体表现,其结果以食谱的形式体现。

2. 科学配餐与食谱编制时需要考虑的因素

(1)食谱编制对象的性别、健康状况、膳食习惯等。

(2)配餐对象单位的餐饮经费安排和个人经济条件。

(3)食材供给的种类、价格等市场情况。

(4)施工地食源性疾病流行情况。

(5)对食堂的食材来源、食物消费情况、烹饪加工方法等进行调查。

3. 能量消耗量的测定

(1)直接测量法。即在特殊的密闭隔热小室中,通过特殊装置直接收集并测量人体所散发的全部热能。

(2)间接测量法。即人体摄入或体内储存的产能物质(碳水化合物、脂肪、蛋白质)都要经过氧化过程才能释放出能量,此过程需要消耗氧气并产生二氧化碳,因此,可以测定一定时间内人体氧气消耗量和二氧化碳产生量,进而间接测定人体的能量消耗量。这两种测定方法投资大,操作要求严格规范,不适用于复杂的现场测定。

(3)膳食调查。调查一定时间内(5~7天)通过膳食摄取的能量、各种营养素的数量和质量,据此来评价被调查对象能量和营养素需求获得满意的程度。该方法现场使用方便,操作简单,能间接估测每日的能量消耗量,此法的缺点是误差较大。

## 二、科学配餐与食谱编制方法

食谱可以编制为日食谱和周食谱。完整的食谱应包括一日三餐(及加餐)的饭、菜名称,所用原料的种类、数量、烹调方法、膳食制度等。

单位食堂或送餐企业在配餐和食谱编制中,常用的方法有三种:计算法、食品交换份法和计算机食谱编制法。

1. 计算法

(1)计算法是食谱编制最早采用的一种方法,也是其他两种食谱编制方法的基础。它主要是根据就餐者的营养素需要情况,分别计算出主食、副食和各种调味品的数量,结合这些原料营养素的分布特点,合理烹饪,并将其分配至一日三餐(或加餐)中。

(2)计算法配餐与食谱的编制主要有以下步骤:

①确定热能和营养素供给量:根据就餐者的性别、年龄、劳动强度等,通过膳食营养素参考摄入量表查得。若为年龄、性别、劳动强度相差比较大的人群进行科学配餐与食谱的编制,应计算热能需要系数。

热能需要系数是指将"标准人"的热能供给量作为标准1.0,用"自然人"的热能需要量与其做比较,计算的值称为热能需要系数。"标准人"可以是"膳食营养素参考摄入量"为轻体力劳动的成年男性,也可以根据实际需求另行确定。

②确定主食的种类与数量:按我国目前粮食的消费情况以及合理膳食原则,一般每"标准人"每日主食消费400~500 g。根据我国的膳食习惯,主食主要为大米和面粉,另外可适当增加一些杂粮和粗粮。

③确定副食的种类与数量:副食包括动物性食物与植物性食物两类。大多数动物性食物及大豆制品,是人体优质蛋白质的重要来源,同时也能供给比较丰富的脂溶性维生素和钙、铁等主食所缺乏的营养素。在选择动物性食物时,从健康的角度出发,应多选择水产类原料,特别是海产品,禽类、蛋类及乳制品等。

④确定油、糖及调味品的数量：根据主食、副食中已供给的脂类数量，参照每日供给量标准，确定食用油的日供给量；糖的供给量以每"标准人"不超过 50 g 为宜，不可过多。

(3) 用计算法编制日食谱是基于"标准人"的热能需要量，来推算和确定其他人员的热能和营养素的供给，因而对于一个具体的就餐者来说，首先要根据自己的热能需要系数确定食物的数量；另一方面，人体实际的热能需要系数与"标准人"存在一定差异，例如高原作业人员需要的热能比一般成年人高，在这种情况下还需要根据各种人群的生理状况来进行食物的分配和调整。这也提醒我们，在选择"标准人"时，一般以轻体力劳动者为宜，劳动强度越大，则热能的需要量越高，但其他营养素的供给量并非按比例增加。

(4) 用计算法进行科学配餐和食谱的编制比较精确，但计算的工作量也比较大，在就餐人员数量较多且人群营养和膳食存在较大差异时，可以采用食品交换份法。

2. 食品交换份法

(1) 食品交换份法是将日常常用食物按所含营养素种类特点进行分类，按照各类食物的习惯食用量，计算出每份食物中三大营养素和热能的含量，然后根据不同的热能需要量，按蛋白质、脂肪、碳水化合物的供给量标准比例，计算出各类食物的交换份数。

(2) 对日常食物进行分类。将日常常用食物按所含营养素的特点进行分类，一般分为四类：①碳水化合物类，主要是供给人体碳水化合物的食物，包括谷物类、淀粉类及根茎类食物，例如大米、面粉、玉米、高粱、小米、甘薯、土豆等；②高蛋白类，主要是能供给人体优质蛋白质的食物，例如禽肉、畜肉、鱼、虾、蛋、奶制品及豆制品等，其中，奶制品和干豆类食物既为高蛋白类食物，又富含钙；③蔬菜及水果类，是能提供丰富的膳食纤维及水溶性维生素、无机盐等；④纯热能类，主要指油脂、糖等食物。

(3) 计算营养素含量。按照饮食习惯确定一份食物的重量，并计算出每份食物中三大营养素和热能的含量。

3. 计算机食谱编制法

(1) 营养计算工作比较烦琐，人工计算不仅费时费力，而且容易出错。为适应现代管理的需要，采用计算机既可以进行营养素含量的计算、膳食营养结构分析和食谱编制，同时还能储存大量的资料，并根据用户的需要进行程序修改。

（2）数据库。建立食物成分、营养素供给量标准、热能需要系数等数据库,建立营养计算软件,提供营养素分析、食谱编制、食物营养素及有关资料的查询、营养与膳食调查数据的统计整理等。

（3）食谱的编排。食谱编排软件系统对食谱编制包含固定编排、自动编排和手工编排。

此外,一些软件还专门建立了查询系统,以便于在进行手动编排过程中查询食物营养素的含量、膳食的种类、食物原料的分类以及烹调方法等,拓展了计算机使用功能。由此可见,计算机的使用大大提高了营养工作者的工作效率,在实际工作中的应用将越来越广。

## 第三节　高原食品加工和运送的难点与措施

### 一、食品加工

1. 高原食品加工难点

（1）高原海拔高,大气氧低,水的沸点低,主食淀粉不易糊化,食物不易做熟。

（2）高原风沙大,气温低,野外条件下,炊事作业较为困难。

2. 食品加工手段

（1）食品加工器材单元。施工作业人数较少时,野外制炊可以采用部队制式的高原、平原通用的野战给养器材单元,该给养器材单元采用箱组技术形式,方便运输和展收,主要由单元箱、压力锅、锅灶支架、燃烧器和附备件等组成。2人操作1 h可加工制作60人份热食。可以加工制作米饭、馒头等主食和炒菜、炖菜、汤等副食。

（2）食品加工车。施工作业人数较多时,野外制炊可以采用部队制式的高原自行式炊事车,方便移动,可快速展收,车厢上装部分主要由主食灶、副食灶、原材料预处理设备和附备件等组成。4人操作1 h可加工制作500人份热食。可以加工制作米饭、馒头等主食,也可以炒菜、炖菜、煲汤等。

### 二、食品运送

1. 高原食品运送难点

（1）高原地区是我国经济相对落后的地区之一,各种资源比较匮乏,食品原材料、半成品、成品等物资筹措和供应比较困难。

(2)高原地区地广人稀,交通不便,点多线长面广,机动距离远,协调难度大,加之多处于山区之中,道路崎岖、沟壑纵横、天气复杂多变,严重影响了食品运送效率。

2. 食品保温器材

(1)食品保温箱。高原环境下,食品保温可采用部队制式的食品保温箱组,该箱组采用单元箱技术形式,由箱体和内容器组成,具有保温、储存、分发等功能。容积不小于28 L,可盛装15人份热食。内容器采用3个三分之一份盘或餐盒,可盛装两菜一饭;内容器采用两个二分之一份盘,可盛装一菜一饭。可配套车辆进行食品保温运送。

(2)饮品保温桶。高原环境下,汤品和饮料的保温可采用部队制式的饮品保温桶,该保温桶采用单箱整体结构,具有保温、储存、运送、分发等功能。容积不小于35 L。可盛装冷/热饮品。可配套车辆进行饮品保温运送。

(3)食品保温包。高原环境下,热食的运送和分发可采用部队制式的食品保温包,该保温包采用背包技术形式,由包体和内容器组成,具有保温、储存、运送、分发等功能。容积不小于20 L,可盛装10人份热食。内容器采用3个三分之一份盘或餐盒,可盛装两菜一饭;内容器采用两个二分之一份盘,可盛装一菜一饭。可用于车辆无法到达地域的食品保温运送。

(4)食品增温箱。高原环境下,也可采用部队制式的食品增温箱进行热食运送,该食品增温箱采用单元箱技术形式,由箱体、电气系统和内容器组成,具有增温、保温、储存等功能。容积不小于75 L,可盛装60人份热食。当盛放热食的箱体内温度低于65 ℃时,自动启动加热增温功能。可用于人员分批次就餐情况下的热食保温储存。

## 第四节 食品安全管理和应急处理

### 一、高原食品安全管理

1. 食品经营场所选址

在高原生活基地选址要求的基础上,还应符合以下要求:

（1）餐厅服务场所，应选择水源充足、排水较好、通风良好、阳光充足和干燥的场所，周围 25 m 范围内无厕所和垃圾堆，无昆虫大量滋生，无粉尘、有害气体和放射性污染源等。

（2）环境卫生状况良好，符合国铁集团关于贯彻《中共中央　国务院关于深化改革加强食品安全工作的意见》（铁劳卫〔2019〕27 号）附件 3：铁路餐饮业环境整洁控制要求。

（3）食品生产经营场地与个人生活设施严格分开。食品生产经营场所内各功能间设置、布局应能满足食品加工和相关卫生要求，确保食品生产经营流程设计合理，做到食品成品、半成品、原料分开存放，杜绝交叉污染。

2. 食品安全风险管理

（1）开展食品安全风险评估。建设单位要结合高原环境变化特点和铁路施工单位食品安全管理特点，系统分析食品生产经营全过程链条中每种业态和环节的安全质量状态，分析存在的主要风险因素和共性问题，查找危害因素，消除风险隐患，把握高原食品安全卫生关键点，全面掌握食品经营质量状态，有针对性地系统指导和督促经营单位完善安全质量控制手段和措施，适时调整和完善食品卫生安全保障策略和管理重点，提高食品安全质量。

（2）建立食品安全管理问题库。建设单位要结合日常监督检查情况，在掌握食品安全标准和工作要求的基础上，将历次检查和食品检测情况进行汇总统计，通过基线调查，按单位、问题和时间分别设置问题库，分析问题发生的时间、单位、地区，查找和识别共性问题，确定重点管理单位。

（3）开展食品安全风险控制。建设单位要加强食品安全风险自查，开展风险控制关键点宣传培训，积极推行良好生产规范（GMP）和卫生标准操作程序（SSOP），在此基础上，督导食品生产经营单位开展风险关键点控制认证体系（HACCP）或食品安全管理体系认证，将风险控制关键点作为监督检查的重点内容，预测食品安全风险程度，并将风险程度分为高、较高、中度、低度四个风险级别，对存在较高风险等级的生产经营单位和食品加工环节，提出风险预警建议。

3. 严格准入实行集中采购

（1）施工单位应加强源头控制，建立追溯机制，采购食品尽可能选择知名度高、信誉好的大型商家作为供货单位，并与供货商签订长期供应合同和食品安全责任书，明确各自的责任与义务，与各供应商建立长期战略伙伴关系，保证品种多、质量优、数量足、供应及时,并适合高原运输、储存、加工的需要。

(2)坚持索票索证和进货查验制度。采购进货时,应索取并查验供货者的相关许可证和产品合格证明等文件,保留进货票据等。掌握食品、食品、食品添加剂和食品相关产品的安全质量状况。建档应"一品一档"或"一户一档",记录、票据保存期限不少于产品保质期满后6个月;无保质期的,保存期限不得少于2年。

(3)严禁采购腐败变质、霉变、过期、来源不明的食品以及当地山野菜,对不合格食品坚决拒收,畜禽肉必须加盖有食品卫生检验检疫验章。购买猪肉时一定要索要和查看"两证两章一报告","两证"是指屠宰企业出具的《肉品品质检验合格证》和经官方兽医检疫机构出具的《动物检疫合格证明(产品B)》;"两章"是指加盖在猪肉胴体上的定点屠宰印章和检疫验讫印章;"一报告"是指屠宰企业非洲猪瘟病毒检测报告。

(4)经质量管理员验收合格后,准确记录食品、食品添加剂、食品相关产品的名称、规格、数量、生产日期或者生产批号、保质期、进货日期以及供货者名称、地址、联系方式、食品质量等信息内容,并保存相关凭证后方可入库。

4. 确保食品运输卫生安全

(1)高原铁路建设沿线人烟稀少,物流配送运距远、运时长,为保证食品质量尽可能做到冷藏运输,运输鱼、肉、虾等食品时要采用冷冻措施。

(2)食品运输使用专用的车辆或工具,车辆和工具要及时清洗、定时消毒。

(3)专车转运不与非食品物资同车运输,食品不与药品、毒物和有强烈气味的物品同时装运,运输途中要加强警戒,严防食品运输途中被污染或投毒。

(4)根据不同的食品种类和性质选择牢固、无毒的包装材料,防止日晒、雨淋,冬季要防冻、避免挤压,生菜与熟菜、蔬菜与肉类、根茎类与叶菜类最好不要混装。

(5)采购应快装、快运,尽量缩短在车上或仓库堆放的时间,运输时要通风,要尽可能减少因气候变化造成的食品品质的下降。

(6)采取分散配送运输,冷藏车需要数量多,消耗成本高,增加安全管理难度,应采取集中采购和集中配送方式。如果通过物流公司,应找有食品安全运输资质的运输企业,并签订运输合同。

5. 加强食品储存管理

(1)坚持出入库登记和先进先出制度,定期检查储藏食品,及时发现并清除变质、霉变、接近保质期和过期食品。保持食品仓库整洁,定期通风换气,做好防蝇、防鼠和防病虫害工作。食品储藏要做到分类存放,标识明显。如发现罐头食品出现胀罐鼓盖、铁皮生锈或内容物浸出及有空音等现象时要禁用。

(2)各类主副食品分类、隔墙、离地存放。贮藏粮食的容器离地面 30 cm 以上、距墙壁 10 cm。严禁主食和副食、生食和熟食、食品与个人生活用品混放,水产品与其他食品同架、同箱冷藏时,应将水产品放在下层。

(3)食品储存场所要保持清洁、干燥、通风、凉爽、无蝇、无鼠、无其他害虫,有条件时安装储藏防范设备,食品库内禁止存放杀虫、灭鼠药物。

(4)常用食品高原储存方法:①新鲜鱼虾、肉类加盐炒熟后置阴凉处保存,一般新鲜肉不用水洗,可泡在酱油里存放数天,或将新鲜肉切成小块长条,用盐腌制存放一定时间。②酱油、醋等调料及咸菜、油类分别储存于坛或缸内,严密加封。③咸鱼、咸肉等放在通风、干燥处,防止发霉、腐烂。④叶菜类及瓜茄类蔬菜松散地放在竹、木架上,保持阴凉通风,葱存放在湿沙上,土豆埋于沙中,大白菜和莲花白在入窖前侧立地面,晒 1~2 天,除去叶球内积水,入窖后经常检查,及时倒菜。⑤对于一些需要保持干燥的食品,采用塑料袋密封包装保存。⑥对于蔬菜要采取保暖措施以防冻害,冷冻食品解冻后应及时食用。

6. 食品加工配送过程规范合理

(1)高原低压、低氧的特殊自然环境条件下,米饭只能用高压锅蒸,供应量不能保证,馒头、包子等更不易蒸熟,主食制作供应比较困难。铁路施工单位可在低海拔地区建立中央厨房,开展净菜和主副食品的半成品和成品加工,根据餐食供应情况制定并及时调整保障供应计划,安排足够的食品加工经营人员;购置大型冷柜、冷藏柜,用以保鲜冷藏加工后的主副食品;蔬菜应做到随购、随加工、随送;保证每天定时将蔬菜、干鲜副食品、馒头、包子、大饼、油条等配送沿线各施工单位。

(2)合理设置食品加工场所,按照加工食品的特点,在空间分布上设立相对独立的加工区,即使加工间狭小,也要根据加工食品的类型划分相对独立的功能区,做到生熟分开、主副食分开;用于食品加工的刀、板、墩和容器等要严格做到生熟分开、主副食分开并及时清洗;每餐对接触成品的容器、用具和公用餐具进行消毒。保证厨具和公用餐饮具洁净、干燥、卫生。

(3)适当改变固有的餐食加工模式:①不方便使用高压锅的场所,必须延长食品的加工时间,确保食品煮熟煮透。②应以易加工的食材和半成品为主。③食品成品和切好的熟肉等若放置超过2h,必须重新烧熟煮透,二次加热的中心温度要达标后方可食用。④在当地购入的牛羊奶必须煮沸后方可饮用。⑤为保持维生素,面食加工应以烙和蒸为主,尽量不要采用炸或烤方式的制作。蔬菜先洗后切,水冲不用手搓,切好后不宜放久,更不宜挤汁,做菜时锅的温度宜高、短时急炒,开餐前做;淘米的次数不宜过多,以减少维生素的损失。⑥在天气热时,为增进食欲,适当选用酸、辣、香味的天然调味料。

（4）烹调过程中保护营养素的方法:食物烹调时营养的损失,虽不能完全避免,但在烹调过程中,还可尽量设法保存食物中原有的营养素,以达到合理烹调的目的,具体方法有:①上浆挂糊。原料先用淀粉或鸡蛋上浆挂糊,一则可避免原料中的水分和营养素的溢出,又可减少营养素的氧化损失;再则原料受浆糊层的保护,不会因高温使蛋白质变性太大,又可使维生素少受高温破坏。②勾芡。勾芡也可减少维生素等营养素的损失,因为生粉中含有的谷胱甘肽具有保护维生素C的作用。肉类中也含有谷胱甘肽,所以肉类同蔬菜在一起烹调也是一种好方法。③加醋。醋能保护食物原料中维生素少受氧化。需加醋的菜肴应提前加醋,先放醋即可保护维生素少受损失,还可促进食材中钙的溶解,以促进人体对钙的吸收利用。④酵母发酵。制作面食时,应尽量使用酵母发酵面团,面团经过酵母发酵后,不仅可增加面粉的B族维生素等,而且可破坏面粉所含的植酸盐,以减少对某些营养消化吸收的不良影响。

（5）增加空气消毒设施。除在专用操作间安装紫外线灯进行消毒外,在成品销售间等场所,也要安装紫外线消毒灯,每天定时消毒灭菌。

7. 加强高危食品品种管理

明确高危食品品种清单,评估和控制高危食品安全,不得擅自加工出售高危食品和来历不明食品,如:四季豆、卤肉制品、当地山野菜和野生菌菇等。根据食品生产、包装、物流等具体情况,运用温度控制、时间控制、水分活度控制等技术手段,做好高危食品控制。餐饮从业人员良好的个人卫生习惯、精准的食品加工操作时间和温度控制标准、严格的清洁和消毒程序是避免食堂发生食源性疾病的三个重要保护层。

8. 推进食品经营产业转型升级

食品经营企业要积极改善生产经营条件,实行餐饮明厨亮灶和厨具不锈钢化,推行中央厨房和集中加工,实施半成品和净菜配送,推行餐饮产品化。发展专业化、规模化食品产业,鼓励企业实施认证,提高品质、创建品牌。

9. 强化就餐管理

就餐人员要做到饭前洗手,自觉维护餐厅卫生,保持地面和桌椅清洁、无污迹,定期开窗通风换气,并每周对食堂、食品库房和餐厅进行空气消毒1次,严禁酗酒。在传染病暴发流行期间,要保持就餐安全距离,使用公勺公筷,增加餐厅通风消毒频次。

10. 做好食堂内外环境卫生

(1)及时清理食堂和餐厅的垃圾、废物和剩饭剩菜,保持食堂和餐厅整洁,定期打扫环境卫生,做好杀虫、消毒和灭鼠工作。

(2)加强食品经营场所及周边环境卫生管理,及时清理垃圾,定期开展食品经营场所和周围环境消毒,每天对厕所和垃圾设施消毒和杀虫1次。

(3)认真落实餐厅"四防"要求。防尘:面食和肉类加工间应采用封闭式作业,防止室外灰尘进入;加工顶部采用塑料扣板吊顶,四壁和裸露墙壁贴瓷砖或采用仿瓷涂料粉刷,地面铺地砖或防尘材料,以消除室内灰尘。防霉:面食和肉类加工间、储藏间的前后壁3 m高处,各安装一个密封式排风扇,定时通风以利防潮防霉,食品架要离墙10 cm以上,离地10 cm以上。防蝇:面食和肉类加工间、储藏间、厨房各安装一个电子灭蝇器,并安装纱门、纱窗。防鼠:排水沟(洞)要用铁栅遮拦,缝隙要求小于10 mm,暖气片外包木栏、铺金属网,防止老鼠进入。各房间布4个粘鼠板或鼠夹,禁止使用鼠药。

11. 做好食品留样制度

食堂加工制作食品成品后,必须在食用前进行采集留样,并由专人负责。每餐每种食品必须留足125 g样品,并配备专用留样冷藏柜,温度设置为0~6 ℃,并保持冷藏柜内外卫生清洁;冷藏柜内严禁存放与留样食品无关的物品。留样食品保存时间不少于48 h。留样人员要对每餐的留样情况进行记录,并认真填写《食品留样记录表》。留样冷藏柜每周用消毒液擦拭消毒一次。

12. 从业人员卫生

(1)个人卫生。从业人员应保持良好的个人卫生,不得留长指甲、涂指甲油。工作时,应穿清洁的工作服,不得披散头发,不得佩戴会外露的饰物。食品处理区内的从业人员不应化妆,应戴清洁的工作帽,工作帽应能将头发全部遮盖住。进入食品处理区的非加工制作人员,应符合从业人员卫生要求。

(2)口罩。专间的从业人员应佩戴清洁的口罩,其他接触直接入口食品的从业人员,宜佩戴清洁的口罩。专用操作区内从事下列活动的从业人员应佩戴清洁的口罩:①现榨果蔬汁加工制作;②果蔬拼盘加工制作;③加工制作植物性冷食类食品(不含非发酵豆制品);④对预包装食品进行拆封、装盘、调味等简单加工制作后即供应的;⑤调制供消费者直接食用的调味料;⑥备餐。

(3)手套。手套应清洁、无破损,符合食品安全要求,佩戴前应对手部进行清洗消毒。手套使用过程中,应定时更换手套。手套应存放在清洁卫生的位置,避免受到污染。

(4)手部清洗消毒。从业人员在加工制作食品前,应洗净手部,手部清洗宜符合《餐饮食品安全操作规范(附录Ⅰ)》餐饮服务从业人员洗手消毒方法的要求,加工制作过程中,应保持手部清洁。出现下列情形时,应重新洗净手部:①加工制作不同存在形式的食品前;②清理环境卫生、接触化学物品或不洁物品(落地的食品、受到污染的工具容器和设备、餐厨废弃物、钱币、手机等)后;③咳嗽、打喷嚏及擤鼻涕、触摸头发、耳朵、鼻子、面部、口腔或身体其他部位后;④使用卫生间、用餐、饮水、吸烟等可能会污染手部的活动后;⑤加工制作不同类型的食品原料前。

(5)工作服。工作服宜为白色或浅色,应定点存放,定期清洗更换,受到污染后,应及时更换。从事接触直接入口食品工作的从业人员,其工作服宜每天清洗更换。食品处理区内加工制作食品的从业人员使用卫生间前,应更换工作服,待清洗的工作服不得存放在食品处理区。清洁操作区与其他操作区从业人员的工作服应有明显的颜色或标识区分。专间内从业人员离开专间时,应脱去专间专用工作服。

13. 加强日常食品安全管理

(1)建立食品安全管理制度。包括食品安全管理人员制度,从业人员健康管理和培训考核制度,食品安全自查制度,食品进货查验记录制度、原料控制要求、加工经营过程控制,食品安全事故处置方案,场所及设施设备(如卫生间、空调及通风设施、制冰机等)定期清洗消毒、维护、校验制度,食品添加剂使用制度,餐厨废弃物处置制度,有害生物防制制度。

(2)公示。将食品经营许可证、食品安全等级标识、日常监督检查结果记录表等公示在就餐区醒目位置。在成品盛取区、展示区公示食品的主要原料及其来源、加工制作中添加的食品添加剂等。宜采用"明厨亮灶"方式,公开加工制作过程。

(3)健康管理。从事接触直接入口食品工作(清洁操作区内的加工制作及切菜、配菜、烹饪、传菜、餐饮具清洗消毒)的从业人员(包括新参加和临时参加工作的从业人员)应取得健康证明后方可上岗,并每年进行健康检查取得健康证明,必要时应进行临时健康检查。每天对从业人员上岗前的健康状况进行检查,患有发热、腹泻、咽部炎症等病症及皮肤有伤口或感染的从业人员,应主动向食品安全管理人员报告,暂停从事接触直接入口食品的工作,必要时进行临时健康检查,待查明原因并将有碍食品安全的疾病治愈后方可重新上岗。

(4)开展食品安全自查。结合经营实际,全面分析经营过程中的食品安全危害因素和风险点,确定食品安全自查项目和要求,建立自查清单,制订自查计划。自查包括制度自查、定期自查和专项自查。对自查中发现的问题,应立即采取处理措施加以整改。

14. 文件档案管理

(1)要根据食品安全法律、法规、规章和规范要求,结合经营实际,如实记录有关信息。制定文件档案管理要求,对文件档案进行有效管理,确保所使用的文件档案均为有效版本。

(2)记录从业人员培训考核、进货查验、原料出库、食品安全自查、食品召回、消费者投诉处置、餐厨废弃物处置、卫生间清洁、食品留样、设施设备清洗维护校验、卫生杀虫剂和杀鼠剂的使用等。存在食品添加剂采购与使用、检验检测等行为时,也应记录相关信息。

(3)餐饮服务企业应如实记录采购的食品、食品添加剂、食品相关产品的名称、规格、数量、生产日期或者生产批号、保质期、进货日期以及供货者名称、地址、联系方式等内容,并保存相关记录。宜采用电子方式记录和保存相关内容。食品配送单位要如实记录配送食品的名称、配送时间、送餐人员、送达时间以及收货地址等。

(4)制定各项记录表格,表格的项目齐全,可操作。填写的表格清晰完整,由执行操作人员和内部检查人员签字。

(5)各岗位负责人应督促执行操作人员按要求填写记录表格,定期检查记录内容。食品安全管理人员应每周检查所有记录表格,发现异常情况时,立即督促有关人员采取整改措施。

(6)进货查验记录和相关凭证的保存期限不得少于产品保质期满后 6 个月;没有明确保质期的,保存期限不得少于 2 年。其他各项记录保存期限宜为 2 年。

## 二、食物安全事故应急处置及预防

1. 组织管理

(1)成立应急处理领导小组和办公室。建设单位根据有关法律、法规和地方人民政府的食品安全事故应急预案以及本单位的实际情况,及时制定、修改、完善本单位的食品安全事故应急预案,并报上级备案。

(2)食品安全事故应急预案应当对食品安全事故分级、事故处置组织指挥体系与职责、预防预警机制、处置程序、应急保障措施等作出规定,各部门按照职责分工负责,统筹做好应急处置工作。响应启动要按照发布权限审批发布或解除响应,应急响应后,应急处理领导小组应启动突发公共卫生事件应急预案,开展突发公共卫生事件的应急处置、信息发布、宣传教育、后勤保障以及督导检查等工作。

(3)食品生产经营单位应当制定食品安全事故处置方案,定期检查本单位各项食品安全防范措施的落实情况,及时消除事故隐患。

2. 报告

(1)发生食品安全事故的单位和接收食源性病人进行治疗的医疗单位应在 2 h 内,按照规定方式和内容格式,报告上级主管部门和辖区铁路疾病预防控制机构,同时向事故发生地县级人民政府市场监督管理、卫生部门报告。接到报告的铁路疾病预防控制机构应当向所在局集团公司卫生主管部门报告,并按规定向国铁集团卫生主管部门报告。事故发生地县级人民政府市场监督管理、卫生部门应当向本级人民政府和上级人民政府主管部门报告。

(2)事故发生单位上级主管部门,应当立即向辖区铁路局集团公司报告。

(3)任何单位和个人不得对食品安全事故隐瞒、谎报、缓报,不得隐匿、伪造、毁灭有关证据。

3. 应急处置

(1)发生食品安全事故的食品生产经营单位。应当立即采取以下防控措施,防止事故扩大:①立即停止生产经营活动,立即封闭生产经营现场,封存导致或可能导致食品安全事故的食品及其原料、工具及用具、设施和设备等。②救治病人。

应通过120联系医疗机构进行救治,协助医疗机构做好患者及陪同人员转运救治工作,做好患者等人员安抚工作。③及时收集患者呕吐物、排泄物等物品;如实提供有关材料和样品,如采购销售清单、剩余食品等。④应配合做好调查处理工作,接受调查人员询问,如实提供真实信息,落实食品安全监督管理机构要求的其他措施。

(2)卫生管理或食品安全管理部门。接到食品安全事故的报告后,应当立即配合地方和铁路相关部门进行调查处理,并采取下列措施,防止或者减轻事故危害:①开展应急救援工作,组织救治因食品安全事故导致人身伤害的人员。②封存可能导致食品安全事故的食品及其原料,并立即进行检验;责令食品生产经营者停止经营;封存被污染的食品相关产品,并责令进行清洗消毒。③对食品安全事故及其处理情况,可能产生的危害加以解释、说明。④发生食品安全事故需要启动应急预案的,应当立即成立事故处置指挥机构,启动应急预案,依照应急预案的规定进行处置,应当立即会同有关部门进行事故责任调查,督促有关单位部门履行职责,落实食品安全应急措施。⑤疾病预防控制机构应当对事故现场进行卫生处理,并对与事故有关的因素开展流行病学调查,有关部门应当予以协助。⑥调查食品安全事故,应当坚持实事求是、尊重科学的原则,及时、准确查清事故性质和原因,认定事故责任,提出整改措施。任何单位和个人不得阻挠、干涉食品安全事故的调查处理。⑦开展食物中毒事故调查,掌握患者48~72 h进餐史、发病时间与主要症状,调查同行人员进食情况;掌握经营单位48~72 h食谱、加工储运过程等情况,并收集旁证资料。采集检验患者呕吐物、排泄物或肛拭子,检测剩余食品和经营环境。⑧分析事故原因和责任单位,提出整改措施,依法追究责任。

4. 信息管理

(1)食品安全事故发生单位要按照有关规定做好应急处置信息发布和报告工作,信息发布和报告要及时、主动、准确,实事求是,正确引导舆论,注重社会效果。

(2)针对事件性质,有针对性地开展食品安全知识和卫生知识宣教,提高广大职工家属健康意识和自我防护能力,消除公众心理障碍,开展心理危机干预工作。

5. 评估督导

组织专家对食品安全事故的处理情况进行综合评估,包括事件概况、调查处理概况、病人救治、防控措施和效果等情况。组织对食品安全事故应急处理情况进行督导检查,有效落实防控措施。应急响应结束后10天内,应向领导小组提出评估报告。

6. 应急演练

(1)要完善食品安全事故应急管理机制,建立食品安全事故应急处置队伍,并加强管理和培训,配置应急处置箱。

(2)采取定期和不定期的形式,组织开展铁路突发公共卫生事件应急培训、演练。

(3)改善应急装备,做好应急反应装备和物资的储备。

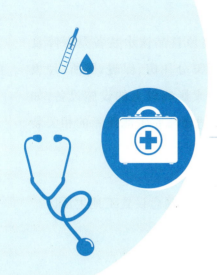

# 第十九章
# 生活保障与环境卫生

高原地区特殊的地理环境,造成生活物资匮乏、条件艰苦,如不注意加以重视,往往会造成机体组织器官的损伤,影响高原参建人员健康。因此,建设单位做好住房生活、防寒保暖、饮水安全、生活环境卫生等方面的生活保障工作就显得极其重要。

## 第一节 高原生活基地建设

### 一、高原生活基地选址

(一)开展卫生学调查,扎实做好生活基地选址勘察及生活设施设备配备

(1)开展卫生学调查。各建设单位要派遣专业人员对施工沿线气候、环境、地理、疾病、生物活动、饮食风俗、食品和饮水供应等情况开展流行病学勘察,选择适合的生活基地和饮用水源。对生产和生活环境、食品安全、饮水卫生等进行卫生学调查,撰写调查报告,做好施工前的各项生活保障准备。

(2)根据卫生学调查结果,做好有针对性的监督指导。按照国铁集团和国家卫生健康委的要求,结合卫生学调查情况,卫生人员要有针对性地加强高原施工单位卫生督导,指导做好居住和环境卫生、食品安全、公共场所卫生、饮水卫生、病媒生物防控、健康教育等各项工作,保证施工单位生活保障措施的落实。

(3) 做好高原生活设施设备配备。安全有效的高原食品饮水装备是保障食品饮水安全的基础,因此,要根据卫生学调查结果,对部分住房、保暖、厕所、垃圾处置等设施设备,特别是受气候、缺氧、温度等环境因素影响较大的设施设备,如蒸饭锅、净水器、雾化器等装备进行分析,研制和配发适合高原生活保障的相关装备,或协调厂家对现有装备加以改进。

### (二)位置选择

(1)在相对低海拔地区选址,按照健康、绿色营地环境理念设置工地生活区。

(2)住所位置交通便利,地势平缓,防风、向阳。

(3)尽量选距离施工现场、饮用水源较近,生活及购物方便的地点。

(4)禁止在鼠、獭密集区建立生活区。

### (三)选址安全条件

(1)驻地选址应避开滑坡体地段、河道边、水库下游沟边、山谷底、低凹处、取土场和未经碾压的弃土场、遭受雷击的地方等区域,远离坍方、落石、滑坡、危岩等地段,避免遭受洪水、泥石流等自然灾害威胁。

(2)要避开高压线路及高大树木,并与通信线路保持一定距离。

(3)驻地周围不能存在爆破施工区。

(4)办公生活区配置住宿、饮食、饮水、洗浴、洗衣等设施设备,采用建筑围墙进行封闭式管理,设置固定的出入口,并设置大门,制定专门的管理制度。

(5)租赁的房屋符合工作和生活安全要求,前期未存放过有毒、粉尘及放射性物质。

(6)在驻地建设过程中,办公生活区要按照标准化建设要求配备各种符合条件的消防器材,同时满足每 100 $m^2$ 配 1 具手提式灭火器的要求。

## 二、高原生活基地环境要求

(1)秉持绿色环保理念,减少对环境植被的破坏。施工前先将地表植被拍照录像,再把植被移走妥善保护,等到施工后再将植被恢复回来。

(2)生活区布局要相对集中,周围设置围栏,避免牛、羊及野生动物进入生活区。

(3)保持驻地环境整洁,严禁随地丢弃生活垃圾,生活垃圾需有封闭式容器收集。

（4）设可降解和不可降解两个垃圾池，可降解废弃物在远离食堂、宿舍等生活区的地方掩埋；不可降解废弃物如塑料袋等集中收集，运至附近城市指定垃圾处理地点统一处理。

（5）如有野生动物在垃圾堆觅食，需对垃圾及时消毒后用土覆盖。

### 三、高原生活基地建设要求

（1）固定工地生活点建有板房或砖房宿舍，宿舍人均面积适宜，并保持整洁卫生，宿舍内设常年取暖设备和供氧设施，室温不低于 16 ℃。不建议采用煤炉取暖，如必须使用，通风口应安装遮挡板或防灌风弯头等排烟通风措施，预防一氧化碳中毒。有条件的地方可采用电或燃油取暖炉取暖。

（2）建立有防寒措施的公共厕所，注意清扫和消毒。

（3）宿舍周围必须挖防鼠沟，定期投放毒饵灭鼠。

（4）建有洗浴、洗衣设施，有条件的工区宿舍内设置洗澡、洗衣间，隧道施工单位设置工作服烘干房，施工现场设立更换工作服的场所，满足参建人员洗澡、洗衣、更衣需求。

（5）食堂取得经营许可，实行明厨亮灶，具有冷藏、消毒、加热等设施。饮食和饮水符合国家食品安全和饮水标准。

### 四、高原厕所建设

#### （一）高原厕所选址

1. 厕所选址原则

一是防止感冒，二是使用方便。因为青藏高原特有的寒冷期长和复杂多变的气候，即便是夏天，夜晚也会降至 -10 ℃，参建人员夜间外出上厕所容易引起风寒感冒，在高原稍有感冒就可能诱发脑水肿、肺水肿等危及生命的疾病。

2. 厕所选址要求

（1）不能离居住地点和宿舍太远，但距离食堂要大于 25 m。

（2）要在饮用水源的下方，尽可能远离河水、山泉等水体。

（3）注意保护草甸。

3. 高原流动厕所建设

（1）可采用铝合金框架结构，双层铝塑板围墙，内设电暖气、灯管、冲刷器。下部安装坐便器，底部设翻斗式便桶。

（2）厕所四角底部安装转动式四轮，中间安装两个推拉手。

（3）在厕所一侧安装一扇门，方便和宿舍门对接。

（二）高原厕所建设要求

（1）厕所应做到应急、便利、实用和合理。

（2）厕坑应做到不渗不漏，厕坑尽可能深，容积不能太小，可以考虑施工期间或较长时间不用清除，定期检查并及时清除粪坑。

（3）厕所应有冬季保暖设备，厕墙、厕顶可用保温材料，以防止入厕人员感冒。

（4）厕所应修建排气管道，以利于坑厕内废气排出。

（5）厕所背侧的厕坑应涂黑漆的铁板遮盖，便于阳光暴晒。

（6）厕所应按直坑式修建，避免内地常用的斜坑式修建。直坑式的厕所可起到保暖、使用方便、无害旱化，便于长期使用和工程结束后处理。

（三）高原厕所的卫生管理

（1）应有专人负责。对清理出的垃圾粪便应采用堆肥法处理，选择远离水源、水冲不到的地方，将清除的垃圾粪便及其他废弃物进行堆积，堆好后用塑料薄膜覆盖。四周挖排水沟，通过自然发酵和用药物消毒杀虫等无害化处理后，再送到指定地点集中处理。

（2）在特殊困难情况下或使用高原流动厕所时，可采用较大容量的容器收集粪便，用专用车辆密闭运输，送到指定地点集中处理。

（3）传染病人的粪便应采用以下方法处理：①漂白粉：粪便与漂白粉的比为5:1，充分搅和后集中掩埋。②生石灰：粪便内加入等量的石灰粉，搅拌后再集中掩埋。

（4）高原流动厕所管理。每天晚上由专人或宿舍值班员拉到参建人员宿舍走廊门口，厕所门对着走廊门，参建人员半夜上厕所可不用外出，第二天早上再拉出去冲洗，这样可有效防止参建人员夜间入厕易患感冒的问题。

## 第二节　高原防寒保暖

### 一、预防感冒

(1)高原供暖和保暖原则是预防参建人员感冒。由于高原气温低,一般海拔每上升 1 000 m,气温下降 5～6 ℃。早晚、昼夜温差大,有些地区早晚温差可达 15～20 ℃。因此,各施工单位在高原施工时一定要做好住房供暖和保暖设施建设,落实好各项防寒保暖措施。

(2)通过供暖和保暖的防寒措施提高住所室内温度,保证室温不低于 16 ℃。

### 二、防寒保暖的主要措施

(1)采暖方式。分为集中和局部供暖。集中供暖主要采用水暖、气暖,局部供暖主要采用电热器、燃煤、回风炉取暖。

(2)保暖方式。尽量采用建设砖房,窗(门)加双窗(门)或双层玻璃,宿营车加穿保温篷,宿舍增设保温篷或保温层等保温措施。

### 三、安全要求

(1)集中供暖。对参建人员集中居住地和宿营车采用集中供暖方式,既可以节约能源、减少环境污染,又可以防止煤气中毒。

(2)分散供暖。对远离集中居住地,住在施工现场且流动性大的施工队伍,配备电暖气、火炉取暖。为了防止煤气中毒,对火炉的安装要制定统一标准,统一安装,房间必须安装风斗,烟管必须直,烟管与烟管、烟管与火炉连接必须密封。对于火炉取暖用煤严格筛选燃烧充分、热量高、烟排放量少的优质煤。

(3)在做好保暖的同时,要注意定期通风换气。

## 第三节　高原生活供氧

### 一、供应系统的选择

(1)管道供氧。各施工单位要在参建人员长期集中居住的高海拔区域建立生活基地和综合工区,建立安全制氧与灌装氧能力的供氧基地,实行管道供氧。

（2）共享氧吧。不能配置管道供氧装置的地方，可以采取个性化供氧方式，选择分体便携式供氧设备或氧气瓶供氧，也可以建立共享氧吧。

（3）常压平衡舱。在 3 500 m 以上高海拔重点生活区，可配置带有缓冲区的常压平衡舱，实行增压不增氧，使舱内氧分压维持在 16.1 kPa（相当于 2 500 m 左右海拔高度），为参建人员提供常氧调理生活环境。

## 二、供氧方式的选择

1. 便携式供氧

适用于参建人员在宿舍内临时或短时间吸氧，也适用于外出携带即时吸氧。多采用储氧量 2 L，压力 10 MPa，重 1.5 kg 的铝合金氧气瓶。测试结果表明，便携式氧气瓶一次充氧，将流量旋钮调到 1 MPa 的压力，可供氧 3 h。便携式供氧加氧简便，通过氧桥可直接从 40 L 大氧气瓶补充氧气，但不便于在施工现场使用。

2. 固定式供氧

适用于参建人员集体宿舍。一般按每 20 m$^2$，2～4 人摆放 1 个 40 L 大氧气瓶，供参建人员随时吸氧，通常流量为 2 L/min 左右，1 瓶氧可使用 3～7 天。固定式供氧经济、方便，易于大范围使用，为各参建单位广泛采用。

3. 集中式供氧

在高海拔边远地区的参建单位可采用集中式供氧。集中式供氧需要建立制氧站和输氧管网，将输氧管路通入各宿舍内进行末端供氧。集中式供氧的特点是供氧稳定，适用于高海拔、购氧不方便、人员较集中的单位。但技术要求高，需要一次性投入。

4. 氧疗室（氧吧）

在隧道口建立氧疗室，规定出洞人员必须氧疗 30 min，以尽快消除疲劳。

氧疗室选型及规格：选用集装箱房作为氧疗室。其规格为 9 m × 2.8 m × 2.68 m（长 × 宽 × 高）。

常用氧疗室设备及布置：氧疗室内设 8 个高靠背半躺式座椅、2 张高低床、5 个 40 L 氧气钢瓶、10 个吸氧面罩，每个氧气钢瓶供 2 个人吸氧。各氧疗室保证一次能供 10 人氧疗，如图 19-1 所示。

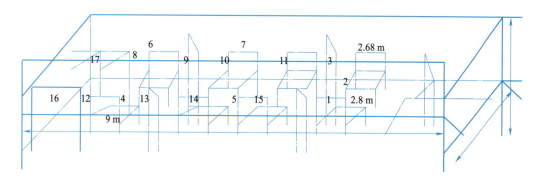

**图 19-1 氧疗室设备布置图**

1~2—床;3~7—氧气瓶;8~15—座椅;16—门;17—厕所

氧疗方法:原则上每次氧疗流量控制在 2 L/min,氧疗时间为 30 min。每次氧疗前后要进行血氧饱和度及脉搏测定,如吸氧后血氧饱和度小于 90% 时,可增加氧疗时间。

5. 室内制氧机供氧

选择室外取气,向室外排废气改进型高原室内制氧机。经过现场制氧效果检测,开机后 10 m² 大小的房内空气中氧分压逐渐上升,5 h 后由 11.20 kPa 达到 12.24 kPa 而不再上升,相当于降低海拔高度 700 m,提高室内氧分压 1.04 kPa。高原型室内制氧机成本较高,仅适用于小宿舍和单人使用。

## 第四节　高原饮水卫生

### 一、高原饮水卫生的特点与对策

(一)高原饮水安全卫生的特点

1. 高原独特的环境造成水源选择困难

(1)高原铁路沿线虽然分布有大大小小的热融湖塘,但其水量随季节、水质流经区域的影响变化大。丰水期,pH 值高,浊度较大,硬度、细菌量、碱度等相对较低;枯水期则相反。难以直接就近为大规模参建人员提供稳定的饮用水。

(2)适合的饮用水源一般离施工地点较远,如果供水采用远距离拉水将耗费很大的人力物力,加上高原特有的风沙、冰雹、雨、雪等恶劣自然条件的影响,不能保证作业人员的及时充足供水。

2. 高原环境造成人体饮水量需求增加

(1) 高原环境下,人体会产生大量新红细胞,以提高血液携氧能力,这些新红细胞使得血液变得黏稠;同时,由于高原多风,空气稀薄干燥,人体呼吸加速,体表和体内水分散失比平原快,易发生高原脱水,更加剧了人体血液黏稠,故需要及时足量补充水分。

(2) 在缺氧状态下,人体呼吸频率加快、深度加大。引起二氧化碳超量排出,造成身体体液环境偏碱性,易发生"碱中毒"现象。碱中毒会引起机体离子平衡紊乱,身体组织细胞开始聚集体液,造成身体浮肿,甚至出现水肿,同时也促使血液趋向黏稠,因此在高原作业施工时更需要及时补充水分。

3. 饮水对高原作业人员的重要性

(1) 足够的饮水有助于维持机体水盐平衡和血液循环通畅,促进供氧能力提升,减轻心肺负担,快速排出体内毒素,从而加速人体适应高原环境,保持恢复良好的体能和工作状态。

(2) 饮水要多次、每次少量。高原施工作业每天应补充 $3\sim5$ L,高强度施工作业时每天需补水 5 L 以上。应随身携带水壶,定时饮水,不要等到口渴才喝水,水壶及时补水。为了不影响睡眠,可以在睡觉前 2 h 逐步减少饮水量,避免多次起夜引发感冒。

(二) 高原饮水安全应采取的技术措施

1. 通过卫生学调查,扎实做好水源勘察

(1) 高原地理结构十分复杂,水的来源方式众多,各参建单位要派遣专业人员对施工沿线和生活区水源的饮水情况开展卫生学勘察,要认真寻找选择水质好、流量充沛、周围环境干净卫生、远离污染的饮用水源。

(2) 要根据卫生学调查结果,针对水源特点研制和配发适合高原饮水要求的卫生处理相关设施装备,或协调具备水处理资质的厂家对现有装备加以改进。

(3) 卫生保障人员要有针对性地加强高原施工单位饮水卫生检查,保证施工单位饮水卫生保障措施的落实,避免人畜共饮,一般用水和生活用水不能同放共储。

2. 高原饮用水水源的选择

(1) 通过卫生学调查,从现有水源中选择水质最好的水源作为饮用水,并且取水方便,周围无污染,便于防护,水量充足,能满足生产生活的基本需要。

(2) 水源周围无枯萎花草,水中无死鱼、死蛙、死鼠等动物。

(3) 河水作为水源时,应在上游水域选择饮用水水源取水点,并划出一定范围,严禁在此区域内排放粪便和污水,倾倒垃圾。

(4) 用泉水、井水、湖水等地表水做水源时,应选择周围没有污染源的水域作为取水点,禁止在此区域内排放粪便和污水,倾倒垃圾。

(5) 有条件的地区宜在取水点设水码头,以便离河边或取水点一定距离处取水。取水应使用专用的取水工具(如取水桶、取水囊等)。

(6) 作为生活饮用水的水源,检测指标应符合国家生活饮用水卫生标准。

3. 饮用水卫生要求

(1) 高原施工单位一般生活用水由单位驻地、施工地点附近地表水或井水供应解决。在无法确保水源安全性的情况下,可以利用矿泉水提供饮水保障,以确保饮用水源的安全性。

(2) 水的感官性状良好。凡是水质混浊,含有害化学成分和微生物的水应作净化处理,如明矾混凝沉淀、煮沸、氯化消毒和净水装置等,保证饮水卫生,防止介水传染病。

(3) 水中不得含有病原微生物,所含化学物质及放射性物质不得危害人体健康。

(4) 选用为饮用水的源水应采取过滤、净化、消毒等处理措施,经过抽样检测,水源需经过取得水质检验资质的检验机构检验,感官、理化、微生物指标符合饮水卫生要求后方可饮用。

(5) 远距离送水的单位,送水、储水器具等要符合卫生要求并定期进行消毒。

(6) 严禁施工作业人员饮用生水,要求各施工单位为宿舍和工地提供煮沸的饮用水,饮水加热器具宜使用压力烧水设备。

(7) 做好监测预警,严防饮水安全卫生事件发生。施工单位要主动加强与所在地卫生健康部门和铁路疾病预防控制机构的沟通和交流,建立信息通报制度,定期开展食品和饮水检测预警,掌握饮水安全卫生状况,定期向所在地地方卫生部门和铁路疾控机构报告检测情况,如若发生饮水污染和介水传染病,应立即报告。

4. 做好饮用水的净化处理

(1) 参建单位根据施工沿线水源水质卫生学调查的结果,提出针对性的技术处理方案。

(2) 水源水质处理方法选择。水质处理方法包括物理、化学、生物法及其组合处理法,鉴于高原环保要求和环境条件变化、降水影响等因素,主要考虑以物理方法为主,防止对高原环境的污染和多变的水质情况对饮水清洁治理效果的影响。①Ⅰ级水质的水源。如为地下水只需消毒处理,如为地表水需经简易过滤、消毒净化处理,方可满足供水要求。②Ⅱ级水质的水源。采取常规絮凝、沉淀、过滤、消毒净化处理,可以达到供水要求。③大于Ⅱ级水质的水源。污染相对较严重,宜采取相应组合处理方法,即三级过滤(粗滤+超滤+纳滤),碱度高时选用"粗滤+微滤+反渗透+紫外"的深度清洁水处理工艺。

(3) 通过科研攻关,研制便捷快速、经济适用的饮用水处理设备,也可以建立野外饮水处理站。

## 二、饮水安全管理

### (一) 组织管理

(1) 加强生活饮用水管理的组织领导,建立健全采供水卫生安全规章制度和管理规范,明确专人管理职责,有关人员相互配合。卫生部门要加强检查,开展业务技术指导,改善饮水处理设备,提高饮用水质量。

(2) 如果采取集中式供水,单位应办理卫生许可证;如采取分散式供水或二次供水,应实行备案管理。

(3) 加强健康查体和培训。加强生活饮用水从业人员定期健康查体和卫生知识培训。办理健康证明和卫生知识培训证明,持证上岗。做到每一名从业人员都身体健康,熟练掌握水源防护、净化消毒、日常检测、应急处理的基本知识和操作技能。

### (二) 水源管理

(1) 水源必须设专兼职人员管理,集中式供水必须有专人管理,按照水源安全管理制度,定期对供水管网及水源防护情况进行全面的检查,督促各项安全卫生措施的落实,及时维修和更换不符合卫生要求或存在卫生安全隐患的管网设备。

(2) 水源、水井、蓄水池、管网等水源相关防护措施齐全有效,水源周围30 m内无污染源。水源保护区、水源上游、国家公园、地质公园、风景名胜区、自然保护区、森林公园、湿地公园以及蓄滞洪区禁止修建任何可能危害水源水质卫生的设施。

（3）做好水源防护带内污染源和配套建设污水集中处理设施及管网的登记，安装自动监测设备，保证监测设备正常运行，并与生态环境主管部门的监测系统联网，采取有效措施保证其进入集中处理设施管网的水质达到国家规定的标准。

（4）做好饮水消毒。生活饮用水源的各项消毒措施落实到位，采取科学净化措施，加强饮水消毒，做好供水管网水质检验和出厂水质检验，并做好记录，确保水质达标，防止水源污染和介水传染病的发生。

（5）加强供水管路安全排查和管路清洗，防止管路污染。

（6）发生暴雨天气时，供、管水人员要仔细查看水源状况，及时发现问题，消除隐患，避免污水倒灌，预防水污染事件的发生。

### （三）供水管理

1. 制定供水管理制度

要制定有针对性的施工区、宿营区和家属区的各项供水管理制度，落实各项供水卫生安全措施。

2. 定期开展供水水质的检测

按照规范对施工区、宿营区和家属区生活饮用水进行检测，遇到水灾和重大活动时除按规范进行常规检测外，还要增加检测次数（重点检测色度、混浊度、细菌总数、大肠菌群、pH值、硝酸盐、游离性余氯等指标），评估供水系统卫生状况，提出改进建议。

3. 管好用好供水设施设备

购买涉水产品要索取许可证、检验合格证明，定期对供水管网进行全面的检查，加大饮水安全投入，及时维修和更换不符合卫生要求或存在卫生安全隐患的管网设备，保证饮用水安全。

4. 供水设施消毒

每次重新启用前和使用一定时间后，供水设施必须进行清淘、清除沉积物等，并冲洗和消毒，检查微生物指标合格后方能启用。

### （四）督导检查

1. 加强生活饮用水调查分析

参建单位卫生部门要对雨季、丰水期的水质监测情况进行科学统计和分析，系统评价辖区生活饮用水质卫生状况,对出现水质超标的要分析原因,及时上报主管部门,采取相关措施,认真加以整改,切实解决施工作业人员饮水安全问题。

2. 开展饮用水卫生定期检查

参建单位卫生部门要定期开展集中式供水、分散式供水和二次供水单位的定期检查,摸清辖区内所有供水单位的水源防护、水质净化消毒、供水设施清洗消毒、水质达标、卫生许可证审发、从业人员健康体检等情况,并进行卫生学评价,对存在安全隐患的要立即组织整改,消除隐患,确保安全供水。

### (五)饮用水污染事件应急处理

1. 制订应急预案

为做好饮水卫生,有效杜绝饮水污染事件的发生,参建单位要在制订《突发公共卫生事件应急处置预案》(简称《预案》)的基础上制定《饮水卫生事故应急处置方案》(简称《方案》),并适时组织演练,提高应急处理能力。

2. 做好应急处置

施工单位要做好应急人员组织和物资储备等各项应急准备工作,一旦发现饮用水污染事件及其隐患,要迅速按《预案》和《方案》规定的程序和内容上报,并组织人员赶赴事发现场,开展调查和应急处理,确保迅速、有效控制水污染事件,防止事件传播和蔓延。

## 三、饮水卫生处理技术

### (一)饮水净化处理

水的净化可以改变水的透明度、色度、口味,减少水中杂质,但净化不是消毒措施,为了杀灭水中病原体和寄生虫卵,净化后的水仍需进行消毒(有条件时,最好采用水净化设备进行饮水处理)。

1. 澄清

取水后将原水放置,较粗大的颗粒物可在数分钟内沉淀去除。当水中颗粒物小于 10 μm 时,短时间内不能下沉。

2. 过滤

如当地缺乏水处理药剂时,可采用慢沙过滤技术。

(1)先建造沙滤池,用砖和水泥砌成方形或长方形水池,可按每平方米滤池每昼夜产水 3 000 L 计算(约可供 100~200 人饮用),以实际用水人口计算沙滤池面积。池底部铺设水管,在管上钻有许多小孔,外包棕皮或编织布,此管可将滤过水导出。池下部填入垫层,垫层为粒径 1~16 mm 的豆石、碎石或卵石。较小的放在上层。具体步骤如下:最下层放 8~16 mm 粒径的石子 100 mm 厚,其上放粒径 4~8 mm 的石子 100 mm 厚,再放上粒径 2~4 mm 的石子 100 mm 厚,最上放粒径 1~2 mm 的小石子 50 mm 厚。垫层总厚度为 350 mm。

(2)小型沙滤桶,人少时可以用大桶作为沙滤容器,桶下部打孔引水,在底部铺数层棕垫,沙层厚度为 400 mm 左右,沙层上再铺 2~3 层棕垫,防止倒水时冲击沙层。在滤桶下放清水容器,以接、盛过滤的清水。

(3)使用慢沙滤池时需注意以下几点:①滤池建成后应洗净;②所垫入沙石料等均应用水洗去泥、细沙粒;③滤池使用时应保持有一定水层,不能使水排完而有空气进入沙层;④滤过速度以不超过 0.1~0.2 m/h 为宜,可用出水管上阀门调节;⑤使用一定时间后,泥沙等悬浮物将沙子空隙堵住,滤水速度减慢,此时应将上层沙子或覆盖层取出,洗净后填回滤池中或更换新沙。

(4)采用慢沙滤池法,悬浮物去除率最高可达 90% 以上,细菌去除率可达 70%~95%,放射性物质去除率可达 60%~70%。慢沙滤池法成本低、操作简单,缺点是滤水速度慢。

3. 混凝

原水中投放混凝药剂,形成絮状物(结絮)。絮状物有很强的吸附力,能把水中的混悬物和一部分细菌吸附在表面成团,由于重量加大迅速下沉,可大大加快水的澄清速度,一般絮状物形成约 15~45 min。

(1)混凝剂种类。一般使用的混凝剂有:硫酸铝、明矾(硫酸铝钾)、硫酸亚铁、三氯化铁、碱式氯化铝等。这些净水剂应储存在干燥、阴凉的地方,防止潮解失效。

(2)使用方法。使用时,先将药剂用少量水搅拌溶解后徐徐倒入待处理的水中,用干净的木棒搅动以帮助生成较大矾花,然后静置使沉淀密实,轻轻取出上层清水使用。

(3)投加量。混凝剂投加量根据原水浑浊度、pH、水温、混凝剂种类等多种因素(一般约 20 L 水加明矾 1~3 g),最好先进行试验以确定适宜投加量。表 19-1

可作确定混凝剂投加量的参考,混凝剂投加量指纯混凝剂的量。当用于少量水净化时,混凝剂的投加量可以适当增加。

表 19-1 混凝剂参考投加量(mg/L)

| 原水浊度(度) | 明矾 | 硫酸铝 | 三氯化铁 | 碱式氯化铝 |
| --- | --- | --- | --- | --- |
| 100 | 16 | 14 | 8 | 8 |
| 200 | 21 | 19 | 11 | 10 |
| 300 | 27 | 25 | 14 | 13 |
| 400 | 33 | 32 | 18 | 16 |
| 500 | 39 | 37 | 20 | 19 |
| 600 | 45 | 43 | 22 | 22 |
| 700 | 51 | 49 | 24 | 25 |
| 800 | 57 | 53 | 26 | 28 |
| 900 | 63 | 59 | 28 | 31 |
| 1 000 | 65 | 62 | 31 | 32 |
| 1 100 | 69 | 63 | 33 | 34 |
| 1 200 | 73 | 67 | 37 | 36 |
| 1 300 | 77 | 71 | 42 | 38 |
| 1 400 | 82 | 76 | 46 | 41 |
| 1 500 | 85 | 82 | 50 | 42 |

### (二)饮水消毒处理

1. 消毒的作用

经上述混凝沉淀和过滤,水中病原微生物已大大减少,但仍不能保证符合卫生要求,需要按照《小型集中式供水消毒技术规范》(WST 528—2016)要求进行消毒后,才能成为安全的饮用水。

2. 消毒的方法

(1)煮沸是十分有效的灭菌方法,在有加热条件的地方可采用。

(2)在有条件时可采用超滤设备过滤,也可将细菌、病毒滤除。

(3)但在高原施工和出现洪涝灾害期间,最主要的饮水消毒方法是采用消毒剂灭菌。

3. 消毒剂

消毒剂种类很多,常用的有以下几种:

(1)漂白粉,又名氯化石灰,为白色或灰白色粉末或颗粒,有刺激性气味。漂白粉有效氯含量约为25%~28%(一般按25%计),漂白粉易失效,应保存于密封的塑料袋或玻璃瓶中,存放在阴凉处,严防受潮,最长保存期为6个月。使用前应检验有效氯含量,当含量低于15%时就不能用于消毒。

(2)漂白粉精,是较纯的次氯酸钙,白色粉末,一般压成片剂,使用方便。有效氯含量可达60%~70%(一般按65%计),保存时间不超过2年。漂白粉精应保存在密封的容器中,严防受潮分解。使用前应检验有效氯含量。

(3)漂白粉与漂白粉精是应用最普遍的饮水消毒剂,其他可能应用的还有次氯酸钠、二氧化氯、有机氯制剂的饮水消毒剂,如氯胺、二氯异氰脲酸钠(又名优氯净)、哈拉宗(又名清水龙)等主要用作个人饮水消毒。此外有机碘、碘树脂和碘酊均可用作个人饮水消毒。

4. 消毒剂应用

(1)消毒剂应用可参阅相关说明书进行。

(2)漂白粉和漂白粉精的应用参考以下步骤:①直接加入。根据待消毒的水量,该药剂的有效氯含量计算取出定量药剂,加少量水搅拌均匀,倒入待消毒水中,搅匀,放置30 min,检验水中余氯应达到0.7 mg/L。如未达到此值,说明投加量不足。但也不能过量加入,以免产生强烈刺激性气味。②水井消毒。将漂白粉或漂白粉精倒入简易消毒器中,置于井水中。一个大口水井每次消毒可维持半月左右。

(3)简易消毒器。可以购买,也可自制。自制方法如下:取两个空竹筒,用绳连接,下部竹筒内装消毒剂,并钻有数个小孔,投入源水。也可用两个空塑料瓶以绳连接,其中之一装消毒剂并钻数个小孔,投入源水。

5. 消毒剂的投加量

(1)从源水状况、消毒剂的种类和质量等方面确定消毒剂投加量,消毒剂放入水中后氧化水中有机物、水中可氧化物越高消耗消毒剂越多。

(2)在高原情况下,处理水的需氯量约为5~10 mg/L,经处理后的水中余氯应达到0.7 mg/L,应投放消毒剂的量是需氯量和余氯两者之和,具体投放量最好经过试验和检测确定。

6. 净水器使用

市场上多数净水器是为城市自来水而设计的,经受不了高原生产生活大量用水和高浊度水的需要。此外,在高原环境需有压力才能通过的净水器,或者要有电源才能使用的净水器也不太适用。但是,如果净水器另加预过滤装置,则有活性炭和消毒功能的净水器还是可以使用的。

### 四、饮水水质检验

1. 现场具备检测条件的,应按国家标准《生活饮用水卫生标准 检验方法》(GB/T 5750)检验。

2. 现场条件不具备时可采用简易方法检验。

(1)水源水检验项目。浑浊度、pH 值、色度、氨氮以及其他有关项目。

(2)饮水检验项目。浑浊度、余氯、大肠菌群、粪大肠菌、色度、臭和味以及其他有关项目。其中浑浊度和余氯两项每日每批处理水均测定,以便指导水处理措施的进行。

(3)余氯检验。取经消毒的水样用市场上销售的余氯比色器、余氯测定试剂盒、测氯试纸按照说明书进行测定,也可以用 DPD 比色法或邻联甲苯胺比色法。

(4)消毒剂中有效氯。可以选用市场上销售的测氯试纸按照说明书进行测定,也可以进行以下简单测定:①称取 0.5 g 漂白粉于 10 mL 比色管中,加入清洁水至 10 mL,强烈振摇 1 min,放置 5 min,倾出上清液,用吸管吸出 38 滴于白瓷盘中。将此吸管洗净,吸蓝墨水滴加于吸出的漂白粉上清液中,边搅拌边滴加蓝墨水,直至出现稳定的蓝绿色为止。消耗蓝墨水的滴数即为该漂白粉中有效氯的百分含量。②测定漂白粉精中有效氯的方法相同,只是取样品澄清液 19 滴,有效氯的百分含量为蓝墨水滴数的两倍。

## 第五节 环境保护

### 一、食堂环境保护

(1)不得选择易受污染的区域。应距离粪坑、污水池、暴露垃圾场(站)、旱厕等污染源 25 m 以上,并位于粉尘、有害气体、放射性物质和其他扩散性污染源的影响范围外。

(2)剩余饭菜应倒入密闭泔水桶中,并及时清运。

(3)有"五防"和灭苍蝇、老鼠、蟑螂等病媒生物的措施。

## 二、固、液体废弃物管理

（1）生活垃圾与办公垃圾。必须分类收集存放，如：电池、灯管、废硒鼓等废物专门收集，禁止和生活垃圾混装存放。

（2）建筑施工垃圾。如剩余混凝土、废旧电缆等，禁止乱扔乱撒，要统一分类收集；严禁生活垃圾与建筑施工垃圾混合运输，并用封闭车辆运输。

（3）机械油料库。要进行防渗处理，防止油料泄露污染土壤、水体，更换的废柴、机油必须有专桶收集，禁止随处乱倒。

## 三、高原垃圾污水处理法

1. 垃圾集中转运处理法

（1）不要乱倒垃圾和脏物，原则是及时收集、清运集中处理，没有集中处理条件的，可采用垃圾深埋处理法等办法处理，对于医用垃圾、有毒生产垃圾的处理必须集中处理。

（2）医用垃圾还需先行消毒杀灭处理，装袋后集中送到指定地点码放，之后统一运送到当地指定垃圾场进行焚烧和消毒处理。

2. 垃圾深埋处理法

（1）适合于生活垃圾、无毒生产垃圾。

（2）有条件的地方进行垃圾填埋。填埋地点应选择远离山泉水、溪水、河水、井水等水体，并且低洼、无植被、无地表径流、远离线路的荒地。

（3）禁止随地焚烧以免污染空气。

3. 泥浆沉淀法

采用冲击钻桩基施工作业时均设泥浆沉淀池，避免泥浆对邻近绿色植被等环境的污染。

4. 弃渣选择法

（1）配合当地环保部门，邀请设计、监理进行勘查和设计施工优化，选择低洼、无植被、无地表径流，远离道路、河水、山泉水、井水、溪流的荒地作为弃渣场。

（2）隧道的弃渣可用于路基填筑，剩余隧道的弃渣再运往弃渣场。

5. 沉淀消毒法

（1）适用于处理生活污水、医院污水、隧道开挖的生产废水。

（2）具体做法是修建一污水处理池，容积 5 m³，距底高 20~30 cm 处安装排水阀门。盛满污水时，按每 50 L 水投入硫酸铝 5 g，每 1 m³ 水投放漂白粉 12 g，沉淀 24 h 后排放。视池底淤物情况而定期清淤。

6. 无渗透蒸发处理法

（1）此种方法仅适用量较少的各种工业污水，其原理是充分利用高原气候干燥、风大、强辐射等气候特点，使工业污水中的水分快速蒸发，对余下的不蒸发油污等固体物进行定期清理。

（2）具体做法。用水泥铸造一个长 4 m、宽 2 m、高 25 cm 的蒸发处理池，将工业污水倒入池中，任阳光暴晒、风吹和干燥。此种方法成本低、方法简便，还能防止工业污水对山泉水、河水、溪水、雪水等水体和高原大地的环境污染。

（3）使用时注意雨雪天要对蒸发处理池进行遮盖处理。

# 第七篇
# 高原铁路卫生保障信息化建设

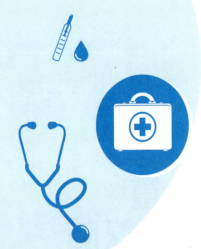

# 第二十章　高原铁路卫生保障信息化管理体系

高原铁路智能建造是工程勘测和建设中重要的技术支撑手段之一,研发高原铁路卫生保障信息化管理系统并纳入工程建设总体规划,是高原铁路建设的一项重要技术创新。卫生保障信息化管理系统的研究和建立,对于高原铁路建设和后续铁路运营均具有深远意义。

## 第一节　高原铁路卫生保障信息化管理体系设计

### 一、建立系统的可行性及其意义

近年来,随着物联网、大数据、云计算的发展和智能健康管理云平台等信息化技术快速提升,特别是5G通信投入使用、北斗卫星组网成功、智能穿戴装备广泛应用,为卫生保障体系纳入高原铁路网络一体化管理提供了坚实的基础,建立覆盖高原铁路建设全线参建单位和全体参建人员的"互联网+智慧健康"管理系统条件已经成熟。

"互联网+智慧健康"系统贯彻以人为本的思想,以人人预防为根本、以三级救治体系为保障、以远程诊疗加应急转运下送为基础,形成铁路沿线完整、全覆盖的健康保障网络体系。各级卫生管理部门、医疗机构可以实时掌握生产环境和职工健康信息,利用云平台数据挖掘功能分析信息、预测趋势、及时干预、消除风险、减少伤病以及统一调度应急救援,杜绝意外伤亡。通过铁路、社会卫生管理部门以及医疗机构密切配合,管理系统还可以完成庞大的数据交流,做到责任到位、人人参与的管理模式,为参建人员身体健康和工程建设安全顺利保驾护航。

## 二、实现系统的技术途径

"互联网+智慧健康"系统开发和应用是高原铁路建设卫生保障体系建设中遇到的新课题,没有先期经验可循,需要通过探索、研究在不断实践中进行验证。设计方案要达到高起点、高标准、高质量、高效率的目标初衷,就必须通过设计理念创新、科学技术支撑、找准试点选项、解决实际问题的总体思路来解决。

铁路建设单位在信息化系统建设中,应坚持问题导向和目标导向的原则,结合工程建设特点以及工点和驻地分布,以工程局项目部和卫生所为基础,因地制宜、条块结合,依托沿线县、地、市社会卫生资源,建立网络互联、信息共享、安全可靠、统一的医疗保障服务平台。设计方案要依据国家相关政策文件,统筹规划并协调管理疾病预防、医疗救治、医疗转运和卫生救援等重点工作,主要技术环节包括设计总体架构、抓实基础数据、落实重点研发、配合工程建设、分步推进实施、不断充实提高、纳入网络体系。

参建单位通过建立电子健康档案数据库,利用可穿戴医疗设备,采集血压、血氧、心率等动态数据,研究健康动态曲线;借助云计算手段,对参建人员健康数据与生活习惯数据全过程分析,准确发现异常数据,提供精准健康管理及帮助。结合线下工地卫生所(健康小屋),采用线上监测、线下保障两种方式,实现医护人员、参建人员和后台服务团队实时互联互通,全方位、全过程地对职工提供上岗前、在岗期间、离岗后医疗保障、健康指导、健康咨询、健康管理、健康教育服务,最大限度地降低病死率,降低管理风险。

## 第二节　高原铁路卫生保障信息化管理体系结构

高原铁路卫生保障信息化管理体系包括:"互联网+智慧健康管理云平台"服务系统、职业健康监护系统、三级医疗服务管理系统、卫生防疫档案管理系统、卫生保障督导考评系统等五个子系统。

(一)"互联网+智慧健康管理云平台"服务系统

以职工健康评估和健康风险预警控制为目标,应用物联网、智能手机、无线通信、云计算等技术开发具备健康信息处理传输、统计分析、个性化健康管理、健康评估与干预方案制定、监测预警、辅助决策、标准文案生成、数据管理维护等功能的健康管理一体化信息管理系统。建立具备高原铁路建设总指挥部的卫生管理部门（以下简称"高原铁路建设卫生管理部门"）、疾病防治人员和职工个人使用的信息平台。

1. 系统结构框架设计

（1）层次结构。按照职能分工，将健康评估和疾病预警信息系统框架结构分为以下四层：①高原铁路建设卫生管理部门；②基地医院/体检中心/工地卫生所；③工程局/项目部劳资人力部门；④职工个人。

（2）系统结构。系统采用基于B/S和C/S架构的混合模式。B/S架构设计主要针对参建人员个人用户，C/S架构设计主要针对医院卫生所和卫生保障管理机构，如图20-1所示。

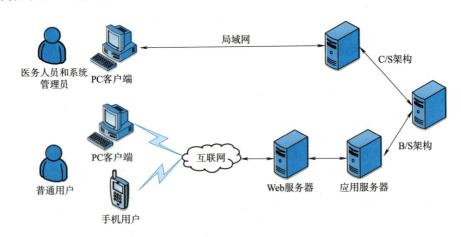

图20-1　系统结构框架设计

2. 系统需求分析

以参建人员健康评估和健康风险预警控制为目标，围绕参建人员健康信息采集、健康评估、风险预警、健康干预等健康管理主要环节搭建平台，采集个人信息并建立标准化电子健康档案。提供个人健康信息、健康评估结果等信息查看功能，有助于参建人员随时掌握自身健康状况，以便得到医疗卫生人员的指导。基地医院/体检中心/工地卫生所、工程局/项目部劳资人力部门，可以通过系统提取参建人员健康信息，构建参建人员健康档案，进行健康评估、健康风险预警、系统干预随访，通过系统对参建人员健康信息进行统计分析。

（1）参建人员个人需求分析。通过个人电脑、智能手机简便快捷登录系统，独立完成个人基本信息、生活习惯、病史、健康史等信息录入,自动提交到系统的数据库。能够查阅体检结果、健康评估结论,得到干预措施建议。能够自动生成个人健康评估报告,实现相应体检数据导出,评估报告下载打印。

(2)机构管理人员需求分析。在专业职责范围内进行信息管理。获取健康信息,进行数据统计分析,提供健康评价结果,实施健康干预,进行信息推送和互动等。其需求体现在以下几个方面:①对系统的响应速度、易操作性等要求较高;②需要通过系统查询、浏览参建人员基本信息;③需要通过系统采集录入个人健康信息,包括检查结果、检查过程中产生的多媒体材料等;④需要通过系统为参建人员推送健康评价结果及健康建议等;⑤能够借助系统开展某些数据的统计分析,为相关研究及管理决策提供参考;⑥能够便捷地对数据进行管理,实现各类数据的导入导出功能。

3. 前台个人端操作功能模块

前台个人端可进行个人体检指标、健康评估结论、健康维护计划查询、填报健康调查问卷、接收健康管理资讯、修改个人信息等,其主要的功能模块如图20-2所示。

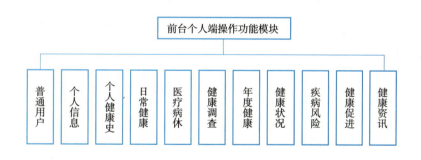

图20-2 前台个人端操作功能模块示意图

4. 后台管理端操作功能模块

后台管理端为铁路建设单位、工程局项目部卫生管理人员和医务工作人员进行参建人员健康管理评估,发布健康管理资讯,实施健康促进、健康监护计划的平台系统,并能对系统进行全面管理和维护。主要的功能模块如图20-3所示。

(二)职业健康监护系统

职业健康监护系统可产生大量的周期性和经常性数据,主要形成两个档案系统,即参建人员个人健康档案和劳动卫生档案。两个档案系统作为接触监测和疾

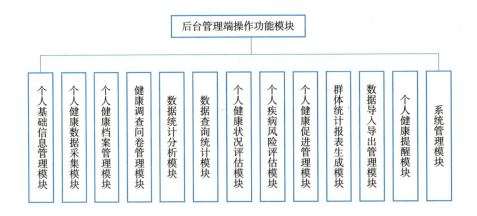

图 20-3 后台管理端操作功能模块示意图

病监测信息存储数据库,直接为数据分析服务。接触评定和健康评定的结果产生健康监护报告,为健康监护信息系统主要输出文件,可作为职业卫生管理的决策依据。

1. 参建人员个人健康档案

包含以下 5 部分:①上岗前健康体检表;②基地习服适应性体检表;③在岗期间、离岗前体检表;④个体健康评定表;⑤个体高原环境低氧暴露记录及尘毒年接触量记录。

2. 劳动卫生档案

(1)项目部劳动卫生概况表。包括标段、项目部名称、生产工况、主要职业病危害因素、参建人员人数和接触人数、医疗、劳动卫生、劳动安全体系等。

(2)高原环境条件调查表。包括海拔高度、温度、湿度、风速、气压、氧分压、劳动工时。

(3)劳动卫生档案登记表。包括①职业病危害因素监测登记表;②高原环境监测登记表;③危害因素监测登记表;④高原病登记表;⑤其他职业病登记表;⑥职工常见病登记表;⑦职工工伤登记表;⑧职工死亡登记表;⑨一级预防情况登记表。

3. 健康监护信息管理系统的应用

系统功能由以下三大数据库支持和运作。

(1)基础数据库:包括一般情况数据、岗前健康体检数据、基地适应体检数据、岗间体检数据、高原病登记数据、其他职业病登记数据、常见病登记数据、职工工伤登记数据、职工死亡登记数据、职业危害因素监测登记数据、高原环境监测数据、危害因素监测数据、一级预防情况登记数据。

（2）统计报表数据库：包括医学检查基本项目表、高原环境健康监护评定表、高原环境评定表、劳动环境评定表、职业病及工伤事故健康监护评定表。

（3）评价报告数据库：包括接触评定报告、健康评定报告和健康监护评价报告，如图20-4所示。

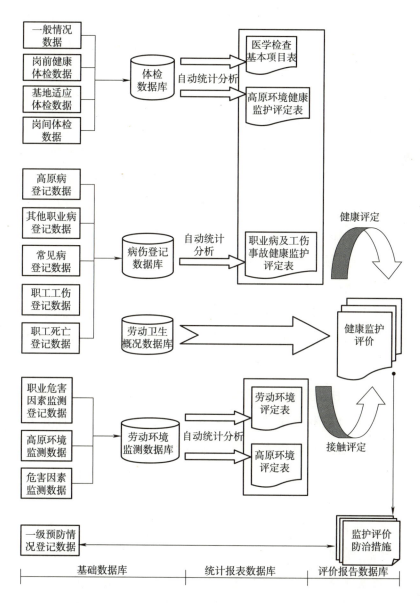

图20-4　高原铁路建设健康监护信息管理系统应用功能

**4. 铁路施工健康监护的信息流向**

健康监护系统所包括的职业性接触和职业性疾病两大监测系统同处于一个信息系统中。健康监护管理是信息的采集、输入、存储、分析、处理和输出,并合理利用信息指导工作的过程。因此,把握健康监护信息的正确流向,是做好信息管理进而提高健康监护水平的关键。

工程项目部安排人员根据确定的监测点和监测周期,进行定点定期监测,监测结果属周期性信息,输入高原环境监测登记表和危害因素监测登记表。项目部健康管理部门每半年依照相关标准进行高原环境评定和劳动环境评定。结果输出高原环境评定表和劳动环境评定表作为健康监护报告,报项目部健康领导小组,同时向高原铁路建设卫生管理部门传送健康监护信息统计数据。

项目部健康管理部门将体检产生的周期性信息及各类病伤录入个人健康档案,进行健康评定,形成个人健康档案。在体检数据和病伤登记数据基础上每半年进行一次群体健康评定,输出健康监护报告——医学检查基本项目表、高原环境健康监护评定表、职业病及工伤事故健康监护评定表报项目部健康监护领导小组,同时向高原铁路建设卫生管理部门上报。

项目部健康监护领导小组、铁路部门接到健康监护报告后,认真研究报告中反映的问题,采取相应措施,对高原病、职业病危害个体进行诊断治疗或调离原作业岗位,对高原病、职业病严重危害作业环境进行工程治理或加强个人防护措施。以上处理结果通过信息反馈再输入健康监护档案,作为下一监护周期健康监护工作的依据性资料。

国铁集团、高原铁路建设卫生管理部门及健康监护技术指导组,每年综合各工程局项目部接触评定和健康评定材料,进行职业流行病学统计和分析,明确高原病、职业病防治重点,并对各类工程控制措施进行效果评价,及时总结经验,指导全线健康监护工作,实现高原铁路施工卫生保障的宏观管理。

**(三)三级医疗服务管理系统**

通过构建三级医疗服务管理体系,实现下列服务目标:第一,通过互联网技术和智能医疗设备,实现全员共建健康管理,提高医务人员服务效率和保障效果;第二,通过健康数据共享,达到前方参建人员安心、后方家属放心的效果,充分体现企业"以人为本"的理念;第三,自动建立和形成人员终身健康管理档案,自动出具职工监测报告;真正做到"上岗前、在岗期间、离岗后"体检,防范企业职业病管理风险;第四,实现职工健康问题实时在线咨询,后台专家团队实时指导,构建畅通的健康咨询通道,使健康指导更具针对性和及时性;第五,实现职工健康实时动态监测、预警,能得到常见病和高原病的及时诊治和预防;第六,通过与生产指挥部门实现数据共享,对身体异常的数据及时预警,防范因职工健康因素引发的安全生产隐患;第七,通过远程会诊体系,充分发挥后方大医院专家的指导作用。

一级医疗:由用人单位设置的工地卫生所(或医务室)承担。负责辖区内职工健康管理、职业卫生、常见病多发病诊治、急症、外伤早期抢救、转送和工地巡诊和夜间查铺等医疗服务,并将职工健康动态数据与后方家属共享,动态实时发布健康教育知识。边缘地区的一级救治机构设置远程会诊救治功能。

二级医疗:由沿线县级医院承担,医院具备高原病诊治能力,具备门急诊、住院诊疗和传染病隔离诊疗条件。收治工地卫生所(医务室)转院的患病员,承担铁路突发事件的现场医疗救治;对各工地医疗点进行业务指导和技术支持等。具备远程会诊救治功能。

三级医疗:由省、市、地重点三级医疗机构承担,接纳一、二级防治医疗机构的病人转院及重症救护;参与重病治疗、急诊和转送,以及铁路突发事件的现场医疗救护;对一、二级防治医疗机构进行业务指导和技术支援并开设远程会诊服务。

高原远程诊疗(智慧医疗)中心:建立高原病等重病大数据采集、大数据处理平台,提供远程医疗服务。协调三级医疗防治系统应急转运统一调度。远程医疗运用计算机、通信、医疗技术与设备,通过数据、文字、语音和图像资料的远距离传送,实现专家与病人、专家与医务人员之间异地"面对面"的会诊。远程医疗不仅仅是医疗或临床问题,还包括通信网络、数据库等各方面问题,并且需要把它们集成到网络系统中。

(四)卫生防疫档案管理系统

针对卫生防疫档案资料的特点,编制卫生防疫档案管理系统(图20-5),利用软件系统建立档案数据库,存储档案全部卷内目录、案卷目录。

(五)卫生保障督导考评系统

从事高原铁路建设的工地卫生所、医务室医务人员要具备医师、护士以上职称和执业资格以及良好的身体素质、高度的事业心和责任心。进驻高原前,需接受为期1周左右的高原医学、医疗保障政策和传染病知识培训,重点掌握高原缺

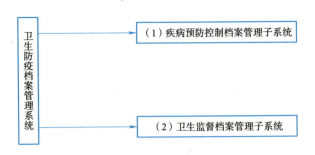

**图 20-5　卫生防疫档案管理系统**

氧环境和自然疫源性疾病对人体的影响,急慢性高原病、传染病、尘肺病及其医疗预防措施,急救、保健设备的使用等。

项目部每月对工区、班组等卫生保障工作进行自查,落实各项卫生保障措施。通过督导考评,明确责任、奖惩的原则,并纳入工程建设考核管理,如图 20-6 所示。

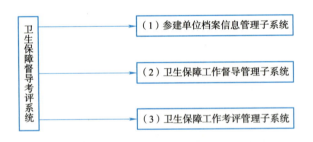

**图 20-6　卫生保障督导考评系统**

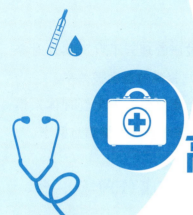

# 第二十一章
# 高原铁路建设"智慧医疗"设计建议

智慧医疗是以互联网为载体、以信息技术为手段(包括移动通信技术、云计算、物联网、大数据等),与传统医疗健康服务深度融合而形成的一种新型医疗健康服务业态的总称。

## 第一节 高原铁路建设"智慧医疗"的基本构想

高原铁路建设卫生防治体系主要围绕防控高原病、尘肺病、慢性病、自然疫源性疾病展开,它通过建立工地卫生所,与地方医疗机构达成服务协议,形成医疗服务网络。

结合"互联网+智慧健康管理云平台"对医疗保证体系进行进一步的转型提升,着力开发研究智慧医疗适宜技术,利用互联网和智能医疗设备,全方位、全过程地对参建人员进行健康检测和健康筛查,实现医疗机构、参建人员和工程管理人员的实时互联互通,最大限度降低病死率和企业管理风险。同时,进一步优化资源配置,搭建更为高效的医疗保障体系。系统主要包括以下内容。

(1)研究搭建"互联网+智慧健康管理云平台",利用"互联网+"技术手段,配备智能化监测设备,实现参建人员全天候的身体关键指标监测、数据分析、数据管理、预警、在线咨询、健康指导等功能和上岗前、在岗期间、离岗后的体检筛查。

(2)依托"互联网+智慧健康管理云平台",开发远程会诊功能,提高救治效率。

(3)基于"互联网+智慧健康管理云平台",开发服务于职业病防治有关体系和平台,进一步推动职业病防治体系信息化水平。

(4)将地理信息系统(GIS)引入"互联网+智慧健康管理云平台",实现对穿戴智能化医疗设备建设人员地理位置的实时精准定位,提高应急救援效率。

(5)基于"互联网+智慧健康管理云平台",融合开发职业卫生管理体系模块,加大对职业卫生管理过程的信息化设计,实现职业卫生管理数据信息共享。

## 第二节 高原铁路建设"互联网+智慧健康管理云平台"

### 一、高海拔地区健康小屋及可穿戴设备功能研究

通过医疗级可穿戴设备功能及稳定性与研究,科学测定高海拔地区设备功能配比,研发和改良适用于高海拔地区智能设备性能,对于提高参建人员健康监测数据的准确性和适用性至关重要,是健康监测预警的主要依据之一。健康小屋功能配置、可穿戴设备功能配置以及智能化设备应用于高海拔地区的稳定性、适用性,可通过健康数据的预警率来测度和评价。

### 二、后台管理服务团队研究

后台管理服务团队是实现健康数据分析、预警、指导和管理的主要力量,是"互联网+智慧健康管理云平台"运行、维护和管理的主要执行者。通过搭建"互联网+智慧健康管理云平台"后台管理服务团队,研究服务团队的资源配比、组织模式和工作模式,可提高"互联网+智慧健康管理云平台"的应用效果。可通过测度和评价平台的反应速度、救治成功率、健康回访率、教育普及率来验证后台服务团队工作的有效性。

### 三、"互联网+智慧健康管理云平台"的研发思想

"互联网+智慧健康管理云平台"是线上医疗保证体系的总管理平台,是健康数据采集、传输、分析和远程医疗、手机 App 消息推送的主要依托和载体,是参建人员与后台管理服务团队的联系和纽带(图 21-1)。通过平台采集参建人员身体检测数据,实现健康档案建立、健康数据传输及预警、健康教育的有效开展;通过平台开发远程会诊为参建人员提供健康保障;通过远程救治的成功率、施工单

位对健康数据的应用率来测度和评价;通过手机 App 研发,实现参建人员与后方医疗服务团队的及时联系、健康数据的及时查看、健康咨询及教育的即时开展;通过将地理信息系统(GIS)引入"互联网+智慧健康管理云平台",实现对穿戴智能化医疗设备建设人员地理位置的实时精准定位,提高应急救援效率。

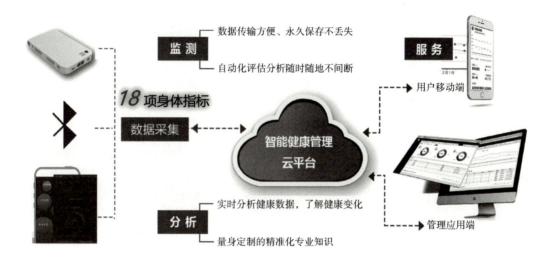

图 21-1 "互联网+智慧健康管理云平台"

### 四、高原铁路建设"互联网+智慧健康管理云平台"框架

高原铁路建设"互联网+智慧健康管理云平台"包括参建人员健康管理系统、健康监测预警系统、监测大屏预警系统、职业健康检查与管理系统、工作场所职业病危害因素监测管理系统和签约医生健康管理系统六大系统。其实现框架如图 21-2 所示。

1. 参建人员健康管理系统

按照《公共卫生居民电子健康档案标准》为职工建立健康档案。利用智能穿戴医疗设备和一级医疗服务站(工地卫生所)对参建人员的生命体征进行动态监测并实时发送至云平台,平台对异常数据进行动态分析、分级管理。正常数据归档、异常数据会即时推送至个人移动设备、项目管理人员及后方医疗服务团队。系统会自动生成职工健康的统计报表。

2. 健康监测预警系统

(1)日常监测数据管理。对参建人员日常生命体征的实时监测(体温、血压、肺功能、血糖、血氧饱和度、心率等)。

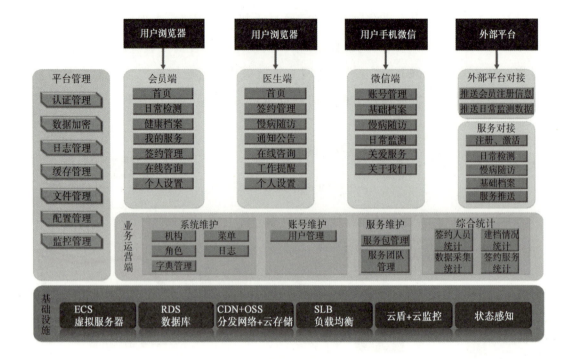

图 21-2　高原铁路建设"互联网+智慧健康管理云平台"框架

（2）专业机构检查数据管理。医疗机构通过"互联网+智慧健康管理云平台"远程查看参建人员的体检报告,以便于生产部门和后方医疗团队及时掌握人员的健康状况。

（3）慢性病数据管理。数据系统包含定期随访记录、医生指导用药记录等。

（4）员工诊疗数据管理。数据系统包含门诊就诊记录、住院记录、体检记录和用药记录等。

（5）医疗服务数据管理。数据系统包含参建人员的健康咨询记录、签约医生的咨询答复记录、健康教育和定期指导记录。

（6）分级预警数据管理。根据日常监测及专业机构检查数据,使用分级预警模式对参建人员、项目管理人员和后方医疗服务团队推送数据并进行数据记录。

（7）健康数据共享管理。包含一云三端,即检测端、服务端、管理端和云服务,如图 21-3 所示。检测端对会员的服务由小程序或微信公众号实现,如图 21-4 所示。

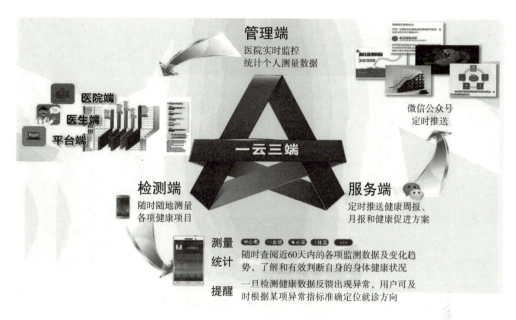

图 21-3  "一云三端"服务

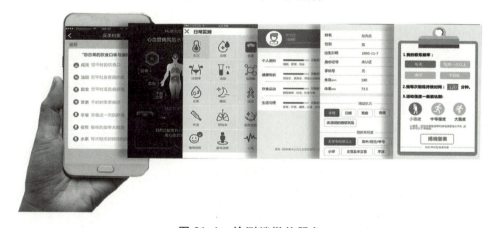

图 21-4  检测端微信服务

(8)大数据统计分析。生成参建人员健康数据分布报告,可供管理人员分析慢性病、高原病数据,以方便管理人员合理安排生产。

3. 监测大屏预警系统

监测大屏预警系统实时刷新,可以监控参建人员分布,通过职工移动设备可直接查询并定位到其所在位置。监测大屏可以查看当天人员的健康数据检查次数及每一项检测数据的具体情况。平台会自动进行动态分析,分级预警,监测的异常数据会按照预警级别提醒并推送至有关部门进行报警通知,有助于对失踪人员的搜救,以及更大程度地降低病死率和企业管理风险(图 21-5 和图 21-6)。

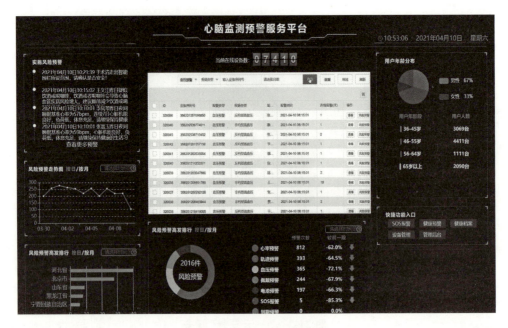

图 21-5 健康预警数据中心

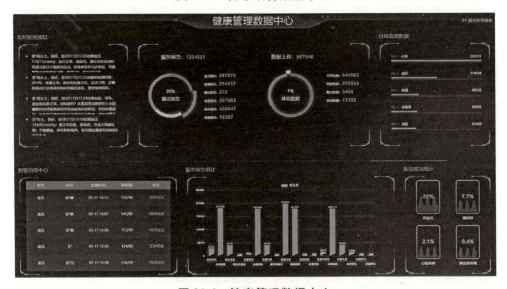

图 21-6 健康管理数据中心

## 第三节 开展智能健康应用研究

### 一、智能辅助急性高原病预警问诊

参建人员经岗前体检合格后,在由平原进入高原或由高原进入更高海拔地区作业和生活时,仍然有罹患急性高原病的风险。如何判断急性高原病早期征兆并得到妥善处置是防控急性高原病的重要环节。智能辅助急性高原病预警问诊及判断逻辑技术将为高原铁路建设急性高原病防控现场实际应用提供切实可行的手段,如图 21-7 所示。

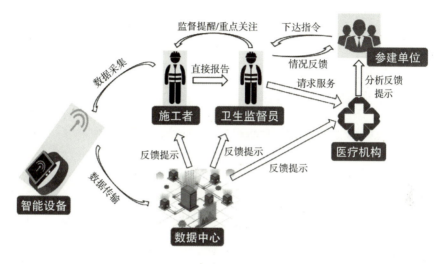

图 21-7　急性高原病预警系统

1. 目的和意义

青藏铁路建设卫生保障工作由于采取了综合措施,实现了高原病零死亡的目标。高原铁路建设如何实现重症高原病少发生、零发生的目标,是本课题需要研究和解决的问题。

在借鉴青藏铁路建设期间防治高原病成功经验和对急性高原病认知的基础上,充分利用现代网络技术成果,发挥互联网医疗服务优势,通过"智慧医疗"服务功能,进行线上高原病早期征兆评估、预警、转诊指导、健康宣教、心理疏导等,可推动互联网诊疗咨询服务在基层高原病防控中落地,让参建人员获得及时的健康评估和专业指导,精准指导患者院前处置和及时转院,有效减低高原病发生的概率。

2. 资料采集和技术研发路径

(1) 采集资料:通过问卷和可穿戴设备采集健康基本情况、环境信息(海拔高度、氧分压、温度、湿度),以及人体生理信息(血氧饱和度、血压、心率、呼吸、体温)。

(2) 研发试点单位互联网医疗服务平台和高原病防控服务管理平台,建立相关数据模块,对所提供的数据进行综合智能分析。

(3)利用手机 App、微信服务号、小程序等适宜技术线上服务(图 21-8),精准提供高原病早期预警信息,并进行现场指导(启动智能报警系统)。包括建立参建人员与基层医务人员的链接,便于参建人员、基层医师、健康管理人员及时获取相关诊疗服务信息,建立基层医务人员与高原病专家远程会诊链接。

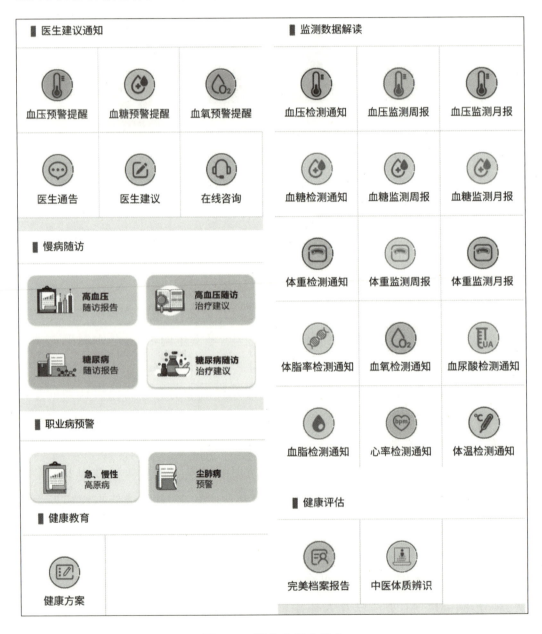

图 21-8　微信小程序服务

## 二、移动通信与危重病急救调度网络技术设计

高原铁路线路特殊的地貌和空间造成参建人员重病应急救援难和转院难问题突出,而利用移动通信网络构建危重病急救调度网络系统,研究突发事故医疗救援组织构成;急救措施和装备;应急救援方案;快速检测分析、识别诊断处理技术;事故健康风险评价技术并落实救援储备基地建设,可以对患病职工及时转院或开展就地救治,有效阻止轻症向危重病转化。

(1)设计统一、高效的危重病急救调度体系。在铁路应急指挥中心、急救人员、救护车、医院之间构建5G应急救援网络。急救中,急救通信系统即急救网络中枢,是急救工作的联络、协调、指挥、调度、传达中心,能够使医院急救和院前急救工作紧密结合。反应迅速、运行无阻是对急救通信系统的基本要求,搭载5G网络系统将更好地保证医院在患者到达前做好充分准备,从而快速投入抢救。挽救生命必须分秒必争,5G带来的毫秒级速度无疑是医疗救援的强心剂。

(2)制订最佳转运路线图。根据施工工点位置和医疗布局情况,结合工地与医院之间的道路情况,科学合理制订转运线路图,选择最优路径、备用路径,提高转运效率。在相关专家和医生、医疗机构的指导下,制订行之有效的医疗转运方案,优化医疗转运组织流程,保证医疗转运顺利进行。

(3)救护车搭载影像诊断设备。在救护车接到患者的第一时间,将病患体征以及病情等大量生命信息数据实时回传到后台指挥中心,帮助院内医生做出正确指导并提前制订抢救方案的医疗急救服务,可实现患者"上车即入院"的愿景。

(4)5G+远程诊断+远程治疗。在交通阻断的极端气候情况下,依托5G网络并积极运用VR/AR技术,开展远程会诊及远程治疗。

(5)结合无人机、救护机器人等无人系统,针对灾害现场等复杂环境提供应急救援指导、伤员应急救援定位、远程急救等服务。

## 三、职工心理健康智能服务研究

最新流行病学研究显示,焦虑、抑郁相关障碍是我国最常见的精神类疾病,目前两种疾病的整体诊断率严重不足,往往错过了早期最佳的诊疗时机。为了提高焦虑症、抑郁症的诊治水平,国务院在《"健康中国2030"规划纲要》明确指出,要加大青少年、孕产妇、老年人群、高压职业4大重点人群心理问题早期发现和及时

干预力度。

高原铁路沿线缺少心理医师,参建人员发生心理障碍或疾病时常常得不到有效的诊断和治疗。探索并打造领先的语音生物标记识别技术与AI(人工智能)平台,赋能精神心理健康全闭环服务,是高原铁路职工心理健康服务研究的方向。研究的重点是心理健康普筛及干预测试(图21-9)和心理健康数字疗法音乐治疗(图21-10)。

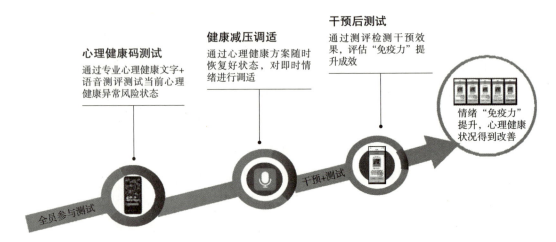

**图21-9　心理健康普筛及干预测试**

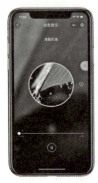 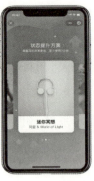 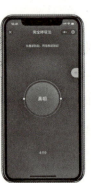

**图21-10　心理健康数字疗法音乐治疗**

职工心理健康智能服务包含:语音精神疾病的筛查、数字疗法(语音人工智能CBT)和康复监测。这些服务可以帮助参建人员在私密的环境下,进行专业的心理健康筛查、监测及早期干预;也可以规模化地提高识别率,降低误诊率;还可以解决参建人员心理"不知道"和"不敢说"的核心问题,从而免除思想顾虑。通过语音生物标记识别技术,在较短的时间内完成抑郁症和焦虑症的初步筛查和监测,可提升早期有效干预的比例。应用专业、信任感强的心理健康码筛查测试,使得心理健康倾向状态得到及时追踪、减压,实现早干预、早恢复的目标。

心理健康智能服务研究及应用为高原铁路参建人员心理健康带来的效果包含以下几点:

(1)心理健康智能服务可以让参建人员通过互联网连接访问所需的护理服务,获得一种更私密、可接受的心理社会早期诊断和初级治疗方案。

(2)克服了参建人员因心理健康疾病去医院就诊的困难。

# 参 考 文 献

[1] 《青藏铁路》编写委员会.青藏铁路·科学技术卷·卫生保障篇[M].北京:中国铁道出版社,2012.

[2] 吴天一.吴天一高原医学[M].武汉:湖北科学技术出版社,2020.

[3] 格日力.高原医学[M].北京:北京大学医学出版社,2020.

[4] 李天麟.高原与健康[M].北京:北京科学技术出版社,2001.

[5] 李素芝,高钰琪.高原疾病学[M].北京:人民卫生出版社,2006.

[6] 徐建立.铁路灾难应急医疗救援[M].北京:学苑出版社,2012.

[7] 赵德才.夹岩水利枢纽工程:复杂地质深埋长隧洞关键技术与管理[M].北京:中国铁道出版社,2019.

[8] 刘应书,张辉,刘文海,等.缺氧环境制氧供氧技术[M].北京:冶金工业出版社,2010.

[9] 雷升祥.综合管廊与管道盾构[M].北京:中国铁道出版社,2015.

[10] 中铁电气化局集团有限公司.铁路工程(隧道、轨道)施工作业操作手册[M].北京:中国铁道出版社,2014.

[11] 郭源生,吕晶,董永明,等.智慧医疗共性技术与模式创新[M].北京:电子工业出版社,2020.